JN101187

Food and Health

2021

DOBUNSHOIN

Printed in Japan

食べ物と健康

－食品の栄養成分と加工－

改訂第二版

國﨑直道
西塔正孝
［編著］

同文書院

■執筆者紹介 （執筆順）

編著者

國﨑　直道（第1章1，8，第2章4，第3章5，7，第4章2，第5章，column2）
　女子栄養大学名誉教授

西塔　正孝（第1章4，第5章，column1，3，4，5）
　女子栄養大学准教授

著　者

甲斐　達男（第1章2，3，11，第3章1，6）
　西南女学院大学教授

永井　毅（第1章5，第4章1）
　山形大学教授

三浦　理代（第1章6，9）
　女子栄養大学名誉教授

高松　伸枝（第1章7，第3章9）
　別府大学教授

川端　彰（第1章10）
　川崎こども心理ケアセンターかなで管理栄養士

川澄　俊之（第2章1，2，3）
　日本女子大学教授

清瀬　千佳子（第3章2）
　神奈川工科大学教授

喜多野　宣子（第3章3）
　大阪国際大学准教授

田村　朝子（第3章4）
　新潟県立大学教授

阿部　正（第3章8）
　福島学院大学名誉教授

荒井　勝己（第3章10）
　桐生大学准教授

米田　千恵（第3章11）
　千葉大学教授

青木　隆子（第4章3，4）
　女子栄養大学名誉教授

茗荷　尚史（第4章5）
　武蔵丘短期大学教授

（カッコ内は，担当した章と項目を示す）

はじめに

　国民生活様式が昭和50年代になって急激に変化し，いわゆる西洋式食生活に突入した。その後25年ほど経過し，昨今は食生活の変容に伴う生活習慣病が急激に増加している。

　われわれの生命を維持し社会に貢献していくためには健康が一番の基礎で，そのためには食品に対する正しい知識を身につけ，バランスのとれた食品を摂取しなければならない。国民の健康向上を願って制定された栄養改善法は平成14年に廃止され，これに変わって健康増進法が平成15年から施行されている。本書は常日頃，国民の健康維持・増進に貢献しようと願っている管理栄養士をはじめ，栄養士，調理師ならびに食品に興味をもたれている方々のためにつくった教科書である。

　本書を担当した著者は第一線で活躍している先生方で，これまでの食品学総論，食品学各論，食品加工学を一冊にまとめることによって，食品に関する知識をすべてマスターして戴きたいと考えて出版する欲張った教科書である。

　食品の生産様式，食品の栄養・機能性に対する新知見，食品を取り巻く法律改正などが年々変化し，情報が氾濫している中で，この教科書は基礎知識さえ身につけることができれば，その変化への対応は簡単であると思い各項目で基礎的知識に力点をおいた。そのため細部まで記載できなかった点があることをお断りしておきたい。

　初めての試みである教科書であるため，十分な内容になったか多少の不安がある。本教科書を使用した学生の意見を取り入れ，よりよい教科書にして行きたいと思っているので貴重なご意見をお聞かせ戴ければ幸いである。

　本書の出版にあたり，執筆を担当された先生方ならびに制作・編集にご協力いただいた同文書院の担当者にお礼と感謝を申し上げます。

　2006年　吉日

編著者代表　國﨑　直道

改訂にあたって

　「食べ物と健康」は2006（平成18）年に初版を刊行して以来，改訂を加えながら2021（令和3）年で16年目を迎える。本書は国民の健康維持に欠くことのできない食品の知識を幅広く記載し，食生活に役立てて戴くのが第一の目的であった。また，時代の流れと共に日本の食料事情は大きく変化し，食料自給率の低下，食料生産技術の向上，輸入食品の依存率増加，遺伝子組換え食品技術の向上とその是非問題，原材料の産地偽造問題，賞味期限の改ざん，および世界各国でのBSE発生問題，高病原性鳥インフルエンザの発生，豚熱（CSF）の発生などの家畜感染症問題が多発し，これらの問題を解決する法整備の必要性も生じている。

　人々の健康維持と安全性を考え，日本食品標準成分表，日本人の食事摂取基準，食品表示法，日本農林規格（JAS）法，食品衛生法などの改定が行われてきた。また，省庁編成に伴う諸事業の所轄官庁の役割変更など，その時代に沿った改革が行われて今日に至っている。一方，2011（平成23）年に東日本大震災に伴う原子力発電所の事故による放射能汚染が広域に拡散し，食品の放射能汚染は事故後10年経過した現在でも完全回復には至っていない。即ち，我々の食生活を取り巻く環境は常に安全とは言い難い現状にあると言わざるを得ない。1997（平成9）年以降，世界問題となっている地球温暖化による環境変化も進み，大雨による河川反乱での農産物の壊滅的打撃や海水温度上昇による水産動植物の生育環境の激変と，それに伴う生産量の減少なども起きている。また，2019（令和元）年に発生した新型コロナウイルス感染症によるパンデミックによって日常生活も大きく変わり，それに伴う食生活の変容も起きている。

　食品は生鮮食品と加工食品に大別できるが，これらの食品はJAS法，食品衛生法，計量法，製造物責任法，容器包装リサイクル法，健康増進法，食品安全基本法，食品表示法など，さまざまな法律の下での食品の規格，摂取基準，表示などを細かく規制しており，これらをすべて理解するのは至難であると言わざるを得ない。これらの法律は毎年のように改訂されているため，常時確認する必要も生じている。

　本書の第二の目的は「管理栄養士国家試験」対策にあり，必要と思われる食品の知識に重きを置いた内容で作ってきた。限られた紙面であるため，残念ながら本書だけで完全とは言い難いが本書を利用している学生は自ら読解することで国家試験に合格できるものと確信している。本書は2014（平成26）年の改訂同様，日本食品標準成分表や日本人の食事摂取基準の改訂，食品に関連した法律改正に伴う変更箇所を中心に行った。法律改正は随時行われるため印刷された教科書は残念ながらすぐに古くなってしまう傾向がある。その点は本書に記載した所管省庁のホームページ（URL：Uniform Resource Locator）の利用で自らの知識を補って戴きたいと願っている。

　本書を利用した先生方や学生諸氏のご意見を戴ければ幸甚である。
2021年8月

編著者　國﨑　直道

西塔　正孝

目　　次

第4章 各種食品　　　　　　　　　　　　　　201

第1章
食品の構成成分

1 食品の分類と流通

ヒトは食品を摂取することによって生命を維持している。したがって食品には生命維持に必要な各種栄養素が含まれている。タンパク質に富む食品，炭水化物に富む食品，脂質に富む食品など，食品にはある程度偏った形で栄養素が入っているが，この栄養素の偏在割合によって食品の特性がでてくる。健康を維持・増進するため，食品の特性をよく理解しバランスよく摂取する必要がある[*1]。

1 食品の分類

1）食品の特性

食品には3つの機能（特性）があるといわれる。それは一次機能（基本特性），二次機能（補完特性），三次機能（生理・機能特性）の3つである。これらの特性によって食品の栄養価値が異なる。

（1）一次機能を有する食品

生命維持はもちろん，健康維持・増進に必要な栄養素が1つ以上含まれている食品で，毒性がなく安全性の保証された食品をいう。

（2）二次機能を有する食品

食品の香り，味，色，口あたりなど，元来食品がもっている基本特性に臭覚，視覚，味覚，触覚などが加わり，嗜好性を増強できる食品をいう。

（3）三次機能を有する食品

食品を摂取して生体内のホルモン，免疫力，覚醒力などの生理的活性効果を増強する食品をいう。近年，特に機能性食品が注目されている[*2]。

2）食品の成分

食品に含まれる成分を次の6つに大別する。水分，タンパク質，脂質，炭水化物，ミネラル，ビタミンで，これらを食品の六大成分と呼ぶ。この成分含量は個々の食品によって異なるため，食品自身のもつ食品の特性にまで影響を与える。

3）食品の分類方法

食品の分類方法はさまざまで，次に示すような方法がある。

（1）自然界の所属や起源による分類

①植物性食品　穀類，豆類，イモ類，野菜類，果実類，キノコ類，海藻類など

②動物性食品　食肉類，乳類，卵類，魚介類など

③鉱物性食品　食塩

（2）生産様式による分類

①農産食品　穀類，豆類，種実類，イモ類，野菜類，果実類など

②畜産食品　食肉類，乳類，卵類など

[*1] 食品と食物
各種食品の素材そのものを"食品"といい，素材を調理して食用に適したものを"食物"という。果実類や野菜類は調理しなくとも直接摂食できるため，食品と食物を区別するのは難しく，また，その必要性もないため"食品"という言葉で統一する。

[*2] 食品の機能性
食品に健康への効用を表示することが許可された特定保健用食品や特別用途食品がある。

③水産食品　魚介類，藻類など

④林産食品　キノコ類，山菜類など

(3) 食品成分含量による分類

①デンプン質食品　穀類，イモ類など糖質含量の高い食品

②タンパク質食品　食肉類，魚介類，卵類，乳類などタンパク質含量の高い食品

③脂質食品　バター，マーガリン，サラダ油など油脂含量の高い食品

(4) 供給される栄養素による分類

①3色食品群　栄養素の働きの特徴をもつ分類方法で，以下の3群がある。

赤色群：タンパク質を多く含む食品で，身体の血や肉となる…食肉類，魚介類，乳類，豆類，卵など

黄色群：糖質や脂質を多く含む食品で，エネルギー量が高く身体の力や体温となる…穀類，イモ類，油脂類，砂糖など

緑色群：ミネラル，ビタミンを多く含む食品で，身体の調子を整える…野菜類，果実類，海藻類など

②4つの食品群　別名四群点数法（香川式）：主食と副食の摂取基準を決めた分類[*3]である。

第1群：栄養を完全にする群で各種栄養素に富んだ食品…牛乳・乳製品，卵など

第2群：血や肉をつくる群で良質のタンパク質，脂質，ビタミン，ミネラルを含む食品…魚介，肉，豆・豆製品など

第3群：体調を整える群でビタミンA，カロテン，ビタミンC，ミネラル，食物繊維を含む食品…野菜，イモ，果物など

第4群：力や体温の源となる群で糖質，タンパク質，脂質を含む食品…穀類，砂糖，油脂類など

③6つの基礎食品群　旧厚生省保健医療局の示した方法でその概略を表1-1に示す。栄養摂取における偏りのない方法として一般的に利用されている[*4]。

表1-1　6つの基礎食品群

群	食　品	特　徴
1群	魚,肉,卵,豆,豆製品など	良質のたんぱく質,脂質,カルシウム,鉄,ビタミンA,B_1,B_2の供給源となる。
2群	牛乳,乳製品,海藻,小魚類など	主にカルシウム源で体の機能を調整する。
3群	緑黄色野菜(ほうれん草,カボチャ,トマトなど)	皮膚や粘膜を保護し体の機能を調整する。
4群	淡色野菜(キャベツ,だいこん,きのこ,果物など)	主にビタミンC,B_1,B_2,カルシウムに富み体の機能を調整する。
5群	穀類,イモ類,砂糖など	エネルギー源となる。
6群	サラダ油,バター,マーガリン,マヨネーズなど脂肪の多い食品	エネルギー源となる。

＊3 四群点数法の特徴
80kcalを1点として，次のような摂取量を推奨している。基本パターンは成人女性生活活動強度Ⅰを指標として1日20点でよい。なお，生活活動強度の度合いにより原則として4群で調整を目指す。

群	食品・点数
1	乳・乳製……2点
	卵…………1点
2	魚介類・肉…2点
	豆・豆製品…1点
3	野　菜………1点
	イ　モ………1点
	果　物………1点
4	穀　類………9点
	砂　糖……0.5点
	油　脂……1.5点

＊4 野菜の摂取
近年，野菜の摂取は緑黄色野菜，淡色野菜に限らず，成人の摂取量は一日350g以上が望ましいとされている。

4）日本食品標準成分表（食品成分表）による分類

　日本食品標準成分表は最も広く利用されている分類方法で，1950（昭和25）年に初版が刊行され，1954（昭和29）年に改訂，1963（昭和38）年に三訂，1982（昭和57）年に四訂，2000（平成12）年に五訂，2005（平成17）年に五訂増補に改められた。さらに2010（平成22）年にはアミノ酸組成から求めたタンパク質量，脂肪酸組成から求めたトリアシルグリセロール当量，ヨウ素，セレン，クロム，モリブデン，及びビオチンの7項目を追加して収載し，その呼称を「日本食品標準成分表2010」にすることが文部科学省科学技術・学術審議会資源調査分科会から公表された。

　四訂食品成分表が公表されて以来，個々の栄養素の機能性が判明したため，それを補完する目的で「日本食品脂溶性成分表：1989（平成元）年」，「日本食品食物繊維成分表：1992（平成4）年」，「日本食品ビタミンD成分表：1993（平成5）年」，「日本食品ビタミンK，B$_6$，B$_{12}$成分表：1995（平成7）年」，「五訂増補日本食品標準成分表脂肪酸成分表編：2005（平成17）年」，「日本食品標準成分表2015年版（七訂）脂肪酸成分表編，アミノ酸成分表編及び炭水化物成分表編：2015（平成27）年」が，順次公表された。

　2021（令和3）年現在，「日本食品標準成分表2020年版（八訂）」では表1-2に示すように食品を18群に分類し，2,478品目の食品が収載されている[*5]。

[*5] **日本食品標準成分表2020年版（八訂）**
文部科学省ホームページ
https://www.mext.go.jp/a_menu/syokuhinseibun/mext_01110.html

表1-2　日本食品標準成分表2020年版（八訂）による分類

番　号	分　　類	番　号	分　　類
1	穀　類	10	魚介類
2	いも及びでん粉類	11	肉　類
3	砂糖及び甘味類	12	卵　類
4	豆　類	13	乳　類
5	種実類	14	油脂類
6	野菜類	15	菓子類
7	果実類	16	し好飲料類
8	きのこ類	17	調味料及び香辛料類
9	藻　類	18	調理済み流通食品類

　また，タンパク質，脂質及び炭水化物（利用可能炭水化物，糖アルコール，食物繊維，有機酸）の組成については，それぞれ「アミノ酸成分表編2020年版」，「脂肪酸成分表編2020年版」及び「炭水化物成分表編2020年版」が公表されている。

5）食事摂取基準と食事バランスガイド

　厚生労働省が2005（平成17）年に「健康な個人または集団を対象として，国民の健康の維持・増進，エネルギー・栄養素欠乏症の予防，生活習慣病の予防，過剰摂取による健康障害の予防を目的とし，エネルギー及び各栄養素の摂取量の基準」を設け，「日本人の食事摂取基準2005年版」を策定した。これを参照して"健康な人々の健康維持を保持する目的で，一日の食事適正量（性別，年齢，活動量による異なる）を定めたものが"食事バランスガイドである。その後，厚生労働省は日本人の食事摂取基準を5年ごとに改訂し

て，現在，「日本人の食事摂取基準2020年版」を公表している。なお，これらの詳細は厚生労働省のホームページを参照されたい[6]。

2 食品の生産・流通

1）食品の生産

　食品は農産物，畜産物，水産物のいずれも，それに従事する生産者によって生産されている。生産体制の規模は大小さまざまであるが，近年の少子化と高齢化現象によって生産者年齢は年々高齢化が進んでいる。また，異常気象，環境悪化，国際競争などの要因が相まって生産量の減少傾向が続いている。一方，輸入食品は年々増加傾向を示しており，わが国の食品生産体制の見直しが求められている[7]。

2）食品の流通

　農産物，畜産物，水産物のいずれも，生産された食品は図1-1に示したように一旦，各地の農業協同組合や漁業協同組合に搬入されて一部はそこで"セリ"にかけられる。また，一部は最寄りの市場あるいは都市部の中央卸売市場に搬送される。これを販売者が"セリ"によって入手し一般消費者に販売する。これらが一般的な流通過程であるが，生産者から直接販売者や消費者にわたるケースもあり，食品の流通形態は多様化しているのが現状である。また，輸入食品の増加によるフードマイレージ[8]の増大や流通段階での食品ロス[9]の問題が生じている。わが国の食料自給率の減少に伴い，食品素材の輸入に限らず，加工食品の輸入も増加している。

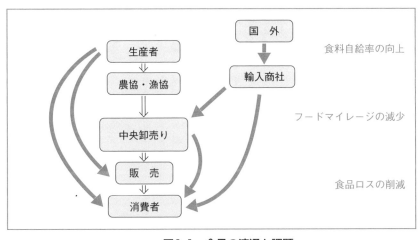

図1-1　食品の流通と課題

参考・引用文献
1) 全国栄養士会，全国栄養士養成施設協会　監修『食品学』第一出版，p.3-7，2005
2) 文部科学省「日本食品標準成分表2020年版（八訂）」
3) 令和元年度食料需給表（農林水産省）
　https://www.maff.go.jp/j/zyukyu/fbs/　（2021.07.28現在：以下同様）

[6] 日本人の食事摂取基準
https://www.mhlw.go.jp/stf/seisakunitsuite/bunya/kenkou_iryou/kenkou/eiyou/syokuji_kijyun.html

「食事バランスガイド」について
https://www.mhlw.go.jp/bunya/kenkou/eiyou-syokuji.html

[7] 食料自給率
わが国の供給熱量ベースの食料自給率は10年連続40％前後となっている。政府は自給率向上政策を遂行しているが，高齢化に伴い遅々として自給率が上がっていないのが現状である。
なお，2017（平成29）年の各国の食料自給率は以下の通りである（カロリーベース）。

カナダ	255%
オーストラリア	233%
アメリカ	131%
フランス	130%
ドイツ	95%
イギリス	68%
スイス	52%
韓　国	38%
日　本	38%

[8] フードマイレージ
食品の輸送量（t）に生産地から消費者までの輸送距離（km）を乗じた数値（t・km）である。

[9] 食品ロス
食品ロスとは，本来食べられるのに捨てられる食品のことをいう。食品廃棄量を示す指標として食品ロス率がある。食品ロス率＝（直接廃棄重量＋食べ残し重量＋過剰除去重量）÷食品使用量×100

2 エネルギー

エネルギーとは「変化を引き起こすことのできる力」のことである。私たちの生活のすべてがエネルギーを必要とする。エネルギーは，国際単位系ではJ（ジュール）で表される[*1]。

すべての物質はエネルギーをもち，熱，光，電気，化学，運動，位置エネルギーなどさまざまな形態がある。これらは相互に変換することができるが，私たちが食べる食物には位置エネルギーがあり，生体内でATP[*2]の化学エネルギーに変換されて利用される。

食物を実際に燃やしたときに発生する熱エネルギーを物理的燃焼値（ボンベ熱量計[*3]で測定する）という。食物のエネルギーの源は食物に含まれる三大栄養素，つまり，糖質，脂質，タンパク質である。これらの栄養素が生体内で発生するエネルギーは物理的燃焼値よりも小さくなる。これは，摂取した栄養素が生体内で完全に消化吸収されるわけではないことに加え，タンパク質の場合は生体内で完全に燃焼せず，尿素，尿酸，クレアチンなどの窒素化合物に変換されて尿中に排泄されるので，ロスが生じるからである。これらのことを考慮して物理的燃焼値を補正した値，例えばアトウォーターの係数（糖質，タンパク質4kcal/g，脂質9kcal/g）を三大栄養素の量に剰じることで，食物がもつおおよそのエネルギー含量を計算することができる。

しかしながら，栄養素の消化性は個人差があり，特に難消化性有機物を多く含むキノコ類や海藻類ではその差が大きい。また，炭水化物の組成成分には糖質や食物繊維等があり，それぞれが多様な消化性を示し，さらに，タンパク質におけるアミノ酸組成，脂質における脂肪酸組成の構成が食品ごとに異なることを鑑みて，現在の日本食品標準成分表では，組成ごとのエネルギー換算係数を用いて，次のようにしてエネルギーを算出している。つまり，エネルギー（kcal）＝アミノ酸組成によるタンパク質（g）×4.0kcal/g ＋ 脂肪酸のトリアシルグリセロール当量（g）×9.0kcal/g ＋ 利用可能炭水化物（単糖当量）（g）×3.75kcal/g ＋ 糖アルコール（g）×2.4kcal/g ＋ 食物繊維総量（g）×2.0kcal/g ＋ 有機酸（g）×3.0kcal/g ＋ アルコール（g）×7.0kcal/g で算出している。

このうち，糖アルコール及び有機酸については個別のエネルギー換算係数を適用するものがある。個別の換算係数（kcal/g）は，糖アルコールでは，ソルビトール2.6，マンニトール1.6，マルチトール2.1，還元みずあめ3.0であり，有機酸では，酢酸3.5，乳酸3.6，クエン酸2.5，リンゴ酸2.4である。このエネルギー算出方法は，国際連合食糧農業機関（FAO）が推奨する方法である。

参考・引用文献
1）文部科学省「日本食品標準成分表2020年版（八訂）」

[*1] エネルギーの単位
わが国では栄養学においてkcalを単位として用いている。1kcalは1gの水の温度を14.5℃から15.5℃に上昇させる時に必要なエネルギーであり，1kcal＝1,000calとなる。ちなみに，1kcal＝4,184Jである。
国際単位系
SI（単位系）とも呼ばれる。SIはフランス語のLe Système International d'Unités の略。国際度量衡委員会で1960年に「すべての国が採用しうる一つの実用的な単位制度」として採択されたもので，現在世界中で最も広く使われている単位系である。

[*2] ATP
Adenosine triphosphate，アデノシン三リン酸の略称。次式に示されるように，アデニンとリボースが結合したアデノシンに，リン酸が三分子結合している。ATPは高エネルギー化合物であり，その水解の際に放出されるエネルギーを利用して，生体はエネルギー代謝を営んでいる。

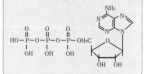

[*3] ボンベ熱量計
高圧酸素を満たした室内で試料を完全燃焼させ，生じる熱により周囲の水を温める。この水の上昇温度から試料がもつエネルギーを求める。このようにして測定されたエネルギー量を物理的燃焼値と呼ぶ。

3   水　分

　水分は食品の性状を表す最も基本的な成分の一つである。食品の構造の維持や物性に寄与するばかりでなく，食品の保存性に大きく関わっている。水は地球上のあらゆる生命体にとって欠かせない成分であり，人体では約60〜70％を占める。私たちは1日に約2リットルの水分を摂取しており，そのうちの半分を食品からとっている。

1　水の分子構造

　水の分子は水素原子2個と酸素原子1個が図1-2に示すように共有結合したもので，H_2Oで表される。水素原子側はわずかにプラスに帯電しており，酸素原子側はわずかにマイナスに帯電している。水はこのように分子内にプラスの部分とマイナスの部分をもつ極性分子である。水が液体や固体（氷）の状態の時，水の分子どうしはプラスの部分とマイナスの部分が静電引力（クーロン力）で結合している。このような水素原子が結合に介在する結合を水素結合といい，食品成分間の結合において重要な役割を果たしている。水に物質が溶けるという現象は，水分子の帯電している部分と溶ける物質側の帯電している部分とが，静電引力で引き合うこと（水和）によって起こる。

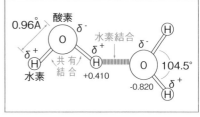

図1-2　水分子の構造と水素結合

2　食品の水分測定法

　日本食品標準成分表における食品の水分含量は，常圧または減圧乾燥法によって測定されており，加熱方法は食品の種類と性状により直接加熱法と乾燥助剤法が適宜用いられている。標準的な乾燥法は105℃常圧乾燥法であるが，果実や野菜などのように熱によって変化しやすい成分を含む食品では，低い温度でしかも減圧状態で行う乾燥法がとられる。また小麦や米などでは結合水が多く105℃では完全に水を除くことができないので，より高い温度での乾燥法が用いられる。水よりも揮発しやすい成分を含むアルコール飲料では，乾燥重量からアルコール分の重量を，食酢類では乾燥減量から酢酸の重量をそれぞれ差し引いて水分含量が求められる。表1-3に水分含量測定のために採用された主な乾燥条件を示す。

表1-3　常圧105℃恒量乾燥以外の主な水分測定条件

品　目	圧　力	温度（℃）	時間（時）	乾燥助剤
穀粒類	常　圧	135	3	ケイソウ土
イモ類	常　圧	100	恒量になるまで	
種実類	常　圧	130	1〜2	
豆　類	常　圧	130〜135	2〜3	
味噌類	常　圧	70	5	
獣鳥鯨肉類	常　圧	135	2	
野菜・果実類	減　圧	60〜70	恒量になるまで	

出典）財団法人日本食品分析センター　編『分析実務者が書いた五訂日本食品標準成分表分析マニュアルの解説』付表,中央法規出版,2001,一部改変

3　食品中の水の状態

　食品中の水は2つの状態で存在する。自由水（Free water）と結合水（Bound water）である。自由水は食品成分と結合せずに普通の水と同じような状態の水であり，これには食品成分が溶けている。微生物は自由水と，これに溶けている食品成分を利用して増殖する。結合水は食品成分と水素結合やイオン結合によって結合している水であり，100℃で蒸発せず0℃に冷やしても凍らない。また，微生物はこの水を利用できない。

　糖類は多くの水酸基（-OH）をもっており，これが水分子と水素結合することで結合水の含量が多くなる。このため普通の食品の結合水含量が10〜20％であるのに対して，デンプンを主体とする穀類やせんべい類では結合水含量が20〜40％と多くなり，それらの水分測定には105℃よりも高い温度である135℃が用いられることになる。

　食品の自由水含量は微生物の増殖のしやすさ，つまり腐敗と直接関係しているので，水分含量よりも重要である。表1-4に自由水と結合水の重要な特性を示す。

表1-4　自由水と結合水の特性比較

	自由水	結合水
食品成分との結合	なし	あり
食品成分の溶解	あり	なし
微生物による利用	あり	なし
凍結の有無	あり	なし

4　水分活性

　水分活性（Water activity, Aw）とは食品に含まれるすべての水に対する自由水の量を示す尺度であり，食品の腐敗のしやすさを示すものである。水分活性は次式のように定義される。この式の意味する重要なことは，食品中の水に溶けている溶質の量（モル数）が多いほど，水分活性が低くなる，つまり自由水が少なくなり微生物が繁殖しにくいので食品の腐敗が遅くなるということである。

$$Aw = \frac{P}{P_0} \fallingdotseq \frac{n}{(n + N)} \fallingdotseq \frac{RH}{100}$$

　　　P：その温度における食品（溶液）の水蒸気圧
　　　P_0：その温度における純水の飽和蒸気圧
　　　n：溶媒である水のモル数
　　　N：溶質のモル数
　　　RH：食品の置かれた大気中の相対湿度

　Awの最大値は1であり，最小値は0である。純水（自由水100％）のAwは1であり，結合水を多く含む食品ほどAwは1よりも小さくなる。微生物の繁殖はAw＜0.7でほとんど防ぐことができる。細菌の生育限界はAw0.91，酵母ではAw0.88，カビではAw0.80である。このことから，カビは乾燥に強いということがいえる。表1-5に主な食中毒細菌の増殖下限条件を示す。

表1-5 主な食中毒細菌の増殖下限条件

細 菌	増殖温度（℃）		増殖最低 pH	増殖最低 Aw
	最 低	最 適		
サルモネラ	6.5	37	5.5	0.94
ブドウ球菌	6.6	35	4.8	0.86～0.88
腸炎ビブリオ	10	37	5.0	0.95
ボツリヌス菌				
A，B型	10	35	4.7	0.94
E型	3.3	30	4.7	0.97
セレウス菌	10～12	35	5.0	0.93
病原大腸菌	10	37	4.5	0.94
ウェルシュ菌	15～20	43～47	5.0	0.93
カンピロバクター	31	42～45	5.5	―
モルガン菌	10	37	4.5	―

出典）藤井建夫『微生物制御の基礎知識』中央法規出版，1997より抜粋

表1-6 水分活性と食塩濃度及びショ糖濃度の関係（25℃）

水分活性（Aw）	食 塩		ショ糖	
	モル[※1]	%[※2]	モル[※1]	%[※2]
0.995	0.150	0.869	0.272	8.51
0.990	0.300	1.72	0.534	15.5
0.980	0.607	3.43	1.03	26.1
0.960	1.20	6.55	1.92	39.6
0.940	1.77	9.34	2.72	48.2
0.920	2.31	11.9	3.48	54.3
0.900	2.83	14.2	4.11	58.5
0.850	4.03	19.1	5.98	67.2
0.800	5.15	23.1	―	―

[※1] 水1,000gに加えた溶質のモル数
[※2] モル濃度から計算した重量%
出典）須山三千三・鴻巣章二 編著『水産食品学』恒星社厚生閣，p.127，2001

5 食品の水分活性

　各種食品及び食塩水溶液とショ糖水溶液の水分活性値を表1-6に示す。同じ水分活性値を与えるにはショ糖より食塩の方が低濃度でよいことがわかる。

　水分活性値の大小によって，食品は多水分食品，中間水分食品及び低水分食品の3つに区分される（表1-7参照）。多水分食品は，Aw0.85以上（多くは0.95以上）の自由水含量の多い食品をいう。野菜，果実，魚介類のような生鮮食品がこれに属する。微生物が増殖しやすいのですぐに腐敗する。これらの食品を保存するには，塩蔵や糖蔵，CA貯蔵，乾燥（天日乾燥，加熱乾燥，噴霧乾燥，凍結乾燥など）のような手段が必要になる（第2章 p.77〜85参照）。

　中間水分食品（IMF:Intermediate Moisture Foods）は，水分含量40〜15%，Aw0.85〜0.65の食品をいう。サラミソーセージ，高糖度のジャム，ゼリー，味噌，醤油，塩辛，蜂蜜，乾燥果実，干し魚，和菓子，つくだ煮などがこれに属する。微生物による腐敗は起こりにくいが，保存中に吸湿して水分活性が上昇することによって腐敗が始まる危険性がある。このため吸湿

表 1-7 各種食品の水分含量と水分活性

食品区分	食品	水 分（%）	水分活性（Aw）
多水分食品（生鮮食品）	野菜	＞90	0.99 〜 0.98
	果物	89 〜 87	0.99 〜 0.98
	魚介類	85 〜 70	0.99 〜 0.98
	食肉類	＞70	0.98 〜 0.97
	卵	約75	0.97
	かまぼこ	73 〜 70	0.97 〜 0.93
	あじの開き（食塩約3.5%）	約68	0.96
	チーズ	53 〜 35	0.99 〜 0.94
	パン	35	0.96 〜 0.93
	ハム・ソーセージ	65 〜 56	0.90
中間水分食品	サラミソーセージ	30	0.83 〜 0.78
	ジャム・マーマレード（高糖度）	約30	0.80 〜 0.75
	醤油	約70	0.81 〜 0.76
	味噌（甘・辛）	46 〜 42	0.80 〜 0.70
	蜂蜜	16	0.75
	ゼリー	18	0.69 〜 0.60
低水分食品（乾燥食品）	貯蔵米	14 〜 13	0.64 〜 0.60
	小麦粉	14 〜 13	0.63 〜 0.61
	煮干し	16	0.58 〜 0.57
	ビスケット	4	0.33
	脱脂粉乳	4	0.27

出典）國﨑直道・川澄俊之 編著『改訂初版 食品加工学概論』同文書院，p.12，2013，一部改変

しないような包装に気をつけ，乾燥に強いカビや酵母の増殖を抑制するために，少量の保存料や有機酸，アルコールなどの食品添加物を併用する必要がある。

　低水分食品（乾燥食品）は，水分含量15％以下（多くは5％以下），Aw0.65以下の食品をいう。貯蔵米，小麦粉，煮干し，乾麺，ビスケット，チョコレート，脱脂粉乳，緑茶，インスタントコーヒー，乾燥野菜などがこれに属する。吸湿が起こらないよう気をつければ，微生物の増殖はほとんど起こらないので長期間の保存ができる。しかし，空気中の酸素による脂質の酸化や非酵素的褐変などの劣化が起こりやすくなる。

参考・引用文献

1) 財団法人日本食品分析センター 編『分析実務者が書いた五訂日本食品標準成分表分析マニュアルの解説』中央法規出版，2001
2) 藤井建夫『微生物制御の基礎知識』中央法規出版，1997
3) 加藤博道・倉田忠男 編『食品保蔵学』文永堂出版，p.11，1999
4) 國﨑直道・川澄俊之 編著『改訂初版 食品加工学概論』同文書院，p.12，2013

4　タンパク質

タンパク質は皮膚，筋肉，骨，臓器など生体を構成する主要な成分の一つである。また，各種の生体反応を触媒する酵素や情報伝達物質のホルモンなど重要な生命現象にも関与している。それらのタンパク質の合成は生体の遺伝子情報から複雑な経路によって合成され，機能の発現に至る。

また，食物から摂取されるアミノ酸やタンパク質が代謝されて新たなタンパク質の素材となる。本節では核酸からタンパク質合成のプロセスを概説するとともに，食品中のタンパク質及びアミノ酸の構造とそれらの性質を述べる。

1　タンパク質の合成

1）核　酸

染色体に含まれる遺伝子の本体はデオキシリボ核酸（DNA: Deoxyribonucleic acid）である。DNA の構成単位をデオキシリボヌクレオチドといい，DNAは3つの成分，糖，含窒素塩基及びリン酸からなる[*1]。糖成分のデオキシリボースと呼ばれる五炭糖（ペントース）は，含窒素塩基の4つの異なった塩基【アデニン（A），グアニン（G），チミン（T），シトシン（C）】のうちのいずれかと結合し，さらにその糖にリン酸基がつくことにより，デオキシリボヌクレオチドとなる（図1-3参照）。また，DNA はデオキシリボヌクレオチドが重合したものであり，ヌクレオチドどうしがリン酸基を介してリン酸ジエ

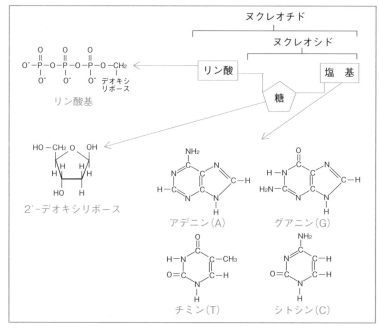

図1-3　DNAの構成単位（デオキシリボヌクレオチド）

[*1] **核　酸**
食品に含まれる核酸関連物質として，ヌクレオチド類，DNA，RNA などがある。低分子のヌクレオチド類はATP や GTP に由来するイノシン酸やグアニル酸が食品呈味成分として重要である。

デオキシリボヌクレオチドの構造

塩基は基本構造によって2つに分けられ，アデニンやグアニンなどのプリン塩基と，シトシン，チミン，ウラシルなどのピリミジン塩基がある。

プリン塩基

ピリミジン塩基

ウラシル（U）

塩基の基本構造

アデニンやグアニンは，デアミナーゼの作用により，それぞれヒポキサンチンとキサンチンになる。これらはキサンチンオキシダーゼの作用によって尿酸に酸化され，排泄されるが，核酸含有量の高い食品，肝臓などの臓器，魚類の白子や卵などを多量に摂取すると，尿酸が蓄積しやすくなる。通風患者では，尿酸の血中レベルが増大し，溶解度の低い尿酸ナトリウムが軟骨に沈着してしまう。さらに尿酸は腎臓にも沈着し，腎臓結石の原因となる。

ステル結合でつながることにより形成される。DNAは通常二本鎖であり，その結合は常に一定でAとT，GとCが水素結合によって結ばれた塩基対を形成している。図1-4に示すように二本鎖のDNAは二重らせん構造を形成している。

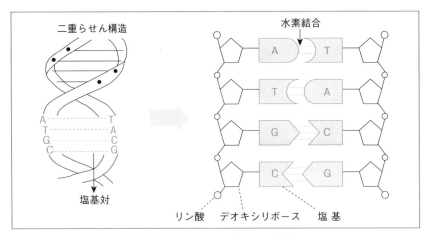

図1-4　DNAの二重らせん構造

核酸にはDNAの他にリボ核酸（RNA：Ribonucleic acid）があり，DNAと同様にタンパク質の生合成に必須の役割を担っている。RNAの糖はデオキシリボースではなくリボースである。また，含塩基窒素のうちの3つはDNAと同じA，G及びCであるが，Tの代わりにウラシル（U）を含む。RNAは，これらの塩基を含むヌクレオチドがリン酸ジエステル結合でつながった一本鎖の重合体によって形成されている。

2) 遺伝子からタンパク質の合成

基本的な遺伝子の情報の流れには2つあり，1つは遺伝情報が生物の子孫や娘細胞に伝えられる複製の過程である。もう1つは遺伝子の情報に基づいてタンパク質が合成される過程である。遺伝情報は[*2]，染色体に含まれる遺伝子の本体DNAに記されており，タンパク質合成の際，DNAはメッセンジャーRNA[*3]（mRNA）にその情報を伝える（転写）。次にmRNAに

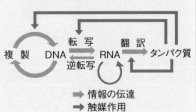
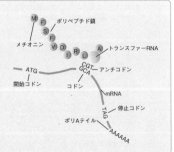

表1-8　コドン（遺伝暗号）表

		2番目の塩基				
		U	C	A	G	
1番目の塩基	U	フェニルアラニン フェニルアラニン ロイシン ロイシン	セリン セリン セリン セリン	チロシン チロシン （停止） （停止）	システイン システイン （停止） トリプトファン	U C A G
	C	ロイシン ロイシン ロイシン ロイシン	プロリン プロリン プロリン プロリン	ヒスチジン ヒスチジン グルタミン グルタミン	アルギニン アルギニン アルギニン アルギニン	U C A G
	A	イソロイシン イソロイシン イソロイシン メチオニン（開始）	トレオニン（スレオニン） トレオニン（スレオニン） トレオニン（スレオニン） トレオニン（スレオニン）	アスパラギン アスパラギン リシン リシン	セリン セリン アルギニン アルギニン	U C A G
	G	バリン バリン バリン バリン	アラニン アラニン アラニン アラニン	アスパラギン酸 アスパラギン酸 グルタミン酸 グルタミン酸	グリシン グリシン グリシン グリシン	U C A G

（右欄：3番目の塩基）

よって指定されたアミノ酸配列の合成が行われる（翻訳）。この時 mRNA 上の3つの塩基に対して1個のアミノ酸が指定される。この3つの塩基の並びはアミノ酸を決定する単位としてコドン（遺伝暗号）と呼ばれている。コドンの配列とそれに対応するアミノ酸を表1-8に示す。例えば AUG はメチオニン，GGC はグリシンに対応している。4種類の塩基を3つ組み合わせると4の3乗すなわち64種類のアミノ酸をコードできるが，実際にタンパク質を構成するアミノ酸は20種類しかなく，いくつかのアミノ酸のコドンは重複している。

2　構成アミノ酸

　タンパク質は炭素（C53%），水素（H7%），酸素（O23%）の元素以外に窒素[*4]（N16%）及び硫黄（S2%）を含むことが特徴であり，これはタンパク質がアミノ酸からなることに由来している。また，食品中のタンパク質を酵素や強酸などで加水分解すると，多種多様なアミノ酸が容易に得られるが，これはタンパク質が主に20種類のアミノ酸から構成された高分子のアミノ酸集合体であることを示している。例えば100個のアミノ酸からなるタンパク質は，アミノ酸配列として20^{100}個の組み合わせが可能である。それゆえに食品中のタンパク質は，大小に異なっ

[*4] タンパク質の窒素含有割合
タンパク質の窒素含有割合は各種タンパク質で異なり，一般に 15〜19% の範囲にある。日本食品標準成分表中のタンパク質含有量は，アミノ酸組成から求める方法と，改良ケルダール法などの化学分析により窒素量を測定し，100/16(N%) = 6.25 の窒素 - タンパク質換算係数を乗じて求める方法がある。窒素 - タンパク質換算係数は食品で若干異なる。

各種食品の窒素−タンパク質換算係数

食品群	食品名	換算係数
1　穀　類	アマランサス	5.30
	えんばく 　オートミール	5.83
	おおむぎ	5.83
	こむぎ 　玄穀，全粒粉	5.83
	小麦粉，フランスパン，うどん・そうめん類，中華めん類，マカロニ・スパゲッティ類，ふ類，小麦たんぱく，ぎょうざの皮，しゅうまいの皮	5.70
	小麦はいが	5.80
	こめ，こめ製品（赤飯を除く）	5.95
	ライ麦	5.83
4　豆　類	だいず，だいず製品（豆腐竹輪を除く）	5.71
5　種実類	アーモンド	5.18
	ブラジルナッツ，らっかせい	5.46
	その他のナッツ類	5.30
	あさ，あまに，えごま，かぼちゃ，けし，ごま，すいか，はす，ひし，ひまわり	5.30
6　野菜類	えだまめ，だいずもやし	5.71
	らっかせい（未熟豆）	5.46
10　魚介類	ふかひれ	5.55
11　肉　類	ゼラチン，腱（うし），豚足，軟骨（ぶた，にわとり）	5.55
13　乳　類	液状乳類，チーズを含む乳製品，その他（シャーベットを除く）	6.38
14　油脂類	バター類，マーガリン類	6.38
17　調味料及び香辛料類	しょうゆ類，みそ類	5.71
	上記以外の食品	6.25

出典）文部科学省「日本食品標準成分表 2020 年版（八訂）」

たアミノ酸配列をもつ膨大な種類
のタンパク質として存在している。

1）アミノ酸の基本構造

　アミノ酸は酸性のカルボキシ
基（-COOH）と塩基性のアミノ
基（-NH₂）の2つの官能基[*5]を
もつ化合物である（図1-5参照）。
一般にアミノ酸はα-アミノ酸で
あり，α位の炭素（α炭素）と呼
ばれる中心の炭素原子とそれに

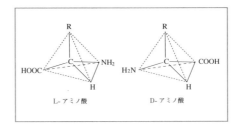

図1-5　アミノ酸の構造
R基は側鎖，中心のC（α炭素）は
不斉炭素原子となる。
出典）安本ほか『新エスカ21 食品学総論』同文書院，p.24，1999

結合するアミノ基，カルボキシ基，水素原子，そして側鎖（R基）によって
構成されている。それら4つの異なる原子あるいは原子団がα炭素原子に結合
して四面体構造をとるためアミノ酸（水素原子2つを有するグリシンを除く）
のα炭素原子は不斉炭素原子[*6]である。そのため光学活性を示す2つの鏡像
異性体L型とD型のアミノ酸が存在する。自然界に見出されるアミノ酸とタ
ンパク質[*7]を構成するアミノ酸の多くはL型である。

2）アミノ酸の種類と性質

　タンパク質を構成する主なアミノ酸[*8]の構造を表1-9に示す。
アミノ酸は側鎖によって顕著にその性質が異なり，例えば最も単
純なアミノ酸であるグリシン，側鎖にヒドロキシ基のあるセリン，
酸性アミノ酸のアスパラギン酸，塩基性アミノ酸のリシン（リジ
ン）などは水に溶けるが，側鎖の疎水性が高いトリプトファン，
ロイシン，プロリンなどのアミノ酸は水に溶けにくい。また，ア
ミノ酸はカルボキシ基（-COOH）とアミノ基（-NH₂）をもつので，
中性付近の水溶液では-COO⁻と-NH₃⁺とに解離している（両性電解質）。
一方，強酸性溶液中では水素イオン（H⁺）が多量に存在するため，アミノ
基がイオン化して-NH₃⁺が増加し，アミノ酸は＋に荷電する。逆に，強塩
基性の溶液中ではカルボキシ基がイオン化して-COO⁻が増加し，アミノ酸
は－に荷電するようになる。また，アミノ酸は溶液のpHによって酸，塩基
のいずれか一方の性質を示すが，あるpHでは両極性基の電荷が等しくなり
溶解度が最小となる。この時のpHを等電点（Isoelectric point）という。一
般に中性アミノ酸の等電点はpH5〜6，酸性アミノ酸ではpH3付近，塩基性
アミノ酸ではpH7〜10である。

　タンパク質の合成に必要なアミノ酸は20種類であるが，これらの中にはヒ
トの体内で合成できないか，できても必要量に満たないために，食品から摂
取しなければならないものがある。このようなアミノ酸を必須アミノ酸とい
い，バリン，ロイシン，イソロイシン，トレオニン（スレオニン），メチオ
ニン，フェニルアラニン，トリプトファン，リシン及びヒスチジンの9種が
ある。

[*5] 官能基
有機化合物を特徴づける
原子の集団。同じ官能基
をもつ有機化合物は同じ
性質を示し，共通の一般
名がつけられている場合
が多い。

[*6] 不斉炭素原子
異なる4つの原子あるい
は原子団に結合して四
面体構造をとる炭素原子
のこと。アミノ酸など不
斉炭素原子を含む化合物
は，光学活性をもち，鏡
を介して対称な構造（重
ね合わせることはできな
い）の鏡像異性体をもつ。

[*7] タンパク質
アミノ酸がペプチド結合でつながったポリ
ペプチドである。

ペプチド結合

ジペプチド

[*8] アミノ酸の種類と性
質
α-アミノ酸やアミノ基
がα位以外の炭素と結合
したβ-，γ-アミノ酸，
アミノスルホン酸など，
タンパク質を形成しない
遊離型のアミノ酸を含め
ると約2,000種類が知ら
れている。食品中には遊
離アミノ酸のアリイン（ニ
ンニクのにおいに関与），
シトルリン，オルニチン，
タウリン（イカやタコの
エキス成分），テアニン（茶
に含まれるうま味成分）
などがある。また，生合
成されたタンパク質が最
終的に修飾されて生じる
ヒドロキシプロリンやヒ
ドロキシリシン（コラー
ゲン），3-メチルヒスチ
ジン，リン酸化されたセ
リン，トレオニン，チロ
シンなどがある。

表1-9　タンパク質を構成する主なアミノ酸

分類		名称	略号 3文字	略号 1文字	側鎖(R基)の構造	分子量	等電点
中性アミノ酸	脂肪族アミノ酸	グリシン	Gly	G	$-H$	75.1	6.0
		アラニン	Ala	A	$-CH_3$	89.1	6.0
	分岐鎖アミノ酸	バリン	Val	V	$-CH(CH_3)_2$	117.1	6.0
		ロイシン	Leu	L	$-CH_2-CH(CH_3)_2$	131.2	6.0
		イソロイシン	Ile	I	$-CH(CH_3)-CH_2-CH_3$	131.2	6.0
	ヒドロキシアミノ酸	セリン	Ser	S	$-CH_2-OH$	105.1	5.7
		トレオニン	Thr	T	$-CH(OH)-CH_3$	119.1	6.2
	含硫アミノ酸	システイン	Cys	C	$-CH_2-SH$	121.2	5.1
		メチオニン	Met	M	$-CH_2-CH_2-S-CH_3$	149.2	5.7
	アミド	アスパラギン	Asn	N	$-CH_2-CO-NH_2$	132.1	5.4
		グルタミン	Gln	Q	$-CH_2-CH_2-CO-NH_2$	146.2	5.7
	イミノ酸	プロリン[*9]	Pro	P	（環状構造）	115.1	6.3
	芳香族アミノ酸	フェニルアラニン	Phe	F	$-CH_2-C_6H_5$	165.2	5.5
		チロシン	Tyr	Y	$-CH_2-C_6H_4-OH$	181.2	5.7
		トリプトファン	Trp	W	（インドール環）	204.2	5.9
酸性アミノ酸		アスパラギン酸	Asp	D	$-CH_2-COO^-$	133.1	2.8
		グルタミン酸	Glu	E	$-CH_2-CH_2-COO^-$	147.1	3.2
塩基性アミノ酸		リシン	Lys	K	$-CH_2-CH_2-CH_2-CH_2-N^+H_3$	146.2	9.7
		アルギニン	Arg	R	$-CH_2-CH_2-CH_2-NH-C(N^+H_2)=NH_2$	174.2	10.8
		ヒスチジン	His	H	（イミダゾール環）	155.2	7.6

注）アンダーラインをつけたアミノ酸は必須アミノ酸を示す。その他、チロシンは必須アミノ酸に近い重要性があり、アルギニンも発育期には不可欠である。

*9 **プロリン**
プロリンはイミノ基（-NH）を有するのでイミノ酸というが、通常アミノ酸として扱われている。表中の構造は全構造式で示してある。

3 タンパク質の構造と性質

1）タンパク質の構造

　タンパク質は多数のアミノ酸がペプチド結合[*10]で鎖状に連結した高分子化合物であるが，2つのアミノ酸からなるものをジペプチド，3つからなるものをトリペプチド，10個程度までをオリゴペプチド，それ以上のものをポリペプチド（タンパク質）と呼ぶ。タンパク質は複雑な立体構造をとるため，それらの構造は直線的なアミノ酸配列から複雑な超立体構造まで，以下に示すような一次〜四次構造に分けられている。

（1）一次構造

　　タンパク質を構成するアミノ酸の配列はそれぞれのタンパク質に固有のもので，その基本となるアミノ酸配列の順序を図1-6に示す。アミノ酸配列を左から順に並べると最初のアミノ酸の左側には，アミノ基があり，終わりのアミノ酸の右側にはカルボキシ基がある。最初の末端のことをアミノ末端（N末端）といい，最後の末端をカルボキシ末端（C末端）と呼ぶ。また，上述したようにこれらのアミノ酸配列はその構造遺伝子であるDNA上の塩基配列によって一義的に決定される。

[*10] ペプチド結合
共有結合であり，その結合力はきわめて強く，加熱や希酸，希アルカリでは切断できない。しかしながら，タンパク質加水分解酵素（プロテアーゼ，ペプチダーゼ）には容易に分解される。

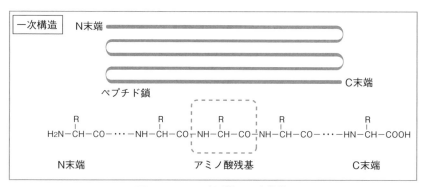

図1-6　タンパク質の一次構造

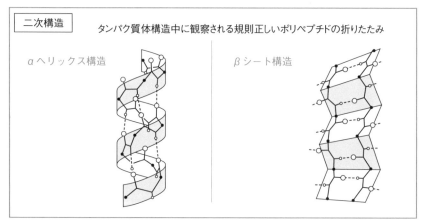

図1-7　タンパク質の二次構造
○は酸素，。は水素を表し，点線は水素結合を示す。
出典）奈良信雄『エスカベーシック生化学』同文書院，p.9，2008

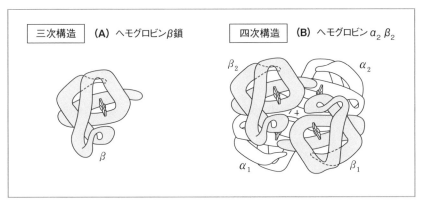

図1-8　タンパク質の三次・四次構造

（A）のモデルはヘモグロビンβ鎖を示している。（B）は4つのポリペプチド鎖が会合した
ヘモグロビンα₂β₂の立体構造を示す。

出典）奈良信雄『エスカベーシック生化学』同文書院, p.9, 2008

（2）二次構造

アミノ酸が連結されたポリペプチド鎖において，それらのペプチド結合
はアミノ酸の種類によってある程度の角度が規定される。そのためタン
パク質は立体的な構造をとる。これを二次構造といい，ポリペプチド鎖
中のアミノ基の水素とカルボキシ基の酸素の間（–NH⋯O=C）に生じる
多数の水素結合によって安定化されている（図1-7参照）。また，ペプ
チドは折りたたまれ方によって規則的な構造のαヘリックスやひだ状に
並んだβシート構造を形成する[*11]。L–アミノ酸からなるαヘリックスは
右巻きのらせんで，側鎖はヘリックスの外側に位置する。βシート構造
はポリペプチド鎖がペプチド結合を形成する立体的なひだの上に伸びた
構造で，側鎖はシートに対して外側に1つおき，そして反対方向に直角
に伸びる。その他にβシート構造の規則的な水素結合が
溶媒中で壊れると，立体構造も崩れ不規則な構造とな
る（ランダムコイル）。

> **[*11] ドメイン**
> αヘリックスやβシート
> 構造が局所的に集まって
> できた二次構造を中心
> に，さらに構造的または
> 機能的にまとまった構造
> をドメインと呼ぶ。

（3）三次構造

三次構造とは，ペプチド側鎖の性質が大きく関与して
つくられる構造で，各アミノ酸のもっている側鎖の特
異性によって複雑な立体構造が形成される（図1-8（A）
参照）。例えば，酸性アミノ酸と塩基性アミノ酸残基
の側鎖との間にはイオン結合が，非極性の炭化水素鎖
や芳香環をもつアミノ酸残基の側鎖間には疎水結合
が，システイン残基のチオール基（–SH）間には酸化
されたジスルフィド結合（S–S結合）が形成される（図
1-9参照）。特に三次構造の形成には疎水結合が最も
大きく寄与する。

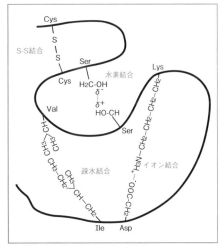

図1-9　三次構造を支える結合の種類

(4) 四次構造

複数のポリペプチド鎖が非共有結合で会合し，特定の立体的配置をとる構造のことを四次構造という（図1-8（B）参照）。この構造に関与する1単位のポリペプチド（単量体）をサブユニットという。サブユニット数によって二量体，三量体，四量体などと呼ぶ。サブユニットの立体構造の変化は，時に生体内の物質代謝の調節や酵素活性の発現に関与する。

2）タンパク質の分類

これまでに多種多様なタンパク質の存在から，その分類方法は組成，溶解性，形態，機能などによってさまざまである[*12]。

(1) 組成による分類

タンパク質はアミノ酸だけで構成されている単純タンパク質，タンパク質部分と非タンパク性の成分（補欠分子族）と結合している複合タンパク質（表1-10参照），さらに単純または複合タンパク質が加熱，酸，アルカリ，酵素などの物理的あるいは生化学的作用を受けて生じた誘導タンパク質[*13]に分類される。

[*12] **タンパク質の構造**
多くのタンパク質の構造は複雑なため，アミノ酸のように基本構造に基づく分類ができず，その定義は十分でない。

[*13] **誘導タンパク質**
一次誘導タンパク質と二次誘導タンパク質に分けられる。コラーゲンから得られるゼラチンや凝固タンパク質など変化の程度が少ないものを一次誘導タンパク質といい，二次誘導タンパク質は変化がさらに進んだもので，プロテオース，ポリペプトン，ペプトンなどが含まれる。

表1-10　複合タンパク質の分類

属	溶解性	特性	名称	備考
核タンパク質	水・希酸に不溶，希アルカリに可溶	核酸と結合	プロタミン ヌクレオヒストン	細胞核 胸腺
糖タンパク質	水・希アルカリに可溶	粘性をもち，アミノ糖を含む	オボムコイド オボムチン	卵白 卵白
リンタンパク質	希アルカリに可溶	リン酸をエステル型で結合，エステラーゼによって分解される	カゼイン ビテリン ホスビチン	牛乳 卵黄 卵黄
色素タンパク質		色素と結合，希酸により色素部を分離する	ヘモグロビン ミオグロビン ヘモシアニン フィコエリトリン フィコシアニン	血球 筋肉 無脊椎動物 海藻 海藻
リポタンパク質		脂質とタンパク質の複合体	リポビテレニン リポビテリン HDL (High-density lipoprotein) LDL (Low-density lipoprotein) VLDL (Very low-density lipoprotein)	卵黄 卵黄 血液 血液 血液
金属タンパク質		鉄，銅，亜鉛などと結合	フェリチン	脾臓

(2) 溶解度による分類

タンパク質は各種溶媒に対して溶解度に差が認められる（表1-11参照）。水に可溶なタンパク質をアルブミン（オボアルブミン，ラクトアルブミン，血清アルブミン），水に不溶であるが塩溶液に可溶なタンパク質をグロブリン（免疫グロブリン，大豆のグリシニン，ミオシンやアクチンなどの筋肉タンパク質[*14]），水と塩溶液に不溶であるが，希酸や希アルカリに可溶なタンパク質をグルテリン（小麦のグルテニン，米のオリゼ

表1-11　単純タンパク質の溶解性に基づく分類

属	溶解性	特性	名称	備考
アルブミン	水, 塩類溶液, 酸, アルカリ溶液に可溶	熱により凝固, 硫酸アンモニウム飽和で沈殿	オボアルブミン ラクトアルブミン 血清アルブミン ロイコシン レグメリン	卵　白 牛　乳 血　清 小　麦 大豆, あずき
グロブリン	水に不溶 塩類溶液, 酸, アルカリ溶液に可溶	熱により凝固, 硫酸アンモニウム50%飽和で沈殿	免疫グロブリン オボグロブリン エディスチン グリシニン ラクトグロブリン ミオシン	血　液 卵　黄 大麻種子 大　豆 牛　乳 筋　肉
グルテリン	水, 中性塩溶液に不溶 希酸, 希アルカリ溶液に可溶	熱により凝固	グルテニン オリゼニン ホルデニン	小　麦 米 大　麦
プロラミン	水, 中性塩溶液に不溶 希酸, 希アルカリ, エタノール溶液に可溶	70〜90%エタノールに可溶	ツェイン グリアジン ホルデイン	トウモロコシ 小　麦 大　麦
硬タンパク質 (アルブミノイド)	水, 塩類溶液, 酸, アルカリ溶液に不溶	ほとんどの溶媒に不溶, 酵素などに作用されない	フィブロイン ケラチン エラスチン コラーゲン	絹　糸 角, 爪, 毛, 蹄 靭帯, 羽毛 骨, 爪, 蹄
ヒストン	水, 希酸, 濃アルカリ溶液に可溶 希アンモニア溶液に不溶	熱で凝固しない, 塩基性のタンパク質, アルギニンやリシンを多く含む	ヒストン	胸　腺
プロタミン	水, アンモニア溶液に可溶	熱で凝固しない, 強塩基性タンパク質, アルギニンを多く含む	サルミン スツリン クルペイン スコンブリン	サケ白子 チョウザメ白子 ニシン白子 サバ白子

ニン), 水や塩溶液に不溶で70〜90%のアルコールに可溶なタンパク質をプロラミン (トウモロコシのツェイン, 小麦のグリアジン) と呼ぶ。また, これらの溶媒に不溶で, 動物の組織に含まれるタンパク質を, 特に硬タンパク質 (真皮や腱のコラーゲン, 毛や爪のケラチン, 皮膚のエラスチン) と呼ぶ。

(3) 形態及び機能による分類

タンパク質は生体での存在形態から, 主に球状に近い分子形態をもつ球状タンパク質 (Globular protein), フィブロインやコラーゲン

*14 筋肉中の各種タンパク質の分類とその性質

筋肉中のタンパク質		筋原線維タンパク質	筋形質(筋漿)タンパク質	筋基質タンパク質
形　状		線維状	球　状	線維状, 網状
溶解性	水	−	＋	−
	0.6M塩溶液	＋	＋	−
	希アルカリ	＋	＋	−
タンパク質の例		ミオシン トロポミオシン アクチン	解糖系の酵素 パルブアルブミン ミオグロビン	コラーゲン エラスチン

酵素の名称と分類
国際酵素委員会が定めた方法で6つの化学反応の型により大別され，系統的に分類されている。酵素名は系統名と常用名が併記され，また，反応形式にしたがって細分化され4組の数字からなる酵素番号がつけられている。例えばアルコール脱水素酵素（ADH）の系統名はアルコール：NAD^+オキシドレダクターゼで，酵素番号はEC1.1.1.1である。

	分　類		触媒する反応	酵素例
EC1	酸化還元酵素	オキシドレダクターゼ	酸化還元	アスコルビン酸オキシダーゼ
EC2	転移酵素	トランスフェラーゼ	基の転移	ヘキソキナーゼ
EC3	加水分解酵素	ヒドラーゼ	加水分解	トリプシン
EC4	脱離酵素	リアーゼ	分子の分裂	アルドラーゼ
EC5	異性化酵素	イソメラーゼ	異性化	グルコースイソメラーゼ
EC6	合成酵素	リガーゼ	ATPの分解を伴う結合の生成	アスパラギンシンセターゼ

など規則的な直鎖構造をもつ線維状タンパク質（Fibrous protein），酵素やレセプターなど生体膜に付着している膜タンパク質（Membrane protein）の3つのグループに分類される。一方，生体内で果たす機能による分類では，酵素[*15]，調節タンパク質，防御タンパク質，貯蔵・栄養タンパク質，輸送タンパク質，収縮・運動性タンパク質，構造タンパク質に分けられる（表1-12参照）。

3）タンパク質の性質

これまでタンパク質はきわめて膨大な種類が見つかっており，比較的分子量の小さいリゾチーム（アミノ酸残基数129，分子量14,300，単量体）のような球状タンパク質から，分子量の大きいコラーゲン（アミノ酸残基数3,000，分子量30万，三量体）のような線維性タンパク質まで多種多様な分子量と構造を有している。したがって，当然のことながらそれらのタンパク質は顕著に異なる性質を示す。タンパク質の性質を知ることは，食品中のタンパク質の摂取と栄養だけではなく，食品の加工・貯蔵の利用性にも重要な意味をもつ。

（1）等電点と塩析

両性化合物であるタンパク質はその種類によってさまざまな等電点を示す（表1-13参照）。これはタンパク質を構成するアミノ酸の酸性残基（アスパラギン酸とグルタミン酸のカルボキシ基，リン酸化セリン，リン酸化トレオニン，リン酸化チロシンのリン酸基及びC末端のカルボキシ基）の負電荷と塩基性残基（リシンのアミノ基，アルギニンのグアニジル基，

表1-12　機能によるタンパク質の分類

分　類	例
酵　素	各種プロテアーゼ，解糖系の酵素
調節タンパク質	インスリン，成長ホルモン，各種ホルモンレセプター
防御タンパク質	抗体，フィブリノーゲン，トロンビン，ボツリヌス毒素，ヘビ毒
貯蔵・栄養タンパク質	オボアルブミン，カゼイン，グリシニン，グルテニン
輸送タンパク質	血清アルブミン，ヘモグロビン，ミオグロビン
収縮・運動性タンパク質	アクチン，ミオシン
構造タンパク質	コラーゲン，ケラチン，エラスチン

表1-13　各種タンパク質の等電点

タンパク質	等電点	備　考
インシュリン	5.3	膵臓，ホルモン
オボアルブミン	4.6	卵白タンパク質の主成分
オボムコイド	4〜4.5	卵白，トリプシンインヒビター
カゼイン	4.6	牛乳，リンタンパク質
血清アルブミン	4.9	血漿タンパク質の主成分
ヘモグロビン	7〜7.5	血液色素
ミオグロビン	7.0	筋肉色素
アクチン	5.0	筋肉
リゾチーム	11.0	卵白，ムコペプチドグリコヒドロラーゼ
ペプシン	<1.1	胃，プロテアーゼ
トリプシン	10〜10.8	膵臓，プロテアーゼ
カルパイン	5〜5.3	筋肉，中性プロテアーゼ
プロタミン	10〜12.4	精巣，強塩基性タンパク質

ヒスチジンのイミダゾール基及びN末端のアミノ基）の正電荷が関与[16]する。例えばタンパク質を電解質イオンを含む液体中に入れ，直流電圧をかけると，タンパク質の電荷の総和（正味の電荷）が負の場合にはプラス極へ，正の場合はマイナス極に移動する（電気泳動）。タンパク質の電荷の総和は，溶媒中の水素イオン濃度に依存するため，あるpHの溶液中では電荷がゼロになり，タンパク質は正負どちらの極にも移動しなくなる。このpHをタンパク質の等電点といい，等電点下では，タンパク質は水和することができず溶解性が低下し，沈殿を起こす。タンパク質を等電点で沈殿させることを等電点沈殿という。

一方，高濃度の電解質イオンの存在下では，タンパク質は凝集して沈殿を起こす。これは電解質イオンがタンパク質よりも強く水和し，タンパク質から水和水を奪うからである。さらに電荷をもつタンパク質分子どうしの電気的反発力が弱まるため，タンパク質分子は凝集しやすくなる。このようにタンパク質は等電点とは異なった条件下でも，沈殿を起こす。これを塩析といい，タンパク質の分離や精製を行う際，高濃度の硫酸アンモニウムや塩化ナトリウムなどの塩類を加えることが多い。

(2) **タンパク質の変性**（Denaturation）

タンパク質は分子量や一次構造にはほとんど変化はないが，物理的あるいは化学的処理によって不可逆的に性質が変化する。これらの変化を不可逆変性（変性）といい，主に高次構造の変化が起因している。物理的な要因として，加熱，撹拌，脱水，凍結，放射線や紫外線の照射，超音波処理などがあり，化学的な要因として，酸，アルカリ，有機溶媒，界面活性剤，金属塩などの添加などがある。変性したタンパク質は凝固，沈殿，溶液の粘度などの変化を示す。また，酵素やホルモンなどの生理活性タンパク質が活性を失うのも変性の一例である。

タンパク質の変性に関係した食品や調理の例を表1-14に示す。タンパク質が加熱による変性[17]（熱変性）を起こす温度は，その種類によって

[16] タンパク質の緩衝作用
タンパク質には緩衝能があるため，少量の希酸や希アルカリを加えても緩衝作用によって影響を受けにくい場合がある。これはタンパク質を構成するアミノ酸の側鎖に緩衝能を示す解離基が数多く存在するからである。

[17] タンパク質の多様な変性
皮，内臓，肉，骨などに含まれるコラーゲンは熱変性しても凝固せず，可溶性のゼラチンとなる。また，ゼラチンは冷却すると凝固する。コラーゲンの変性は特殊な例である。熱変性したタンパク質は高次構造が崩れて，食品として，摂取した際に消化されやすくなる。例外として，還元糖と高温で長時間加熱するとアミノカルボニル反応により，リシンが修飾を受けて利用されにくくなり，栄養価が低下する。凍結による変性の防止は急速に凍結すれば変性を避けることができる。また，タンパク質を乾燥する場合も凍結乾燥（Freeze-drying）処理を行うと変性が少ない。ヨーグルトは，カゼインの等電点（pH4.6）を利用した加工食品である。牛乳が乳酸菌によって発酵するとpHが低下してカゼインが沈殿する。

表1-14　タンパク質変性による食品や調理

変　性	変性要因	食品例
加熱変性	ゆでる，焼く	ゆで卵，焼いた肉，煮こごり（コラーゲンのゼラチン化），湯葉（豆乳），かまぼこ（すり身）
表面変性	撹拌，泡立て，表面張力	アイスクリーム，スポンジケーキ，メレンゲ
脱水（乾燥）	真空乾燥	スキムミルク，干物
凍結変性	凍結	凍り豆腐，冷凍肉，冷凍魚介類
酸変性	酢酸，乳酸	ヨーグルト，氷頭なます，しめ鯖，ポーチドエッグ（落とし卵）
アルカリ変性	水酸化ナトリウム，生石灰	大豆タンパク質の繊維化，ピータン
金属塩	塩化カルシウム，硫酸マグネシウム	豆腐（豆乳）

異なるが約60～90℃であり，特にアルブミンやグロブリンは熱変性しやすく，焼いた肉，卵などの加熱による凝固はタンパク質が変性したものである。

4）タンパク質の栄養価

食品中のタンパク質の栄養価はその含有量及びアミノ酸組成（特に必須アミノ酸含量）とのバランスによって決まる。また，タンパク質が利用されるためには，摂取後，消化される必要があり，消化率[*18]もタンパク質の栄養価を左右する。タンパク質の栄養価を評価する方法には，化学的評価法と生物学的評価法がある。化学的評価法はタンパク質を必須アミノ酸組成から評価する方法である。特にアミノ酸スコア（Amino acid score）[*19]はヒトの必要とする必須アミノ酸の構成割合（アミノ酸評点パターン）を基準にする方法で，常用されている。表1-15にアミノ酸評点パターンを示す。

表1-15　FAO/WHO/UNUによるアミノ酸評点パターン（2007）*

アミノ酸（略号）	タンパク質あたりの必須アミノ酸（mg/gタンパク質）					
	0.5歳	1～2歳	3～10歳	11～14歳	15～16歳	成人
ヒスチジン（His）	20	18	16	16	16	15
イソロイシン	32	31	31	30	30	30
ロイシン	66	63	61	60	60	59
リシン	57	52	48	48	47	45
含硫アミノ酸	28	26	24	23	23	22
芳香族アミノ酸	52	46	41	41	40	38
トレオニン	31	27	25	25	24	23
トリプトファン	8.5	7.4	6.6	6.5	6.3	6.0
バリン	43	42	40	40	40	39

* WHO（世界保健機関），FAO（国際連合食糧農業機関），UNU（国連大学）などの機関が，タンパク質・アミノ酸の必要量を示している。
出典）WHO, Technical Report Series No.935, 2007

[*19] アミノ酸スコアの求め方

$$アミノ酸スコア = \frac{食品中のタンパク質1gあたりの必須アミノ酸量（mg）}{アミノ酸評点パターンのアミノ酸量（mg/gタンパク質）} \times 100$$

アミノ酸スコアは求めた値のうちで，最も低い値を示したアミノ酸の値で表し，そのアミノ酸を第一制限アミノ酸（First limiting amino acid）という。表1-16に各種食品中のタンパク質のアミノ酸スコアを示す。パンや米，野菜などに含まれている植物性タンパク質の栄養価が低いのは，リシンやロイシンが少ないためであり，それに比して動物性タンパク質の栄養価が高いのは，必須アミノ酸が多く含まれているからである。

生物学的評価法は調べようとする食品のタンパク質の体内利用効率から判定する方法であり，生物価（BV：Biological Value）や正味タンパク質利用

表1-16　各種食品のアミノ酸スコアと第一制限アミノ酸

	アミノ酸スコア*	第一制限アミノ酸
玄米（水稲穀粒）	87	リシン
精白米（水稲穀粒，うるち米）	81	リシン
小麦粉（強力粉，1等）	42	リシン
小麦粉（中力粉，1等）	46	リシン
小麦粉（薄力粉，1等）	46	リシン
とうもろこし（コーングリッツ，黄色種）	38	リシン
とうもろこし（コーンフレーク）	19	リシン
大麦（押麦・乾）	77	リシン
そば（そば粉，全層粉）	100	
そば（そば，生）	73	リシン
じゃがいも（塊茎，皮なし，生）	100	
さつまいも（塊茎，皮なし，生）	100	
大豆（全粒，黄大豆，国産，乾）	100	
らっかせい（大粒種，乾）	81	リシン
日本かぼちゃ（果実，生）	100	
だいこん（根，皮なし，生）	87	ロイシン
赤色トマト（果実，生）	78	ロイシン
あまのり（ほしのり）	100	
ひじき（ほしひじき，ステンレス釜，乾）	81	リシン
まこんぶ（素干し，乾）	90	リシン
わかめ（カットわかめ，乾）	100	
うし（和牛肉，もも，皮下脂肪なし，生）	100	
ぶた（大型種肉，ロース，皮下脂肪なし，生）	100	
にわとり（若鶏肉，むね，皮なし，生）	100	
普通牛乳	100	
鶏卵（全卵，生）	100	
まあじ（皮つき，生）	100	
しろさけ（生）	100	
こういか（生）	100	
くるまえび（養殖，生）	100	

* アミノ酸スコアは1～2歳のアミノ酸評点パターン（2007）を用いて算出した一例を示す。また，その算出には，文部科学省「日本食品標準成分表2020年版（八訂）アミノ酸成分表編」の各種食品のタンパク質1gあたりのアミノ酸成分値を使用して求めた。

率（NPU：Net Protein Utilization）などがある。生物価は吸収されたタンパク質のうちで，体タンパク質になった割合を示す。

主な生物学的評価法

$$\text{生物価（\%）} = \frac{\text{体内に保留された窒素量}}{\text{吸収された窒素量}} \times 100$$

$$\text{正味タンパク質利用率（\%）} = \frac{\text{体内に保留された窒素量}}{\text{摂取した窒素量}} \times 100$$

参考・引用文献
1) 今堀和友・山川民夫 監修『生化学辞典（第3版）』東京化学同人，1998
2) 安本教傳ほか『新エスカ21 食品学総論』同文書院，1999
3) 奈良信雄『エスカベーシック生化学』同文書院，2008
4) 丸尾文治・田宮信雄 監修『酵素ハンドブック』朝倉書店，1993
5) 文部科学省「日本食品標準成分表2020年版（八訂）アミノ酸成分表編」
6) 文部科学省「日本食品標準成分表2020年版（八訂）」
7) FAO. Protein quality evaluation（FAO Food and Nutrition Paper 51）. FAO, 1991

Column1

エネルギー値の計算方法

日本食品標準成分表2020年版（八訂）から，エネルギー値の計算方法が変更になった。エネルギー値は，下記の成分を用いて計算されている（計算式は p.6 参照）。

●アミノ酸組成によるたんぱく質　●脂肪酸のトリアシルグルセロール当量

●利用可能炭水化物群の利用可能炭水化物（単糖当量）　●食物繊維総量

●糖アルコール　●有機酸　●アルコール

日本食品標準成分表2020年版（八訂）のエネルギーに関する成分

エネルギー	たんぱく質		脂質			炭水化物									アルコール
						利用可能炭水化物群									
	アミノ酸組成によるたんぱく質	たんぱく質*	脂肪酸のトリアシルグリセロール当量	コレステロール	脂質*	利用可能炭水化物（単糖当量）	利用可能炭水化物（質量計）	差引き法による利用可能炭水化物	食物繊維総量	糖アルコール	炭水化物*	有機酸			アルコール
kJ　kcal	（……………g……………）		mg			（………………………………………g………………………………………）									g

＊2015年版（七訂）のエネルギー計算で用いていた値

5　脂　質

脂質は主に炭素，水素，酸素の3元素から構成されており，生体では細胞膜の構成要素，エネルギー源，生理活性物質の前駆体，脂溶性物質の担体として機能する[*1]。一方，食品では構造や物性，風味に影響する因子として重要な役割を担っている。脂質は水に不溶で，アセトン，アルコール，エーテル，クロロホルム，ヘキサンなどの有機溶媒に可溶な物質である。ほとんどの脂質は脂肪酸を含み，図1-10に示すように他の成分と結合している構造から，単純脂質，複合脂質，誘導脂質，その他の脂質に分類される。

単純脂質

　脂肪酸とアルコールがエステル結合した脂質（食用油脂，鯨油，蜜蝋など）

複合脂質

　脂肪酸，アルコールの他に，リン酸や糖などが結合した脂質（リン脂質，糖脂質など）

誘導脂質

　主に単純脂質から誘導されてできる脂質（ステロール，遊離脂肪酸，脂肪族アルコールなど）

その他の脂質

　単純脂質，複合脂質以外の脂溶性成分（炭化水素，脂溶性ビタミン，脂溶性色素など）

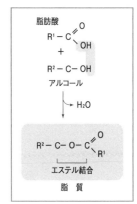

図 1-10　脂質の構造

> [*1] **脂質の摂取量**
> 日本人の食事摂取基準（2020年版）では，総エネルギーに占める脂質の目標量（脂質エネルギー比率：％エネルギー）は，身体活動レベルふつう（Ⅱ）では，0〜5月（50%），6〜11月（40%），1歳以上（20〜30%）と設定されている。飽和脂肪酸の目標量は，3〜14歳（10%以下），15〜17歳（8%以下），18歳以上（7%以下）である。

1　脂肪酸

脂肪酸は炭化水素鎖（R-）の末端にカルボキシ基（-COOH）をもつ化合物であり，R-COOHで表される。食品中では主に，単純脂質や複合脂質の構成成分として存在する。R-に二重結合を含まない脂肪酸を飽和脂肪酸，二重結合を含む脂肪酸を不飽和脂肪酸という。不飽和脂肪酸では，二重結合が1個の一価不飽和脂肪酸（モノエン酸），2個の二価不飽和脂肪酸（ジエン酸），2個以上の多価不飽和脂肪酸（ポリエン酸）という。飽和脂肪酸は炭素原子間に二重結合はなく，直鎖状で密に集まりやすい。一方，不飽和脂肪酸は炭素原子間に二重結合があるため構造がねじれ，密に集まりにくい（図1-11参照）。主な脂肪酸を表1-17に示す。

不飽和脂肪酸の二重結合の位置は，カルボキシ基の炭素を1番目として，メチル基（CH₃-）末端の炭素に向かい順に数えて示す方法（IUPAC系統名）と，メチル基末端の炭素を1番目として，

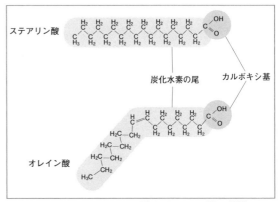

図 1-11　ステアリン酸とオレイン酸の構造

出典）　久保田紀久枝・森光康次郎 編『食品学 第2版 - 食品成分と機能性 -』図7-2，薩 秀夫，東京化学同人，2021

表 1-17 主な脂肪酸の種類

慣用名 (または系統名)	炭素数・ 二重結合数	融点 (℃)	所在	慣用名 (または系統名)	炭素数・ 二重結合数	融点 (℃)	所在
飽和脂肪酸				**一価不飽和脂肪酸**			
酢酸	2:0	16.6	酢, 漬物	ミリストレイン酸	14:1	-0.5	種油
酪酸	4:0	-7.9	バター, 漬物	パルミトレイン酸	16:1	0.5	バター, ラード
ヘキサン酸	6:0	-3.4	バター, ヤシ油	オレイン酸	18:1	13.3〜16.3	一般動植物油
オクタン酸	8:0	16.7	バター, ヤシ油	エライジン酸	18:1	46.5	水素添加した脂肪, 反芻動物の脂肪
デカン酸	10:0	31.6	バター, ヤシ油	**多価不飽和脂肪酸**			
ラウリン酸	12:0	44.2	バター, ヤシ油	リノール酸	18:2	-5.0	一般植物油
ミリスチン酸	14:0	53.9	バター, ヤシ油, 落花生油	α-リノレン酸	18:3	-11.3〜10.0	大豆油
パルミチン酸	16:0	63.1	一般動植物油	γ-リノレン酸	18:3	常温で液体	月見草
ステアリン酸	18:0	69.6	一般動植物油	アラキドン酸	20:4	-49.5	落花生油, 肝臓リン脂質
アラキジン酸	20:0	75.6	落花生油	イコサペンタエン酸*	20:5	-54.4	魚油
ベヘン酸	22:0	81.5	種子	ドコサペンタエン酸	22:5	-78	魚油
				ドコサヘキサエン酸	22:6	-44.5	魚油, 魚肝油

* エイコサペンタエン酸（EPA）ともいう。

カルボキシ基の炭素に向かい順に数え，最初の二重結合が何番目の炭素に位置するかを示す方法（ωまたはn命名法）がある。栄養学的には後者が便利であり，メチル基から数えて最初の二重結合の位置が3番目の炭素にある脂肪酸をn-3系脂肪酸（ω3），6番目の炭素にある脂肪酸をn-6系脂肪酸（ω6），9番目の炭素にある脂肪酸をn-9系脂肪酸（ω9）という。

　不飽和脂肪酸の中でも，α-リノレン酸（n-3系脂肪酸）とリノール酸（n-6系脂肪酸）は体内で合成できないため，食物から摂取しなければならない必須脂肪酸*2である。また，α-リノレン酸からイコサペンタエン酸（IPA）やドコサヘキサエン酸（DHA）（n-3系脂肪酸）が，リノール酸からアラキドン酸（n-6系脂肪酸）が合成され，いずれも必須脂肪酸とみなされている。これらの脂肪酸のうちで炭素数20の脂肪酸（ジホモ-γ-リノレン酸，アラキドン酸，IPA）からエイコサノイドといわれる生理活性物質（プロスタグランジン，トロンボキサン，ロイコトリエン）が生成される。n-6系及びn-3系脂肪酸から生成されるエイコサノイドの生理作用は，血管収縮と拡張，血小板凝集と凝集抑制，気管支収縮と弛緩，炎症と抗炎症など拮抗する。このバランスが崩れると，高血圧，心筋梗塞，動脈硬化症などの発症原因になる。

　天然の不飽和脂肪酸では，二重結合はほとんどシス型*3の構造を有するが，二重結合に水素を付加（水素添加または硬化）した硬化油では，トランス型構造*4のものがある（トランス脂肪酸，トランス酸）。トランス脂肪酸は，マーガリンやショートニングの製造過程で生成する。これは

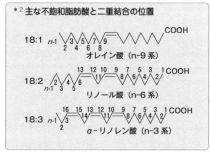

*2 主な不飽和脂肪酸と二重結合の位置

18:1　オレイン酸（n-9系）

18:2　リノール酸（n-6系）

18:3　α-リノレン酸（n-3系）

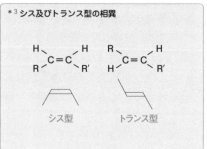

*3 シス及びトランス型の相異

シス型　　トランス型

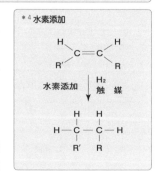

*4 水素添加

水素添加

LDL コレステロール（悪玉コレステロール）を増加させ，HDL コレステロール（善玉コレステロール）を減少させるため，過剰摂取は動脈硬化や心筋梗塞の発症リスクが高まるとされ，世界保健機関（WHO）では一日あたりのトランス脂肪酸の平均摂取量は総エネルギー摂取量の1% 未満とするよう勧告している。一方，わが国では食品関連事業者に対してトランス脂肪酸を含む脂質に関する情報の自主的開示を要請している。

2　単純脂質

1) トリアシルグリセロール（油脂，中性脂肪，中性脂質，トリグリセリド）

　グリセロールに3分子の脂肪酸がエステル結合したトリアシルグリセロール（図1-12参照）は動植物中に広く分布し，常温で液体のものを油（Oil），固体のものを脂（Fat）という。天然油脂の物理化学的特性は構成脂肪酸の種類とその含有量により異なる。動物性油脂（牛脂，豚脂など）は飽和脂肪酸を多く含み，融点が高く常温で固体のものが多い。一方，大豆油や魚油など不飽和脂肪酸（特に多価不飽和脂肪酸）を多く含む油脂の融点は低く液体である。

　グリセロールに脂肪酸が1分子または2分子結合したモノアシルグリセ

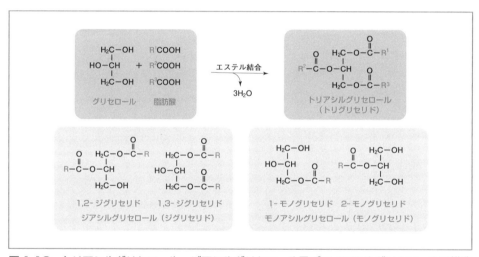

図 1-12　トリアシルグリセロール，ジアシルグリセロール及びモノアシルグリセロールの構造
出典）久保田紀久枝・森光康次郎 編『食品学 第2版 - 食品成分と機能性 -』図 7-4，薩　秀夫，東京化学同人，2021

ロールやジアシルグリセロール（図1-12参照）は天然には少ないが，乳化剤（食品添加物）として食品製造に利用される。主な食用油脂の脂肪酸組成を表1-18に示す。

2) ろう（ワックス），ステロールエステル

　ろうは一価アルコールと脂肪酸のエステルで，動植物の表皮脂質に含有する。ステロールエステルはステロールのうち，ステロイド骨格のヒドロキシ基に脂肪酸がエステル結合したものである。

表 1-18　主な食用油脂の脂肪酸組成

油脂類	脂肪酸（%）											融点（℃）
	14：0	16：0	16：1	18：0	18：1	18：2	18：3	20：4	20：5	22：5	22：6	
植物油脂												
オリーブ油	0	10.4	0.7	3.1	77.3	7.0	0.6	0	0	0	0	0〜6
ごま油	0	9.4	0.1	5.8	39.8	43.6	0.3	0	0	0	0	−3〜−6
米ぬか油	0.3	16.9	0.2	1.9	42.6	35.0	1.3	0	0	0	0	−5〜−10
サフラワー油												
ハイオレイック	0.1	4.7	0.1	2.0	77.1	14.2	0.2	0	0	0	0	−7〜−8
ハイリノール	0.1	6.8	0.1	2.4	13.5	75.7	0.2	0	0	0	0	
大豆油	0.1	10.6	0.1	4.3	23.5	53.5	6.6	0	0	0	0	−7〜−8
とうもろこし油	0	11.3	0.1	2.0	29.8	54.9	0.8	0	0	0	0	−10〜−15
なたね油	0.1	4.3	0.2	2.0	62.7	19.9	8.1	0	0	0	0	0〜−12
パーム油	1.1	44.0	0.2	4.4	39.2	9.7	0.2	0	0	0	0	27〜50
綿実油	0.6	19.2	0.5	2.4	18.2	57.9	0.4	0	0	0	0	4〜−6
動物油脂												
牛脂	2.5	26.1	3.0	15.7	45.5	3.7	0.2	0	0	0	0	35〜50
ラード	1.7	25.1	2.5	14.4	43.2	9.6	0.5	0.1	0	0	0	28〜48
たらのあぶら	3.8	11.8	7.9	2.3	19.6	0.8	0.5	0.3	15.1	1.1	7.1	
バター類												
無発酵バター 有塩バター	11.7	31.8	1.6	10.8	22.2	2.4	0.4	0.2	0	0	0	
マーガリン類												
マーガリン 家庭用有塩	2.3	15.1	0.1	6.4	51.6	15.7	1.6	0	0	0	0	
ファットスプレッド	2.8	13.3	0.1	7.3	33.3	29.9	2.8	0	0	0	0	

出典）文部科学省「日本食品標準成分表 2020 年（八訂）脂肪酸成分表編」より抜粋

3　複合脂質

1）リン脂質

　アルコールに脂肪酸とリン酸が結合した脂質であり，食品中に多く含まれるグリセロリン脂質と動物性食品に含まれるスフィンゴリン脂質がある（図1-13参照）。グリセロリン脂質には，全リン脂質の70〜80％を占めるホスファチジルコリン（レシチン：塩基部分にコリンが結合）とホスファチジルエタノールアミン（ケファリン：エタノールアミンが結合），その他としてホスファチジルセリン，ホスファチジルイノシトール，ホスファチジルグリセロールがある。リン脂質は，脂肪酸が疎水性，リン酸と塩基部分が親水性のため両親媒性物質であり，食品では乳化剤として，生体では生体膜の構造や機能に寄与する。大豆や卵黄に含まれるレシチンは，アイスクリーム，ホイップクリーム，マーガリン，マヨネーズ製造に使用される。代表的なスフィンゴリン脂質にスフィンゴミエリンがあり，ヒトの神経細胞に多く存在し，スフィンゴリン脂質の約85％を占める。

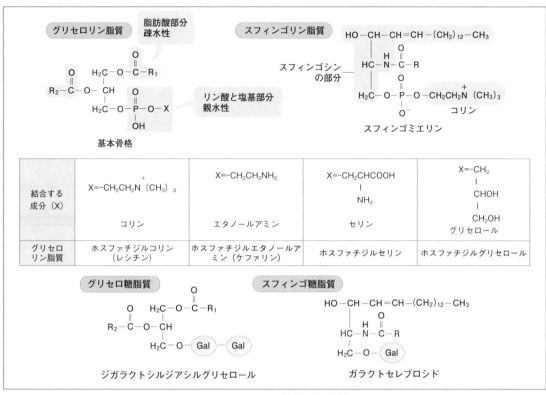

図 1-13　リン脂質と糖脂質

出典）久保田紀久枝・森光康次郎 編『食品学 第2版 - 食品成分と機能性 -』図 7-5, 6, 薩　秀夫, 東京化学同人, 2021

2) 糖脂質

　アルコールに脂肪酸と糖が結合した脂質であり，植物組織に多く含まれるグリセロ糖脂質（ジガラクトシルジアシルグリセロール）と，動物組織に多いスフィンゴ糖脂質（ガラクトセレブロシド）がある（図1-13参照）。単糖（ガラクトース，グルコースなど）やオリゴ糖がグリコシド結合している。

4　誘導脂質

1) ステロール

　ステロイド骨格[*5]の17位に炭化水素が結合したものであり，代表的な油脂の不けん化物である。コレステロールは動物の主なステロールであり，胆汁酸，ステロイドホルモン[*6]，ビタミンDの合成に必要な物質であるが，血中コレステロール濃度が高いと動脈硬化，虚血性心疾患，脳梗塞の発症リスクが高くなる。一方，植物ステロールにはβ-シトステロール，カンペステロール，スチグマステロールなどがあり，血中コレステロール濃度低下作用がある。動物組織の7-デヒドロコレステロール（プロビタミンD$_3$）とキノコ類のエルゴステロール（プロビタミンD$_2$）は紫外線照射により，それぞれコレカルシフェロール（ビタミンD$_3$）とエルゴカルシフェロール（ビタミンD$_2$[*7]）に変換

[*5] **ステロイド骨格の基本構造**

される。

2) 脂肪族アルコール

　ろうの構成成分であり，構造式は H₃C（CH₂）n-CH₂-OH で表され，動植物油脂に広く含有する。炭素数は8から22が一般的で偶数である。

3) その他の脂質

　スクアレンはサメ肝油中に多く含まれる炭化水素の一種である。脂溶性ビタミンとカロテノイドなどの脂溶性色素はそれぞれ第1章7及び9を参照されたい。

5　油脂の性質

　油脂の特性を知る上で，物理的性質や化学的性質は重要である。

1) 物理的性質

（1）比重と屈折率

　　比重は油脂の構成脂肪酸の種類により異なり，低級脂肪酸，ヒドロキシ脂肪酸，不飽和脂肪酸量の増加につれて上昇する。一方，屈折率は長鎖脂肪酸，ヒドロキシ脂肪酸，不飽和脂肪酸量が多いほど，また，油脂の酸化劣化により高くなる。

（2）融　点

　　飽和脂肪酸や炭素数の多い脂肪酸を含有する油脂は融点が高い。水素添加により融点は上昇する。同じ構成脂肪酸でも，グリセロールに結合する脂肪酸の配置により異なる。

（3）発煙点

　　油脂を加熱すると温度が上昇するにつれて発煙がみられるようになる。その温度を発煙点といい，油脂にモノアシルグリセロール，乳化剤，不けん化物，遊離脂肪酸などが含まれると発煙点は低下する。また，油脂の加熱酸化の進行によっても低下する。

2) 化学的性質

　脂質の化学的性質は，その酸化過程（図1-14参照）を理解すると分かりやすい。

（1）けん化価（SV: saponification value）

　　油脂1gをけん化（油脂に塩基を加えて，脂肪酸の塩とアルコールに加水分解する反応であり，石鹸の製造に利用される）するのに必要な水酸化カリウムの mg 数で表す。油脂の構成脂肪酸の平均分子量を知ることができ，けん化価が高いと低級脂肪酸量が多い。

（2）ヨウ素価（IV: iodine value）

　　油脂100gに付加するヨウ素のg数で表す。ヨウ素は不飽和脂肪酸の二重結合に付加するため，油脂の構成脂肪酸の不飽和度を示す。ヨウ素価が高い油脂ほど二重結合が多く，酸化されやすい。ヨウ素価が130以上の油脂を乾性油，100〜130を半乾性油，100以下を不乾性油という。

*6 ステロールから合成されるステロイドホルモンと生理作用

ステロイド骨格を有するホルモンは以下の5種類が人体には重要である。

グルココルチコイド
副腎で作られる。外傷，感染，リウマチ等による組織の炎症反応を抑制する効果がある。

ミネラルコルチコイド
副腎で作られる。鉱質コルチコイドともいい，代表的なものにアルドステロンがあり，NaイオンやKイオンの濃度調整に関わっている。

エストロゲン
女性ホルモンの代表格で卵胞ホルモンともいう。妊娠の準備や女性らしい体作りに関与している。皮膚ではコラーゲンを合成し，骨では骨量の維持やコラーゲンの合成にも関与する。エストロゲンの現象は更年期障害とも関係する。

プロゲステロン
女性ホルモンの代表格で黄体ホルモンともいう。妊娠の維持に関与する。妊娠が認められると分泌は維持されるが，妊娠が認められないと分泌量は2週間ほどで減少する。生理との関係が強い。

アンドロゲン
男性ホルモンの代表格で，生殖器官の維持，雄の第二次性徴の発現に関与する。

*7 ビタミン D₂ と D₃ の構造

ビタミン D₂

ビタミン D₃

(3) 酸価（AV: acid value）

　油脂1gに含有する遊離脂肪酸を中和するのに必要な水酸化カリウムの
mg数で表す。新鮮な油脂の酸価は低く，酸化劣化に伴い高くなる。酸価
は油脂の品質判定[*8]に利用される。

(4) 過酸化物価（POV: peroxide value）

　油脂1kgに含まれる過酸化物（ヒドロペルオキシド）のミリ当量数で
表す。油脂の酸化で生成する過酸化物量（一次酸化生成物量）を測定す
るため，初期酸化程度の指標となる。

(5) カルボニル価（CV: carbonyl value）

　油脂1kgに含有するカルボニル化合物のミリ当量数で表す。油脂の酸
化進行に伴い過酸化物が分解し，アルデヒドやケトンなどのカルボニル
化合物（二次酸化生成物）が生ずる。

(6) チオバルビツール酸価（TBA価：thiobarbituric acid value）

　過酸化物の分解で生ずるマロンジアルデヒドなどがチオバルビツール
酸と反応して生成する赤色色素量である。

(7) ライヘルトマイスル価（Reichert-Meissl value）

　油脂5gをアルカリ加水分解して生じた石鹸を脂肪酸に戻し，この水蒸
気蒸留物中の水溶性脂肪酸（炭素数4と6の脂肪酸）を中和するのに必
要な0.1 N水酸化カリウムのml数で表す。バター（26〜36）ややし油（5
〜9）は高い値を示す。

> [*8] 油脂の品質判定
> 日本農林規格（JAS規格）では，精製大豆油と大豆サラダ油の酸価はそれぞれ0.20以下，0.15以下であることが基準に定められている。また，これらのけん化価とヨウ素価は189〜195，124〜139となっている。一方，厚生労働省の「食品，添加物等の規格基準」において，即席めん類（めんを油脂で処理したものに限る。）では，「めんに含まれる油脂の酸価が3を超え，又は過酸化物価が30を超えるものであってはならない」と規定されている。

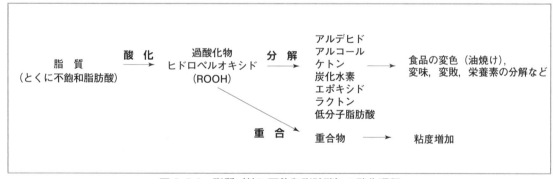

図 1-14　脂質（特に不飽和脂肪酸）の酸化過程

出典）「福田靖子：脂質，栄養・健康科学シリーズ　食品学総論（加藤保子編），改訂第3版，p.47，2002，南江堂」より許諾を得て転載

6　油脂の劣化

1）自動酸化

　二重結合に挟まれた活性メチレン基をもつ多価不飽和脂肪酸に富む油脂
は，空気中の酸素（三重項酸素）の接触のみで酸化（自動酸化）する（図
1-15参照）。活性メチレン基より水素ラジカルを引き抜き，反応開始するも
のとして，光，光増感剤（光増感物質），光増感酸化反応（図1-16参照）に
より基質（脂質など）から生じる脂肪酸過酸化物の分解ラジカル（基質ラジ

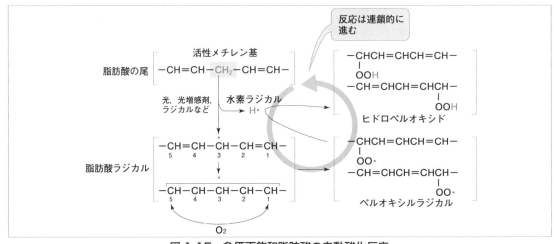

図 1-15　多価不飽和脂肪酸の自動酸化反応

出典）　久保田紀久枝・森光康次郎 編『食品学 第 2 版 - 食品成分と機能性 -』図 12-4, 東京化学同人, 2021

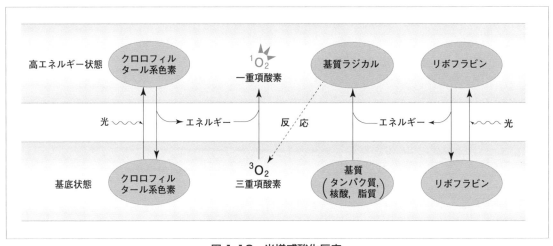

図 1-16　光増感酸化反応

出典）　久保田紀久枝・森光康次郎 編『食品学 第 2 版 - 食品成分と機能性 -』図 12-2, 東京化学同人, 2021

カル）などがある。

　反応により生じた脂肪酸ラジカル（図1-15参照）は，空気中の酸素（三重項酸素）の存在下ラジカル連鎖反応を進行させ，ヒドロペルオキシドが蓄積する。自動酸化速度は，油脂の構成脂肪酸の活性メチレン基数に依存し，活性メチレン基数の多い IPA や DHA を含む魚油は酸化されやすい。またヒドロペルオキシドは分解し，アルデヒドやケトンなどのカルボニル化合物や，アルコール，炭化水素，カルボン酸，エポキシドなどの二次酸化生成物を生じる。自動酸化した油脂は，酸敗臭（つんとする刺激臭）やオフフレーバー（調理・加工・保存などにより生ずる異臭）の原因となる。酸化生成物のカルボニル化合物は，共存タンパク質と反応し栄養価を低下させ，また，

タンパク質, ペプチド, アミノ酸のアミノ基とのアミノカルボニル反応により褐変する。糖はアミノ化合物と反応し着色する。

2) 加熱酸化 (熱酸化)

油脂を高温で長時間加熱することにより生じた過酸化物は分解し蓄積せず, 低分子化合物や重合による多量体を形成する。泡立ち, 着色, 発煙, 粘度が増加し, 揮発性物質 (酸, アルコール, アルデヒドなどの二次酸化生成物) が生成する。刺激臭をもつアクロレイン[*9]は毒性の高いアルデヒドであり, 揚げ物による胸やけの原因物質である。また, 発ガン性を有するアクリルアミドの生成に関与する。

3) 酵素的酸化

マメ科植物, 特に大豆種子に多く含有するリポキシゲナーゼ[*10]は, リノール酸, リノレン酸, アラキドン酸などの脂肪酸に分子状酸素を導入し酸化させ, ヒドロペルオキシドを生成する。豆乳の青臭みやキュウリの新鮮緑香はリポキシゲナーゼの作用による。リパーゼは油脂を加水分解し脂肪酸を生じさせ, 食品の酸価を上昇させる。

参考・引用文献

1) 文部科学省「日本食品標準成分表2020年版 (八訂)」
2) 農林水産省「食用植物油脂の日本農林規格」2012
3) 厚生労働省「食品, 添加物等の規格基準 (昭和34年厚生省告示第370号)」1959
4) 久保田紀久枝・森光康次郎 編『食品学 第2版 – 食品成分と機能性 – 』東京化学同人, 2021
5) 加藤保子 編『食品学総論 改訂第3版』南江堂, 2003

*9 アクロレイン

$$CH_2 = CHC \begin{smallmatrix} O \\ H \end{smallmatrix}$$

アクロレインは, 上記の構造で揚げ物による胸やけや油揚作業中の油酔い原因物質であり, 発ガン性物質アクリルアミド生成に関与する有害成分である。

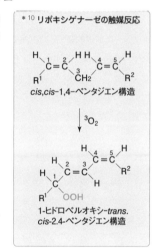

*10 リポキシゲナーゼの触媒反応

cis,cis-1,4-ペンタジエン構造

$^3O_2$

1-ヒドロペルオキシ-trans.cis-2,4-ペンタジエン構造

6 炭水化物

天然に最も多く存在している有機化合物で，炭素，水素，酸素が主成分[*1]となる。しかし，分子の中にアミノ糖のように窒素を含むもの，硫酸多糖類のように硫黄を含むものもある。炭水化物はヒトの摂取エネルギーの60〜68％を占め，糖質，糖分あるいは糖などともいうが，ヒトの生命維持にきわめて重要な栄養素である。

これまでの日本食品標準成分表では，食品中の炭水化物量は"差し引き法"によって求められてきた。すなわち水分，タンパク質，脂質及び灰分の合計量（g）を求め，100から差し引いたものである。したがって，その成分値には食物繊維[*2]も含まれている。しかし，日本食品標準成分表2020年版（八訂）から，各種糖類などが考慮された3種の利用可能炭水化物[*3]として，各々の値が記載されている。近年，先進国では，炭水化物の摂取量が生活習慣病の糖尿病とも関連をもつため，その摂取に対して種々論議が展開されている。

1 分 類

炭水化物は表1-19に示すように分類されている。分子の長さにより，単糖類，少糖類（オリゴ糖），多糖類に分けられ，少糖類はさらに分子の長さにより，二糖類，三糖類，四糖類に分類される。単糖類や二糖類など，分子の短いも

表1-19 主な炭水化物の種類

分　類	名　称	化学式	炭水化物名	構成糖
単糖類	三炭糖	$C_3H_6O_3$	グリセルアルデヒド	
	〃	〃	ジヒドロキシアセトン	
	四炭糖	$C_4H_8O_4$	トレオース	
	五炭糖	$C_5H_{10}O_5$	リボース	
	〃	〃	キシロース	
	〃	〃	アラビノース	
	六炭糖	$C_6H_{12}O_6$	グルコース	
	〃	〃	ガラクトース	
	〃	〃	マンノース	
	〃	〃	フルクトース	
少糖類（オリゴ糖）	二糖類	$C_{12}H_{22}O_{11}$	マルトース	グルコース＋グルコース
	〃	〃	ラクトース	グルコース＋ガラクトース
	〃	〃	スクロース	グルコース＋フルクトース
	三糖類		ラフィノース	ガラクトース＋グルコース＋フルクトース
	四糖類		スタキオース	2分子ガラクトース＋グルコース＋フルクトース
多糖類		$(C_6H_{10}O_5)_n$	スターチ（デンプン）	グルコース
		〃	デキストリン	〃
		〃	グリコーゲン	〃
	食物繊維	〃	セルロース	〃
		〃	イヌリン	フルクトース
		$(C_5H_8O_4)_n$	ガラクタン	ガラクトース
		〃	マンナン	マンノース

のは水に可溶で，甘味があり，また，化学変化しやすい性質をもつ。一方，多糖類は分子が非常に長く，水に不溶で，甘味もなく，化学変化もしにくくなる。

> ***4 アルドース型**
> 炭水化物はアルドース型が自然界で最も多い。

2 単 糖

基本的な化学構造をもつ分子で，カルボニル基の種類により，アルデヒド基 (-CHO) をもつアルドースとケトン基 (-CO) をもつケトースの2つに大別される。また，炭素の数により，三炭糖，四炭糖，五炭糖，六炭糖に分類される。食品中では五炭糖，六炭糖の含量が多く，とりわけ六炭糖の含量が多い。

1) 五炭糖（ペントース）

食品中には遊離型ではほとんど存在せず多糖類の構成糖として存在するがヒトのエネルギー源にはほとんどならない。次に示すような種類がある。

(1) D-キシロース

アルドース[*4]の一種で多糖キシランの構成糖として，稲わら，トウモロコシの穂軸に含まれる。家畜の飼料として，エネルギー源となるが，ヒトは消化・吸収することができない（図1-17 (i) 参照）。

(2) L-アラビノース

アルドースの一種で，多糖アラバンの構成糖として，アラビアゴムや大豆に含まれる（図1-17 (ii) 参照）。

(3) D-リボース

アルドースの一種で動植物の細胞中に存在するリボ核酸の構成糖としてきわめて重要な成分である（図1-17 (iii) 参照）。

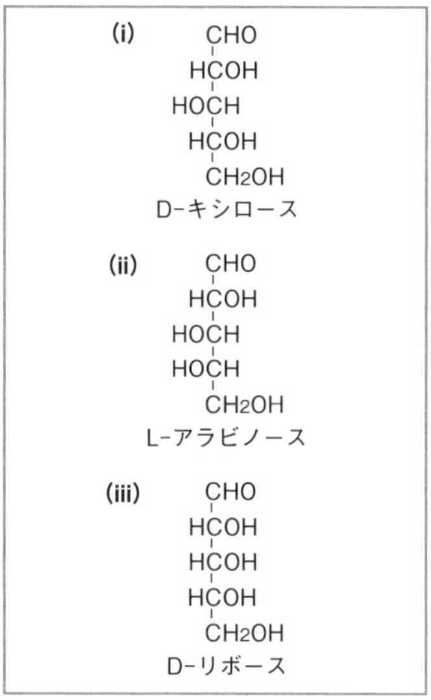

2) 六炭糖（ヘキソース）

食品中に遊離型や結合型として最も多く存在する糖で，ヒトのエネルギー源として重要である。次に示すような種類がある。

(1) D-グルコース（ブドウ糖）

アルドースの一種で果実，血液などに遊離型で存在し，エネルギー源として最も重要な糖である。二糖類のショ糖の構成成分及び多糖類のデンプン，グリコーゲン，セルロースなどの構成成分としてきわめて重要である（図1-18 (i) 参照）。糖は甘味をもつものが多く，その甘味は糖の種類により異なる。ショ糖の甘味を基準にして各種糖の甘味を比較したものが相対甘味度である。各種糖の相対甘味度を表1-20に示す。

(2) D-フルクトース（果糖）

ケトースの一種で果実や蜂蜜に多く含まれる。ショ糖の構成糖で，甘味度は糖類で最も強く相対甘味度はショ糖の1.3～1.7倍である（図1-18 (ii) 参照）。フルクトースは立体異性体であり，

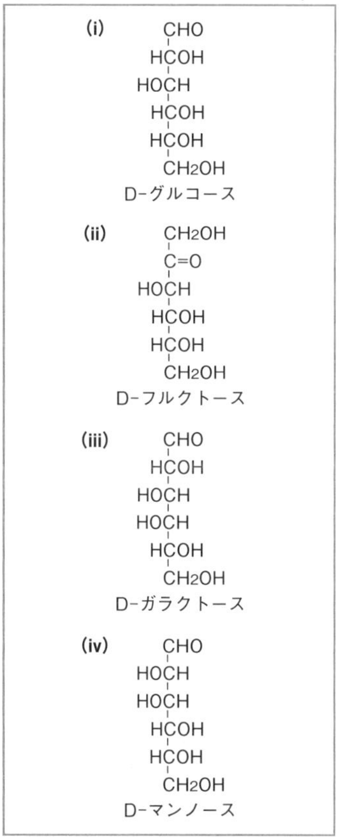

図1-17 主な五炭糖の構造

図1-18 主な六炭糖の構造

表1-20 相対甘味度

糖名	相対甘味度	糖名	相対甘味度
ショ糖	1	キシリトール	1
ブドウ糖（グルコース）	0.6～0.7	ソルビトール	0.6～0.7
異性化糖	1.0～1.1	マルチトール	0.8
フルクトース	1.3～1.7	マンニトール	0.4～0.5
キシロース	0.6	グリチルリチン※1	50～100
カップリングシュガー	0.5～0.6	ステビオサイド※2	300
ネオシュガー	0.6	アスパルテーム※3	100～200
パラチノース	0.4	サッカリン※4	300～500

※1 甘草に含まれる甘味物質
※2 ステビアの葉に含む甘味物質
※3 アスパラギン酸とフェニルアラニンのメチルエステル
※4 人工甘味料

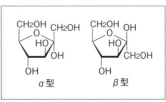

図1-19
フルクトースの構造

α型とβ型がある（図1-19参照）。β型はα型の約3倍の甘さをもつ。また，低温にするとα型に比べβ型が多くなるため甘味が増す。果実を冷やすと甘くなるのはこのためである。

(3) D-ガラクトース

アルドースの一種で食品中では遊離型でほとんど存在しない。二糖類である人乳や牛乳など乳の構成糖であるほか，寒天に含まれる多糖であるガラクタンの構成糖でもある（図1-18（iii）参照）。

(4) D-マンノース

アルドースの一種でコンニャクの多糖であるグルコマンナン（コンニャクマンナン）の構成糖である（図1-18（iv）参照）。なお，グルコマンナンはヒトの体内では消化・吸収されず，エネルギー源にならない。

> ＊5 抗う蝕性
> う蝕とは一般的に虫歯のことをさす。抗う蝕性とは虫歯予防作用のことである。

3 糖の誘導体

五炭糖や六炭糖を酸化あるいは還元した誘導体であり，糖アルコール，アミノ糖，ウロン酸が代表的な誘導糖である。

1）糖アルコール

単糖の1位のカルボニル基を還元した多価アルコールで，抗う蝕性＊5があるため種々の加工食品に広く利用されている。代表的な糖アルコールを次に示す。

(1) エリスリトール

四炭糖のエリトロースを還元した糖アルコールで，抗う蝕性があるノンカロリーの甘味料である。相対甘味度はショ糖の約0.7倍である（図1-20（i）参照）。

(2) キシリトール

キシロースを還元した糖アルコールで，抗う蝕性のある爽快な

(i)
CH2OH
HCOH
HCOH
CH2OH
エリスリトール

(ii)
CH2OH
HCOH
HOCH
HCOH
CH2OH
キシリトール

(iii)
CH2OH
HCOH
HOCH
HCOH
HCOH
CH2OH
ソルビトール

図1-20
主な糖アルコールの構造

甘味をもつ（図1-20（ii）参照）。相対甘味度はショ糖とほぼ同じで，エネルギー源となる。天然では野菜や果実に含まれる。

（3） ソルビトール

グルコースを還元した糖アルコールで抗う蝕性があり，相対甘味度はショ糖の0.6～0.7倍である。エネルギー源となり，その値はショ糖と同程度である（図1-20（iii）参照）。インスリン非依存性があるため糖尿病患者の甘味料として使用されている。エネルギー値は2.6kcal/gである。

（4） マルチトール

デンプンをβ-アミラーゼで糖化した後，マルトースにし，さらに還元した糖アルコールの一つである。抗う蝕性があり，難消化性のため低カロリーである。卓上調味料，飲料，菓子（ガム，キャンディ）などに使われる。エネルギー値は2.1kcal/gである。

（5） マンニトール

マンノースを還元した糖アルコールで，抗う蝕性及び難消化性を示す。コンブ，ヒジキ，ワカメなどの褐藻類に多い。エネルギー値は1.6kcal/gである。

（6） 還元水あめ

デンプンを酸や酵素で分解後，得られた水あめを原料に水素を添加し，グルコース末端を還元した糖アルコールである。菓子，つくだ煮，調味料，水産加工品などに使われる。エネルギー値は3.0kcal/gである。

2） アミノ糖

単糖の2位の水酸基がアミノ基に置換されたものをアミノ糖という。

グルコースからグルコサミンができ，ガラクトースからガラクトサミンが誘導される。グルコサミンはキチンの構成成分となる（図1-21参照）。また，ガラクトサミンはコンドロイチン硫酸の構成成分となる。

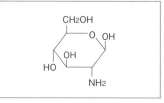

**図1-21
グルコサミンの構造**

3） ウロン酸

単糖の6位の水酸基を酸化させたものをウロン酸という。グルコースからグルクロン酸が，ガラクトースからガラクツロン酸が誘導される。グルクロン酸は肝臓で解毒作用をもつ。ガラクツロン酸はペクチンの構成成分となる。

4 少 糖（オリゴ糖）

単糖が2～10個結合したものをいい，結合する単糖の数により二糖，三糖，四糖などがある。また，天然のものとは別の新しいタイプで生理機能性をもったさまざまなオリゴ糖[*6]がつくられている。フラクトオリゴ糖，グルコオリゴ糖，乳果オリゴ糖などがある。

1） 二糖類

2個の単糖が結合したもので，ショ糖，乳糖，麦芽糖などがある。

> *6 オリゴ（Oligo）
> ギリシャ語で少ない糖を意味する。オリゴ糖は単糖が2個以上結合した糖で，ヒトの消化酵素では消化されないため，大腸にまで直接到達する。大腸でビフィズス菌などの増殖を促進するため，整腸作用が注目されている。オリゴ糖は特定保健用食品に認可されている。

（1）ショ糖

スクロースあるいは砂糖ともいう。調味料（甘味剤）として広く使用されている。グルコースとフルクトースがα-1，2-グリコシド結合によって生じた非還元糖である。ショ糖を酸または酵素（インベルターゼ）で加水分解するとグルコースとフルクトースが得られる。この混合物を転化糖という（図1-22（i）参照）。

（2）乳　糖

ラクトースともいい，グルコースとガラクトースが結合したもので，還元性がある（図1-22（ii）参照）。牛乳に4〜5％，人乳に約7％含まれる。相対甘味度はショ糖の0.2倍程度である。

（3）麦芽糖

マルトースともいう。グルコースが2分子結合した還元糖で，水飴や甘酒に含まれる。デンプンを加水分解すると生じるため，デンプン質を摂取したとき消化中間体として，多量に消化管に生成する（図1-22（iii）参照）。

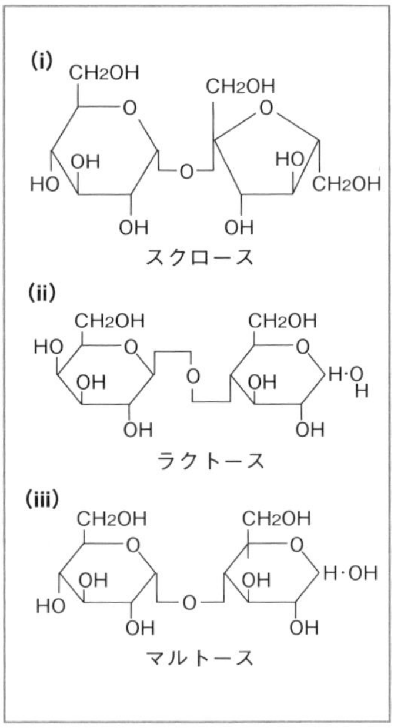

図1-22
主な二糖類の構造

2）三糖類

単糖が3つ結合したもので，ラフィノースが代表的な糖である。この糖はガラクトース，グルコース，フルクトースからなる。綿実，サトウキビ，大豆に存在する。ヒトはあまり消化・吸収することができない。ヒトの大腸でビフィズス菌の増殖作用がある。

3）四糖類

食品中にはスタキオースとスコロドースの2つが存在するが，いずれも微

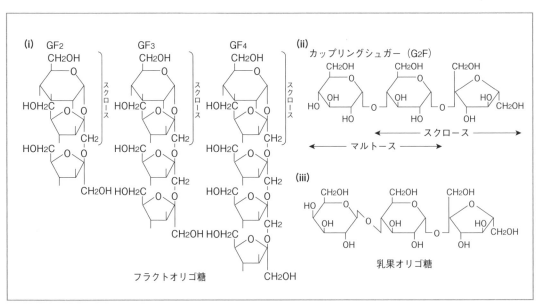

図1-23　主なオリゴ糖

量である。スタキオースは2分子のガラクトースとグルコース及びフルクトースからなり，大豆やビートに存在する。また，スコロドースはフルクトース4分子からなり，ニンニクに存在する。いずれもヒトはそれほど消化・吸収することができない。

4）フラクトオリゴ糖

ショ糖のフルクトース側にフルクトースを1～3分子結合させたもので，ネオシュガーともいう。相対甘味度はショ糖の0.6倍で抗う蝕性をもつ。また，ビフィズス菌の生育促進作用がある。ヒトの腸内でほとんど消化・吸収されない（図1-23（i）参照）。

5）グルコオリゴ糖

ショ糖とデンプンの混合液に転移酵素を作用させ，ショ糖のグルコース側にさらに数個のグルコースを結合させた混合物で，グルコオリゴ糖またはカップリングシュガーともいう。相対甘味度はショ糖の0.5～0.6倍になる。粘性があり，また親水性があるため，菓子などに広く利用されている（図1-23（ii）参照）。

6）乳果オリゴ糖

ショ糖と乳糖を原料に酵素の転移反応で作った甘味料で，ビフィズス菌の生育促進作用がある。ヒトはほとんど消化・吸収できない（図1-23（iii）参照）。

5　多糖類

多糖類（Polysaccharide）は単糖がグリコシド結合してできた高分子の総称で，直鎖のものと分岐鎖のものがある。また，単糖類の重合物に他の成分を含む多糖類もある。多糖類は一般的に分子量が数万から数百万のものが多く，単糖類や二糖類と異なり甘みはほとんどない。穀類やイモ類に含まれるデンプンはエネルギー源として重要である。多糖類の種類は多く食品以外では，薬品，衣料品，化粧品，繊維，製紙，接着剤など幅広い領域で利用されている。これら多目的に利用されている多糖類は植物由来，動物由来，微生物由来，その他の4つに分類できる（表1-21参照）。

*7 **デキストリン**
酸や酵素によってデンプンを部分的に加水分解すると水に溶けやすいデキストリンになる。一方，難消化性成分として得られるものを難消化性デキストリンという。

*8 **カチオン化セルロース**
この多糖類はカチオン（陽イオン）をもたせたセルロースで分子量を変えることによって種々の性質をもたせることができる。水溶性にすることもでき化粧品，特にシャンプーやコンディショニングの素剤の一つとして利用されている。

表1-21　多糖類の種類

分　類	起　源	名　称
植物由来	穀類，イモ類	コーンスターチ，バレイショデンプン，タピオカデンプン，グルコマンナン，デキストリン*7 など
	植物種子	グアーガム，タマリンドシードガム
	果実，野菜類，海藻など	セルロース，ペクチン，イヌリン，寒天，アルギン酸，フコイダン，カラゲナン
動物由来	魚類，獣鳥類，貝類，甲殻類	グリコーゲン，ヒアルロン酸，コンドロイチン硫酸，キチン
微生物由来	微生物発酵	キサンタンガム，スクシノグリカン，ジェランガム
その他	合成	カルボキシメチルセルロース，カチオン化セルロース*8

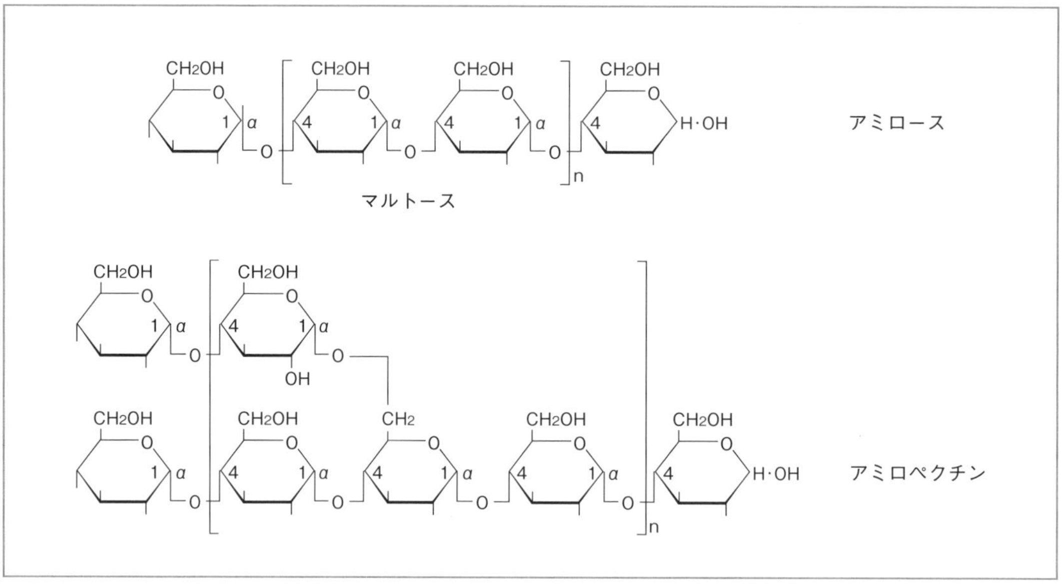

図1-24　アミロースとアミロペクチンの構造

1）植物由来の多糖類

（1）デンプン

　穀類（米，小麦，トウモロコシなど）やイモ類（バレイショ，サツマイモ，キャッサバ[*9]）に多く含まれ，エネルギー源として重要である。グルコースを構成糖とする単純多糖類で，グルコースの結合の違いによりアミロースとアミロペクチンの2つに大別できる（図1-24参照）。アミロースは500〜4,000個のα-D-グルコースがα-1,4結合で直鎖状に結合したものである。またアミロペクチンはアミロースより分子量が大きく，α-D-グルコースが数百万個，α-1,4結合で直鎖状に結合したものである。直鎖の所々に分岐点があり，そこはα-1,6結合で分岐している。植物組織中ではアミロースとアミロペクチンが混在しているが，その比率はデンプンの起源により異なり，一般的にはアミロース20〜30％，アミロペクチン70〜80％である。うるち米はアミロース約20％，アミロペクチン約80％からなっている。もち米とトウモロコシのワキシー種はほとんどアミロペクチンである。

（2）グルコマンナン

　D-グルコースとD-マンノースからなる複合多糖類の1種で，β-1,4結合が主なものであるが，β-1,3結合やβ-1,6結合で分枝した構造を示す。難消化性の多糖でコンニャクイモに含まれる。

（3）植物種子に含まれる多糖類

　グアーガムはインド原産のグアー豆から得られる水溶性の多糖類で，この多糖類を酵素分解したものがグアーガム分解物である。グアーガムは粘性が高いため，粘性を低くしたグアーガム分解物が，アイスクリーム

*9 **キャッサバ**
南米原産のキャッサバからタピオカデンプンが生産されている。アミロース含量が低いため，粘着性や接着性に富んでいる。食用のほか，建築用のノリや不燃建材などに用いられている。

表1-22　不溶性食物繊維と水溶性食物繊維の名称

食物繊維	種　類
不溶性食物繊維	セルロース，ヘミセルロース，リグニン，キチン
水溶性食物繊維	ペクチン，グルコマンナン，アラビアガム，アルギン酸，フコイダン，カラゲナン

の増粘剤として利用されている。なお，グアー豆はインドで古くから食されカレーやサブジー（野菜の炒め煮）などの料理に用いられる。

(4) 果実・野菜類に含まれる多糖類

①セルロース　植物の細胞壁を構成する主な成分で，D–グルコースが2,000～3,000個，重合した単純多糖で，β–1,4結合で直鎖状に結合している。セルロース分子は密な束をつくり繊維状となる。ヒトは分解酵素をもたないため消化されずエネルギー源にならない。しかし，食物繊維として腸の蠕動運動を促し，整腸作用などの生理機能をもつ。セルロースはヘミセルロース，リグニンなどと同じ不溶性食物繊維に分類される（表1-22参照）。食品添加物として一般に使用されているカルボキシメチルセルロース[*10]はセルロースを原料として製造されている。

②ペクチン　植物に広く含まれ，水溶性食物繊維の一つである。D–ガラクツロン酸のα–1,4結合で，直鎖状に結合した多糖をペクチン酸という。ペクチン酸の中でカルボキシ基がほとんどメチルエステル化していないものをペクチニン酸，ペクチン酸とセルロースの結合したものをプロトペクチンという。ペクチン酸，ペクチニン酸，プロトペクチンを合わせてペクチンというが，プロトペクチンは水に不溶である。果実が熟すると酵素作用により，プロトペクチンは分解されペクチニン酸やペクチン酸となる。ミカン，オレンジ類などの柑橘類やリンゴ，イチジク，イチゴなどに多い。ペクチニン酸は果実中の有機酸と糖によりゲル化するため，ジャム，ゼリー，マーマレードなどの製造に利用される。

③イヌリン　フルクトースがβ–1,2結合した重合物であり，ゴボウ，キクイモなどに多量に含まれる。血糖値上昇抑制効果があるといわれている。

(5) 海藻に含まれる多糖類

①寒　天　オゴノリやテングサなどの紅藻類に含まれる多糖類で，アガロースとアガロペクチンの混合物からなる。それらはD–ガラクトースと3,6–アンヒドロ–L–ガラクトースを構成成分として含んでいる。アガロペクチンは部分的に硫酸エステル，メトキシ基，ピルビン酸基などを含んでいる。アガロースは硫酸基をほとんど含んでいない。

②アルギン酸　コンブやワカメなどの褐藻類に含まれる。β–D–マン

*10 カルボキシメチルセルロース
CMCとも呼ばれる。天然のセルロースを原料にしてセルロースの水酸基にカルボキシメチル基がエーテル結合された多糖類である。水に溶け，増粘性があり吸水性・保水性に富んでいる。食品添加物，飼料添加物，化粧品，増粘剤，粘着剤，吸水剤，保水材として幅広く利用されている。

ヌロン酸（M）とα-L-グルロン酸（G）の二種類のウロン酸がブロック構造[*11]をもった多糖類で独特のぬめり感と食物繊維としての生理機能をもっている。また、加工食品の安定剤や増粘剤として広く利用されている。

③フコイダン　主にL-フコース（6-デオキシガラクトース）からなる多糖類で硫酸基を含み、コンブ、ワカメ、モズクなどの褐藻類に存在する。近年、抗腫瘍性免疫賦活作用が注目されている。

④カラゲナン　ツノマタ、ギンナンソウなどの海藻に含まれる。カラゲナン[*12]は、β-D-ガラクトースとα-D-ガラクトースのβ-1,4結合とα-1,3結合及び多量の硫酸基からなる多糖類でカラギーナンともいう。加工食品のゲル化剤や増粘安定剤として広く利用されている。

2) 動物由来の多糖類

(1) グリコーゲン

動物の肝臓や筋肉及び貝類などに多く含まれる。D-グルコースからなる単純多糖である。α-1,4結合及びα-1,6結合より構成され、アミロペクチンを小型化したものに近い。

(2) ムコ多糖類

ムコ多糖類[*13]は、アミノ糖を含む酸性多糖類の総称であり、アミノ糖とウロン酸よりなる二糖の繰り返し単位から構成される重合物である。ウロン酸は糖の末端の炭素原子の水酸基が酸化され、カルボキシ基となった物質の総称である。代表的なものには以下の3つがあり、医薬品や健康食品として利用されている。

①ヒアルロン酸　粘性多糖類で動物の粘液中に含まれる。D-グルクロン酸とN-アセチルグルコサミンの二糖が直鎖状に交互に結合を繰り返す重合物で、その結合はβ-1,3グリコシド結合及びβ-1,4グリコシド結合で繰り返されている。ヒアルロン酸の溶液は高い粘性があり、動物の皮膚、腱、軟骨などに含まれる。

②コンドロイチン硫酸　主に動物の腱や軟骨に多く含まれる多糖類である（図1-25参照）。D-グルクロン酸とN-アセチル-D-ガラクトサミンを基本単位とし、タンパク質に結合したプロテオグリカンとして存在する。前者の2位、後者の4位などに硫酸基がついたものが多い。

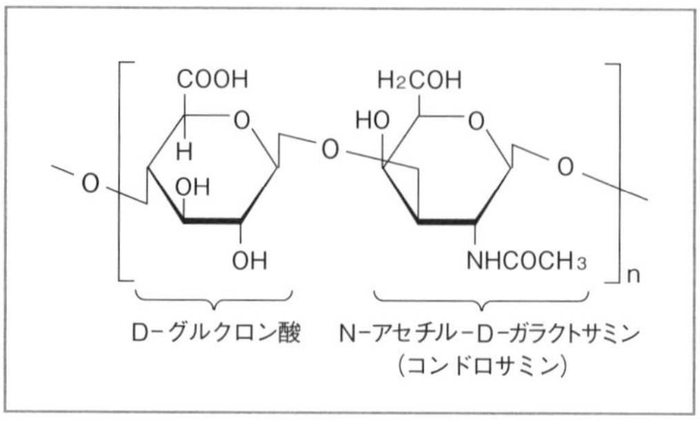

③キチン　エビやカニ等の甲殻類、イカや貝類、昆虫類の外骨格、カビやキノコ等の真菌類及び細菌や酵母の細胞壁など生物全体に存在する多糖でアミノ糖を含むという特徴がある。キチンの構成糖はN-アセチルグルコサミンがβ-1,4結合で直鎖状に結合した高分子の中性ムコ多糖で不溶性である。キトサンは工業的にキチンをアルカリ処理し、ア

[*11] **ウロン酸のブロック構造**
Mからなる Mブロック、Gからなる Gブロック、両残基が交互に入り混じった MMM、GGG、GMGM の3つの型のセグメントから成り立っている。アルギン酸のMとGの比率によってゲル化能力とゲル強度が影響を受ける。

[*12] **カラゲナン**
3,6-アンヒドロ-D-ガラクトースの存在の有無、硫酸基の結合位置により、κ（カッパ）-カラゲナン、λ（ラムダ）-カラゲナン、ι（イオタ）-カラゲナンの3種類に大別する。ゲル化能力に差異がある。

[*13] **ムコ多糖類**
ムコとはラテン語の mucus からきた言葉で、動物の粘性分泌物を意味している。

図1-25　コンドロイチンの構造

セチル基を除いたものでグルコサミン残基から構成される。しかし，自然界でも脱アセチル化が起きるためキチンとキトサンを明確に区別できないため，キチン質をキチン・キトサンの総称として使用する場合が多い。

3) 微生物由来の多糖類

① キサンタンガム　微生物のキサントモナス・キャンペストリス（*Xanthomonas campestris*）を利用して作られた多糖類でバイオガムの代表的な一つである。増粘性があるため食品のドレッシングやソースの原料に利用されている。

② スクシノグリカン　微生物のアグロバクテリウム・ツメファシエンス（*Agrobacterium tumefaciens*）が菌体外に分泌する多糖類で，これを回収・精製して生産される多糖類である。構成成分にコハク酸(Succinic acid)を含むため，スクシノグリカンと名付けられた。増粘安定剤として食品添加物に認定されている。

③ ジェランガム　微生物のスフィンゴモナス・エロデイア（*Sphingomonas elodea*）の培養液から製造される多糖類である。ゲル化剤，増粘剤，安定剤など幅広く使用されている。例えばゼリーの弾力性やグミやマシュマロの保水性の向上などを目的に利用されている。

参考・引用文献
1) 鈴木平光・和田　俊・三浦理代 編著『水産食品栄養学』技報堂出版，p.40-44，2004
2) 國﨑直道・佐野征勇『食品多糖類』幸書房，p.43-179，2001
3) 山田信夫『海藻利用の科学』成山堂書店，p.85-135，2001

7 ビタミン

ビタミンは微量で体内の代謝調節を行う有機化合物である。体内で合成されない，もしくは合成されたとしても必要十分量でないために原則として食品から摂取しなければならない必須の栄養素である。ビタミンは4種類の脂溶性ビタミンと10種類の水溶性ビタミンが知られている。

1　脂溶性ビタミン

1）ビタミンA（レチノール）

ビタミンAは all-trans-レチノール，all-trans 及び 9-cis-レチノイン酸が代謝されて all-trans-レチノールとして血液中を転送される。その他に生体内で代謝されてレチノールに転化されるものをプロビタミンAと呼ぶが，プロビタミンAにはカロテノイドの α-カロテン，β-カロテン及びクリプトキサンチンがある。カロテノイドのうち，食品中には β-カロテンが最も多く含まれている（図1-26参照）。日本食品標準成分表2020年版（八訂）では，ビタミンAはレチノール活性当量[*1]として算出し記載されている。

ビタミンAは脂溶性の淡黄色結晶で酸，アルカリには比較的安定であるが，二重結合をもつため光や熱，酸素の存在下では不安定である。食品中の油脂が酸化されるとビタミンAも急速に酸化される。網膜で光を感じる色素ロドプシンの形成や，成長促進作用，皮膚・角膜などの角化を防止している。また，カロテノイドとともに活性酸素を消去し，老化や発ガンを予防すると報告されている。

欠乏症は夜盲症，角膜乾燥症がある。過剰症はレチノールを過剰摂取すると肝臓障害や，妊婦の場合は奇形児の出産率が高まるという報告がある。

カロテノイドは過剰に摂取しても必要量のみが体内でビタミンAに変換されるため過剰症はないとされている。なお，レチノールは動物性食品の魚類，肉類の肝臓，卵類に多く含まれる。一方，カロテノイドは植物性食品の緑黄色野菜や柑橘類に特に多い。カロテノイドは油脂とともに摂取することで体内への吸収率が向上する。

[*1] **レチノール活性当量**
日本食品標準成分表2020年版（八訂）においては，レチノール，α-，β-カロテン，β-クリプトキサンチン量が記載され，それらはさらに β-カロテン当量，レチノール活性当量で示されている。
なお，レチノール活性当量は次式に基づき算出されている。レチノール活性当量（μg RAE）＝レチノール（μg）＋1/12 β-カロテン当量（μg），β-カロテン当量（μg）＝β-カロテン（μg）＋1/2 α-カロテン（μg）＋1/2 β-クリプトキサンチン（μg）。

2）ビタミンD（カルシフェロール）

ビタミンDにはビタミン D_2 から D_7 の6種類あり，D_1 は存在しない。その基本構造は同じであるが側鎖部分が異なる。紫外線照射で側鎖の開環が異なり，自然界では D_2（エルゴカルシフェロール）とビタミン D_3（コレカルシフェロール）が多く存在する。いずれもほぼ同等の生理活性をもつため，両者を区別することなくビタミンDで表現する。D_2 は植物ステロールであるエルゴステロールに紫外線照射することで生成され，D_3 は7-デヒドロ

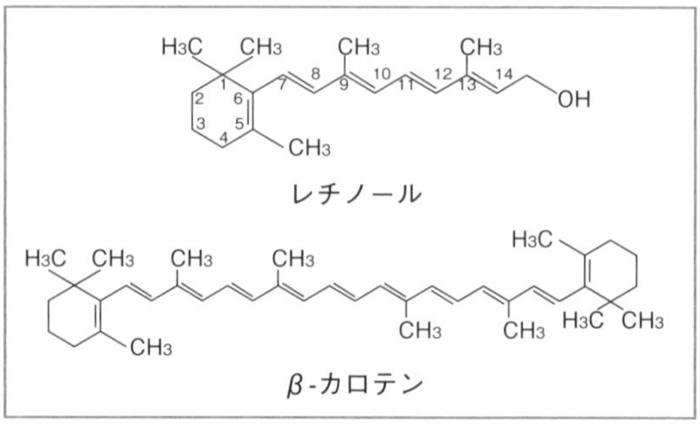

図1-26　レチノール，β-カロテンの構造式

コレステロールの紫外線照射により生成される[*2]（図1-27参照）。

ビタミンDは酸，アルカリ，熱に不安定であり二重結合をもつため，酸化されやすく，また光によって分解され，開き干しサンマでは30％近く損失するという。生体内では，活性型ビタミンDと呼ばれる1α，25-ジヒドロキシコレカルシフェロールに変換され，腸管粘膜でのカルシウムや

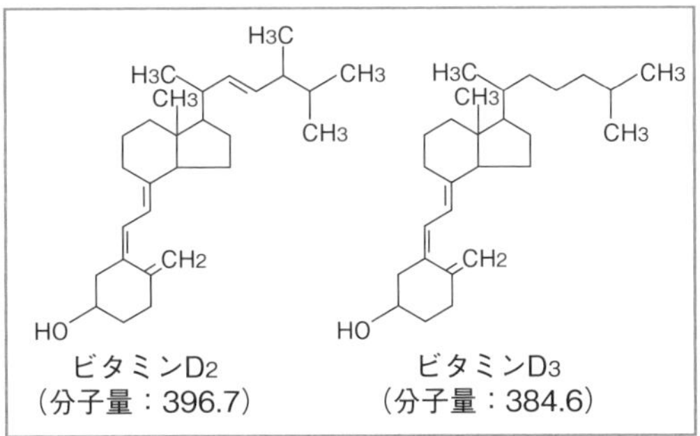

図1-27　エルゴカルシフェロール（D₂）とコレカルシフェロール（D₃）の構造式

ビタミンD₂（分子量：396.7）　ビタミンD₃（分子量：384.6）

リンの吸収を促進し，骨形成を助ける働きをもつ。またガン細胞の増殖を抑制する働きもある。

欠乏症は小児ではくる病，成人では骨軟化症がある。過剰症は高カルシウム血症，腎障害や軟骨組織の石灰化などがある。D₂はキノコ類に含まれ，D₃は魚類などに含まれる。

3）ビタミンE（トコフェロール）

ビタミンEはトコール誘導体4種類と，トコトリエノール4種類の計8種類を総称してトコフェロールと呼んでいる。それぞれ構造上の違いによりα，β，γ，δがある。その中でビタミンE活性が高いのはα-トコフェロールである。ビタミンEとしての活性は，$\alpha : \beta : \gamma : \delta = 100 : 40 : 10 : 1$となっている[*3]（図1-28参照）。

ビタミンEは無色から淡黄色の油状物質である。水素添加や，酸，熱に比較的安定であるが，酸化されやすく，紫外線によって分解される。抗酸化作用があるため，酸化防止剤として種々の加工食品に添加されている。生体内では，細胞膜に働きかけて活性酸素種を失活させ，不飽和脂肪酸の酸化を抑制して過酸化脂質による細胞の損傷を防いでいる[*4]。

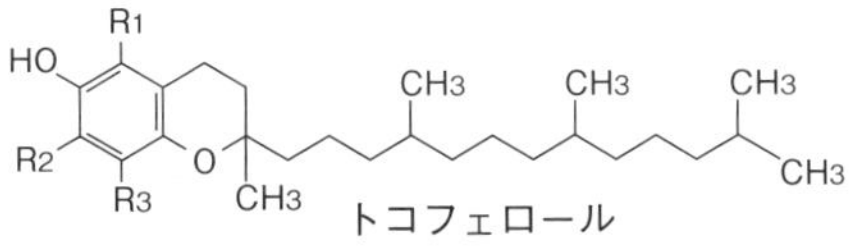

トコフェロール

トコフェロール	R₁	R₂	R₃
α -	CH₃	CH₃	CH₃
β -	CH₃	H	CH₃
γ -	H	CH₃	CH₃
δ -	H	H	CH₃

図1-28　トコフェロールの構造式

ビタミンEは動植物界に広く分布しているため，通常の食事では欠乏症や過剰症はみられない。

4）ビタミンK（フィロキノン・メナキノン）

食品中のビタミンKは，K₁（フィロキノン）とK₂（メナキノン）の2種がある。K₂には同族体があり，メナキノン-4が食品中に最も多く含まれている

第1章

[*2]ビタミンD
ヒトはコレステロールから7-デヒドロコレステロールを生成することができる。紫外線を浴びることによって一部がビタミンD₃となる。しかしエルゴステロールと7-デヒドロコレステロールの状態では小腸内で変換されないといわれている。

[*3]ビタミンE
日本食品標準成分表2020年版からビタミンEとしてトコフェロールの成分値を示すこととし，α-，β-，γ-，及びδ-トコフェロールを収載している。

[*4]抗酸化作用
一般に酸化LDLを貪食したマクロファージは動脈内皮下に沈着し，動脈硬化を発症させるといわれているが，α-トコフェロールは酸化LDLを抑制することで動脈硬化を予防するといわれている。

（図1-29参照）。K₁は油状，K₂は黄色
結晶で，熱や酸素には安定であるが，
アルカリや光に対しては不安定であ
る。ビタミンKは血液凝固因子のプ
ロトロンビン合成に補酵素として働
き，フィブリノーゲンがフィブリンに
変換されて血液凝固する。最近では
カルシウム代謝にも関係しており，
骨形成因子のオステオカルシン合成
に不可欠であることが知られてきて
いる。ビタミンKの欠乏症は通常の

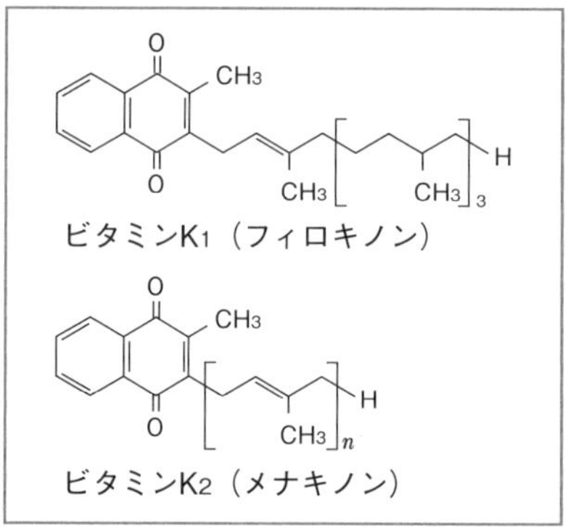

図1-29　ビタミンK₁とK₂の構造式

食事では起こらない。また，過剰症は現在のところ認められていない。

　ビタミンKは緑黄色野菜，植物油や豆類などに含まれる。また，K₂は腸
内細菌によって産生されるほか，納豆，鶏卵，肉類にも含まれる[*5]。

2　水溶性ビタミン

1）ビタミンB₁（チアミン）

　ビタミンB₁は，チアミンにリン酸がエステル結合した3種のチアミンリ
ン酸エステル（TMP：チアミンモノホスフェート，TDP：チアミンジホス
フェート，TTP：チアミントリホスフェート）がある（図1-30参照）。B₁
はいずれも白色の結晶で塩類の型であれば比較的安定であるが，水溶液は熱，
アルカリで容易に分解される[*6]。強アルカリで酸化すると，チオクロームと
いう蛍光物質を生成する。B₁はベーキングパウダー，亜硫酸ナトリウムな
どで不安定となる。生体内では活性型のB₁と呼ばれるチアミンピロリン酸
（TPP）として存在し，糖代謝中のピルビン酸脱水素酵素とα－ケトグルタ
ル酸の脱水素酵素の補酵素となる。B₁が不足すると糖質の円滑な分解がで
きず，乳酸などの疲労物質が蓄積するため疲労しやすくなる。

　欠乏症は米を常食する東洋では脚気，西洋では中枢神経障害のウエルニッ
ケ脳症がある。B₁は水溶性のため過剰症は起きない。

　ビタミンB₁を含有する食品には，強化米・米糠（こめぬか），小麦胚芽，落花生，
豚肉などがある。ワラビ，ゼンマイなどの野草や貝類，淡水魚などに
はB₁を分解する酵素チアミナーゼ（アノイリナーゼ）が存在するが，
加熱やアク抜きなどの処理により酵素が失活する。また動植物性食品
にはフラボノイド，キノンなどの耐熱性のB₁分解因子をもつものも
ある。

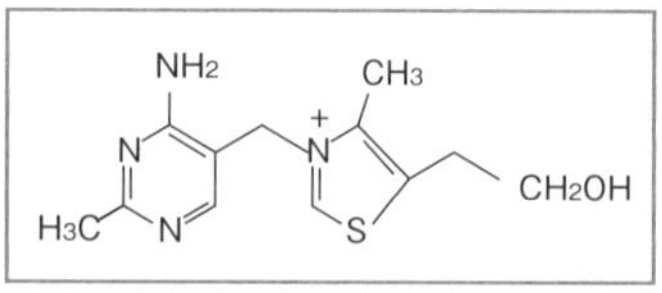

図1-30　ビタミンB₁の構造式

2）ビタミンB₂（リボフラビン）

　ビタミンB₂はリボフラビンとリボフラビンのリン酸エステルであ
るフラビンモノヌクレオチド（FMN），リボフラビンとアデニンがリ
ン酸と結合したフラビンアデニンヌクレオチド（FAD）からなる（図
1-31参照）。食品にはFADが多く含まれる。ビタミンB₂は橙黄色の

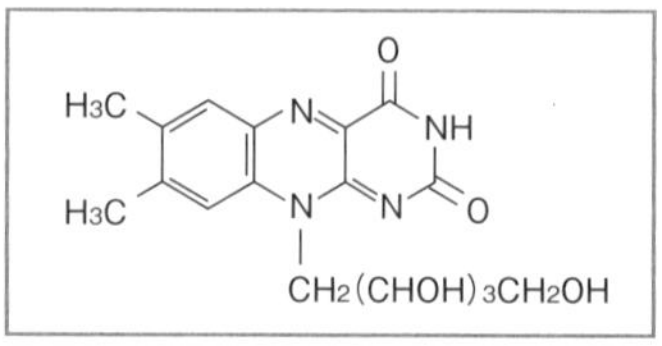

図1-31　ビタミンB₂の構造式

[*5] ビタミンK欠乏症
まれに新生児の出血症が
認められる。また抗生物
質の大量投与や消化器切
除術後等の条件下では，
欠乏する可能性がある。
血栓症などで抗凝血薬
（ワーファリン）服用者
に対しては納豆の食用を
禁じている。

[*6] ビタミンB₁
水溶性であるため，水
洗いや調理・加工時の
煮汁やゆで汁中に移行
しやすい。一方ニンニ
ク中のアリシンと結合
したものをアリチアミ
ンと呼ぶが，これは脂
溶性となるため吸収が
よい。

針状結晶で，水溶液は緑黄色蛍光である。B_2は熱に安定であるが，光によって分解されやすく，光照射下で中性から酸性領域ではルミクロムに，アルカリ下ではルミフラビンに変化してB_2活性が消失する。牛乳は長時間光に当てることでかなりのB_2が分解される。

生体内では糖質，脂質，アミノ酸の酸化的分解に関わる数多くの酸化還元酵素（フラビン酵素）の補酵素や電子伝達系における水素運搬の役割を果たす。欠乏症は成長障害，口角炎，舌炎，皮膚炎などがある。なお，高含有する食品は乳製品，レバー，魚類，ブロッコリー，干しシイタケ，アーモンド，糸引き納豆などがある。

3) ビタミン B_6 （ピリドキシン，ピリドキサール，ピリドキサミン）

B_6にはピリドキシン，ピリドキサール，ピリドキサミンの3種とそのリン酸エステル型の6種がある（図1-32参照）。

穀類や野菜中にはピリドキシン，肉や牛乳中にはピリドキサミンとピリドキサールが主に含まれる。B_6は熱や酸，アルカリに対しては安定であるが，光に不安定で速やかに分解される。ピリドキサールリン酸（PLP）はアミノ基転移酵素などのアミノ酸代謝に関与する多種の酵素の補酵素やアミノ酸からセロトニンやGABAなどの神経伝達物質[*7]の生成に関与している。近年，遺伝子発現への関与や抗酸化作用も指摘されている。欠乏症は貧血，皮膚炎などがある。腸内細菌からも合成されるため，ヒトでは欠乏症は起こりにくい。過剰症に感覚神経障害がある。高含有する食品はレバー，魚肉，牛乳，サツマイモ，落花生などである。

4) ビタミン B_{12} （シアノコバラミン）

コバルトを含むことからこの別名がついた。結晶は深紅色で赤いビタミンとも呼ばれる。熱には強いが，アルカリ溶液で加熱すると分解する（図1-33参照）。

生体内ではトランスコバラミンⅡと呼ばれる血中の糖タンパク質と結合し，細胞内で補酵素型（メチルコバラミンとアデノシルコバラミン）に変換され，核酸，タンパク質，脂質，糖質の代謝に関与している。メチルコバラミンはメチオニン合成酵素のメチル基転移反応に運搬体として，またアデノシルコバラミンはバリンマロニルCoAムターゼによるカルボキシ基転移反応に関与している。また葉酸との共存で，ヘモグロビン合成やホモシスチンからメチオニンの合成再利用に働く。

腸内細菌によって合成されるため，欠乏症は起こりにくいが，葉酸の不足を伴うことにより巨赤芽球性貧血[*8]が起こる。そのほかメチルマロン酸尿症，ホモシスチン尿症がある。含有する食品はアマノリ，アオノリ及び魚貝類などである。

5) ナイアシン （ニコチン酸，ニコチンアミド）

ナイアシンにはニコチン酸とニコチンアミドがある。白色の針状結晶で，熱，酸，アルカリ，光などに比較的安定である。ニコチンアミドとニコチン酸の生理活性は同じである（図1-34参照）。生体内ではニコチンアミドアデ

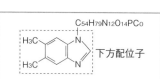

ビタミンB_6	R
ピリドキシン	CH_2OH
ピリドキサール	CHO
ピリドキサミン	CH_2NH_2

図1-32　ビタミンB_6の構造式

*7 セロトニンとGABA
セロトニンは，生理活性アミンの一種で，動・植物界に広く存在する。脳の神経伝達物質として睡眠にも関係する。体内ではトリプトファンからつくられる。また，GABAはγ-アミノ酪酸のことで，血圧降下作用，精神安定作用がある。

図1-33　ビタミンB_{12}の構造式

*8 巨赤芽球性貧血
骨髄中に大型の巨赤芽球と呼ばれる細胞が出現し，正常赤血球への造血ができなくなる。

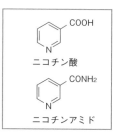

図1-34　ニコチン酸とニコチンアミドの構造式

ニンヌクレオチド（NAD）及びニコチンアミドアデニンヌクレオチドリン酸（NADP）となり，多種の酸化還元酵素の補酵素として働いており，エネルギーや脂肪酸の合成，アルコールの分解に関与している。

穀類中のナイアシン[*9]のほとんどは多糖類と結合したナイアシチンであるので，生理活性が低い。欠乏症はペラグラがあり，食欲不振，貧血，けいれんなどの神経障害，精神異常などを引き起こす。過剰症はニコチンアミドにおいて，ラットでの過剰投与は成長遅延が認められている。なお，含有する食品は肉類，干しシイタケ，落花生などがある。

*9 ナイアシン
トリプトファンからも合成されるので，食品中のナイアシンはナイアシン当量（mgNE）として算出される。ナイアシン当量（mgNE）＝ナイアシン（mg）＋1/60トリプトファン（mg）

6）パントテン酸

食品中のパントテン酸は，補酵素A（コエンザイムA）の構成成分として存在している。酸，アルカリ，熱では分解されやすく，中性付近では安定である（図1-35参照）。生体内ではエネルギー代謝や脂肪酸分解（β酸化）に関与する。また，アシルキャリアタンパク（ACP）として脂肪酸合成に関わっている。腸内細菌で産生されるため，通常の食事をしていれば欠乏症になることはないが，万が一不足すると体重減少，皮膚炎，脱毛が起こる。含有する食品はレバー，納豆，卵，タラコ，子持ちガレイ，きな粉，落花生，干しシイタケなどである。

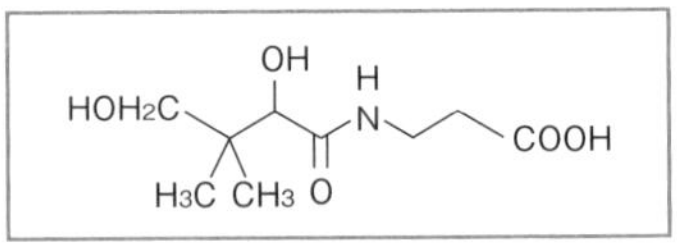

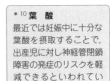

図1-35　パントテン酸の構造式

7）葉　酸（プテロイルグルタミン酸）

ホウレンソウの葉から最初に単離されたことから，この名がついた。プテリジンに p-アミノ安息香酸とグルタミン酸が結合したプテロイルモノグルタミン酸（PGA）をなしている。黄橙色の針状結晶で，調理中の水洗によって失われ，酸素やアルカリ下で加熱すると容易に破壊される。また光に不安定である（図1-36参照）。

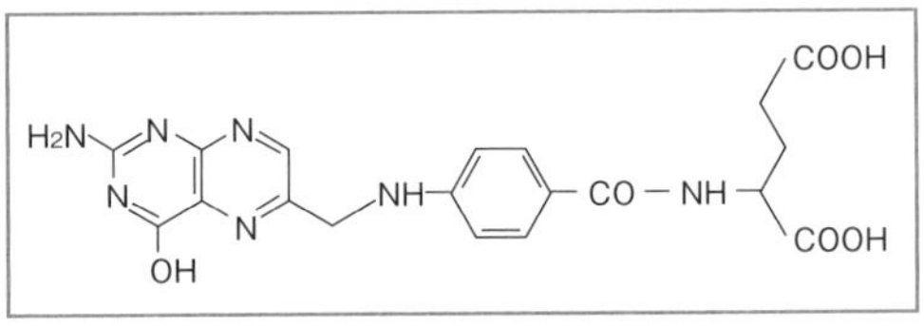

図1-36　葉酸の構造式

生体内では，テトラヒドロ葉酸[*10]となって核酸，アミノ酸を合成する酵素の補酵素として働く。赤血球の増殖に必要であるため，欠乏症は巨赤芽球性貧血が知られている。腸内細菌から合成されるため，通常の食事で不足することはない。

過剰症は葉酸過敏症によって発熱や蕁麻疹などを伴い，生体内の亜鉛と複合体を形成して小腸からの亜鉛の吸収を抑制する可能性がある。

*10 葉　酸
最近では妊娠中に十分な葉酸を摂取することで，出産児に対し神経管閉鎖障害の発症のリスクを軽減できるといわれている。

8）ビオチン

ビオチンは酵母の成長促進成分として見出された（図1-37参照）。実験動物において生の卵白を多量に与えると，ビオチンが卵白中のアビジンと結合し，皮膚炎や脱毛などが引き起こされる卵白障害が知られている。生体内では糖質代謝に関与しているアセチルCoAカルボキシラーゼなどの補酵素として炭酸固定反応などに関わっている。一般に，レバー，卵黄，酵母，豆類などの食品に幅広く含有され，ヒトにおいては腸内細菌から合成されるため，欠乏症は起こらない。妊娠中に大量のビオチンを与えると，哺乳動物では胎盤や卵巣の萎縮が起こることがある。

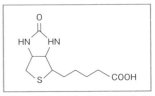

図1-37　ビオチンの構造式

9) ビタミンC（アスコルビン酸）

ビタミンCには還元型（アスコルビン酸）と酸化型（デヒドロアスコルビン酸）が存在する（図1-38参照）。還元型アスコルビン酸は強い還元性があり，油脂やビタミンAなどの酸化防止剤として利用される。熱・光・アルカリ性において酸化を受けやすく，調理による損失が大きい[*11]。酸化が進むとビタミンC活性のない2,3-ジケトグロン酸となり分解される。

生体内では，還元力によってコラーゲンやカテコールアミンの生合成，チロシン代謝，発ガン性物質であるニトロソアミンの生成抑制などにも関与する。また3価の鉄を還元して鉄の吸収を助け，活性酸素の消去剤として機能する。その他に抗腫瘍作用，抗動脈硬化作用，抗壊血病作用，抗ヒスタミン作用などが知られている。

欠乏症には，疲労感や関節痛，歯ぐきの出血症状がみられる壊血病がある。含有する食品には新鮮な野菜，果実，イモ類などがある。

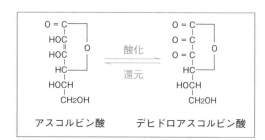

図1-38　アスコルビン酸とデヒドロアスコルビン酸の構造式

> ***11 添加物としてのビタミンC**
> ニンジンやキュウリなどの野菜にはアスコルビン酸酸化酵素（アスコルビナーゼ）が含まれており，組織が破壊されると空気中の酸素で活性化されるため，生のジュースをつくるとジュース中のビタミンCが酸化される。

10) ビタミン様物質　コエンザイムQ10（CoQ10，ユビキノン）

コエンザイムQ10[*12]は，近年，話題となっているビタミンで，生体内のミトコンドリアに多く存在し，エネルギーを産生する電子伝達系の補酵素的作用をもっている。心筋代謝改善薬としての研究が多い。還元型CoQ10は活性酸素消去作用，酸化防止作用，LDL-コレステロール酸化抑制作用などがあり注目されている。2001（平成13）年に医薬品から食品に改められ，サプリメントとして普及している。含有する食品にはホウレンソウ，ブロッコリー，大豆，落花生，赤身魚，レバーなどがある。

参考としてビタミン類の食事摂取基準（2020年版）をまとめて表1-23～25に示した。

> ***12 CoQ10**
> CoQ10の10はイソプレン基の数を示し，ヒトではイソプレン基が10個ある。しかし，他の動物では6～9個ですむ。
>
> $$H_3CO \underset{H_3CO}{\overset{}{\bigcirc}} (CH_2CHCCH_3CH_2)_{10}H \; CH_3$$
>
> $C_{59}H_{90}O_4$
>
> 脂質異常症の治療に用いられる3-ヒドロキシ-3-メチルグルタリル補酵素（HMG-CoA）阻害薬のスタチン類は，CoQ10の生合成を阻害する。

表1-23　ビタミンB₁, B₂, ナイアシン及びパントテン酸の食事摂取基準

年齢(歳)/性別	B₁ (mg/日) (推奨量) 男	女	B₂ (mg/日) (推奨量) 男	女	ナイアシン (mgNE/日) (推奨量) 男	女	パントテン酸 (mg/日) (目安量) 男	女
18～29	1.4	1.1	1.6	1.2	15	11	5	5
30～49	1.4	1.1	1.6	1.2	15	12	5	5
50～64	1.3	1.1	1.5	1.2	14	11	6	5
65～74	1.3	1.1	1.5	1.2	14	11	6	5
75以上	1.2	0.9	1.3	1.0	13	10	6	5
妊婦（付加量）	－	+0.2	－	+0.3	－	+0	－	5
授乳婦（付加量）	－	+0.2	－	+0.6	－	+3	－	6

出典）厚生労働省「日本人の食事摂取基準（2020年版）」より抜粋

表1-24　ビタミンB6，B12，葉酸，ビオチン及びビタミンCの食事摂取基準

年齢(歳)/性別	B6 (mg/日)(推奨量) 男	B6 (mg/日)(推奨量) 女	B12 (μg/日)(推奨量) 男	B12 (μg/日)(推奨量) 女	葉酸 (μg/日)(推奨量) 男	葉酸 (μg/日)(推奨量) 女	ビオチン(μg/日)(目安量) 男	ビオチン(μg/日)(目安量) 女	C (mg/日)(推奨量) 男	C (mg/日)(推奨量) 女
18〜29	1.4	1.1	2.4	2.4	240	240	50	50	100	100
30〜49	1.4	1.1	2.4	2.4	240	240	50	50	100	100
50〜64	1.4	1.1	2.4	2.4	240	240	50	50	100	100
65〜74	1.4	1.1	2.4	2.4	240	240	50	50	100	100
75以上	1.4	1.1	2.4	2.4	240	240	50	50	100	100
妊婦(付加量)	−	+0.2	−	+0.4	−	+240	−	50	−	+10
授乳婦(付加量)	−	+0.3	−	+0.8	−	+100	−	50	−	+45

出典）厚生労働省策定「日本人の食事摂取基準（2020年版）」より抜粋

表1-25　ビタミンA, D, E及びKの食事摂取基準

年齢(歳)/性別	A(μgRAE/日)(推奨量) 男	A(μgRAE/日)(推奨量) 女	D(μg/日)(目安量) 男	D(μg/日)(目安量) 女	E(mg/日)(目安量) 男	E(mg/日)(目安量) 女	K(μg/日)(目安量) 男	K(μg/日)(目安量) 女
18〜29	850	650	8.5	8.5	6.0	5.0	150	150
30〜49	900	700	8.5	8.5	6.0	5.5	150	150
50〜64	900	700	8.5	8.5	7.0	6.0	150	150
65〜74	850	700	8.5	8.5	7.0	6.5	150	150
75以上	800	650	8.5	8.5	6.5	6.5	150	150
妊婦(付加量) 初期 中期 後期		+0 +0 +80 妊婦		8.5 妊婦		6.5		150
授乳婦(付加量)		+450 授乳婦		8.5 授乳婦		7.0		150

出典）厚生労働省策定「日本人の食事摂取基準（2020年版）」より抜粋

参考・引用文献

1) Srinath Reddy K, Katan MB : *Public. Health Nutr.*, 7, p.167-186, 2004
2) Rothman KJ. Moore LL. Singer Mr. et al : *N. Engl. J. Med.*, 333, p.1369-1373, 1995
3) Giovannucci E. : Dietary influences of 1, 25 (OH) 2 vitamin D in relation to prostate cancer : a hypothesis. *Cancer Causes Control.*, 9, p.567-582, 1998
4) Shiraki M , Shiraki Y,Aoki C,Miura M : Vitamin K2 (menatetrenone) effectively prevents fractures and sustains lumbar bone mineral density in osteoporosis. *J. Bone. Miner. Res.*, 15, p.515-521, 2000
5) 厚生労働省「日本人の食事摂取基準（2020年版）」
6) 吉川敏一 編『医療従事者のための機能性食品ガイド』講談社, p.144-189, 2004
7) 池田清和・柴田克己 編『エキスパート食べ物と健康1』化学同人, p.79-87, 2004
8) 日本ビタミン学会 編『ビタミンの事典』朝倉書店, p.3, 1997
9) Garrow James Ralph 編『ヒューマンニュートリション』医歯薬出版, p.230, 2004

8 ミネラル

1 ミネラルの定義

　周期表（Periodic table）には現在118種類の元素が確認されている。元素とは物質を構成する基本的な成分で、すべての動植物で多種類の元素が必要とされている。ヒトでは33種類の元素が必要と考えられているが、実際には約40種もの元素が確認されている。これは分析技術の進歩によるところが大きいと思われる。一般に、元素のうち、酸素（O）、炭素（C）、水素（H）、窒素（N）の4元素は、タンパク質、炭水化物、脂質、ビタミン、色素、香りなどの有機物や水の構成成分であるので、無機物の必須元素すなわちミネラル類に入れないのが慣例になっている。したがって、ヒトが必要とするミネラルは29元素ということになる。

　人体の構成に必要なミネラルは体内で生合成されないため、毎日一定量を食品から摂取しなければならない。ミネラルの最低必要量は性別や年齢、体重、妊産婦か否かなどにより異なり、また、動物実験等でのデータ不足から摂取基準量が定まっていないミネラルも多数存在する。なお、C、H、O、Nはすでに記載したようにあらゆる生物の基本元素となっている。一方、ミネラルは骨や歯などの硬組織をつくる主要成分となるほか、動植物の体液の成分として存在し、また種々の酵素成分として体の調整に関わり、酸・塩基の調節因子ともなっているため生命維持に欠くことができない。日本人の食事摂取基準（2020年版）[*1]では13の元素に推定平均必要量、目標量、目安量、推奨量、耐容上限量などの値が設けられている。

2 人体を構成する元素

　人体を構成する元素はO：65.0%、C：18.0%、H：10.0%、N：3.0%、カルシウム（Ca）：1.5%、：リン（P）：1.0%、カリウム（K）：0.20〜0.35%、硫黄（S）：0.25%、ナトリウム（Na）：0.15%、塩素（Cl）：0.15%、マグネシウム（Mg）：0.05〜0.15%、鉄（Fe）：0.04%、亜鉛（Zn）：0.003%などからなる。このほかマンガン（Mn）、銅（Cu）、ヨウ素（I）、コバルト（Co）、ケイ素（Si）、フッ素（F）、セレン（Se）、ヒ素（As）、カドミウム（Cd）、ニッケル（Ni）、バナジウム（V）、クロム（Cr）、モリブデン（Mo）、ストロンチウム（Sr）、鉛（Pb）、ホウ素（B）、ルビジウム（Rb）、アルミニウム（Al）、バナジウム（V）、水銀（Hg）など、全部で33元素が必要とされている。酸素、炭素、水素、窒素の4元素で95%以上占め、いわゆるミネラルの構成比率は5.0%以下ときわめて少ない[*2]。

　ミネラルは摂取量が多すぎても、また少なすぎても健康の維持・増進に悪影響を与えるため、その摂取には十分な注意が必要となる。特に先に記載したMnからHgまでの微量ミネラルを多量に摂取すると過剰症を誘発する。

[*1] **日本人の食事摂取基準（2020年版）**
厚生労働省がまとめた各種栄養摂取基準で、2020年4月から2025年3月までの5年間使用する基準値（第1章1.食品の分類と流通、p.4参照）。

[*2] **元素とミネラル**
「日本人の食事摂取基準（2020年版）」ではミネラルを多量ミネラルと微量ミネラルに分類している。多量ミネラルをナトリウム、カリウム、カルシウム、マグネシウム、リンの5元素、微量ミネラルを鉄、亜鉛、銅、マンガン、ヨウ素、セレン、クロム、モリブデンの8元素とし、その摂取基準を設けている。

食事摂取基準では，カルシウム，マグネシウム，リン，鉄，亜鉛，銅，マンガン，ヨウ素，セレン，クロム及びモリブデンに耐容上限量が定められている。詳細は「日本人の食事摂取基準（2020年版）」を参照されたい。

3　主なミネラルの生理作用

1) Na（ナトリウム）

　細胞外液の代表的ミネラルで，筋肉や神経の興奮を鎮める働きがあり，また体液のバランス（浸透圧）の調整，酸・塩基平衡の調整維持に重要な働きをもつ。Naは通常の食生活で摂取不足はなく，むしろ摂取量が多いと高血圧やガンなどの生活習慣病に罹患しやすいとされているため，その予防の観点から食塩量として成人男性7.5g/日未満，成人女性6.5g/日未満が望ましい。高血圧の発症は個々のNa感受性が大きく関与するとの指摘もある。なお，食塩の急激な摂取制限は倦怠感，めまい，精神不安などを惹起する。

2) K（カリウム）

　細胞内液の重要なミネラルで，浸透圧調整，酸・塩基平衡の調整，心臓機能ならびに筋肉機能の調整，糖の代謝，各種酵素の活性化に深く関与する。Kはすべての食品に存在し，特に野菜類や果実類に多く含まれる。摂取したKは小腸で吸収され排泄は腎臓を通して行われるため，腎臓機能低下者は食事制限が必要となる。Kの成人1日あたりの摂取目標量は男性3,000mg以上，女性2,600mg以上とされている。

3) Ca（カルシウム）

　体重の1～2％存在し，身長，年齢，男女の差などで異なるが，成人では約1kg程度存在する。Caの99％はリン酸カルシウムや炭酸カルシウムの形で骨や歯などの硬組織に存在し，残りの1％が血液，体液，筋肉，神経などに存在する。

　国民健康・栄養調査による平均摂取量はどの年齢階級でも摂取基準量を下回っている。Caの摂取不足は骨粗鬆症，神経症状（イライラ感），動脈硬化症，心臓病などの発症と関連するため積極的な摂取が望まれる。妊娠中の女性はエストロゲンや活性型ビタミンDで腸管からの吸収が促進されるため付加量の必要性はないという。しかし，閉経を過ぎると女性ホルモンの減少により，骨からのCa流失が進み骨粗鬆症になりやすいため，Ca吸収促進効果のある食品が特定保健用食品として認可されている。Caの成人1日あたりの摂取推奨量は男性700～800mg，女性600～650mgとされている。なお，Caの過剰摂取による障害として，泌尿器系結石，ミルクアルカリ症候群や他のミネラル吸収抑制があるため，それらを考慮して許容上限摂取量は男女とも成人2,500mgとされている。表1-26にCaの吸収促進ならびに阻害因子を示した。

表1-26　カルシウムの吸収に関与する因子

促進因子	阻害因子
カゼインホスホペプチド（CCP）*，乳糖，フラクトオリゴ糖*，ビタミンD，タンパク質など	シュウ酸，フィチン酸，食物繊維，アルコール，カフェイン，喫煙など

＊特定保健用食品に認可

4）Mg（マグネシウム）

成人の体内では50～60％は骨に存在し，骨はMgの貯蔵庫になり欠乏すると骨から供給される。Mgは体液や筋肉中のエネルギー代謝に関わる300種以上の酵素反応にも関与し，生体維持機能に重要な働きをもつ。Mgの慢性的な摂取不足は虚血性心疾患，骨粗鬆症，糖尿病の誘発に関与するといわれているが詳細は不明である。なお，Mgの成人1日あたりの摂取推奨量として男性320～370mg，女性260～290mgとされている。

5）P（リン）

体内の85％程度はハイドロキシアパタイト$Ca_{10}(PO_4)_6(OH)_2$の形でCaと共存し，骨や歯などの硬組織を形成する。また，細胞膜の構成成分であるリン脂質やATP，DNA，RNAなどの核酸分子の中にリン酸の形で含まれ，エネルギー代謝に関与する。Pは通常の食事摂取では不足状態は生じないが，加工食品の摂取量が増加しているため過剰症が危惧されている。食事中のPとCaの比率が重要とされ2～4：1が望ましいといわれている。これはPを過剰に摂取すると消化管内でCaと不溶性の塩を形成し，Caの吸収が悪化するためと考えられているが，比率はCaの吸収に関係しないとの報告もある。なお，Pの成人1日あたりの摂取目安量は男性1,000mg，女性800mgとされ，耐容上限量は男女とも3,000mg/日とされている。

6）Fe（鉄）

血液中のヘモグロビンや各種酵素の構成成分として重要である。Feの欠乏により貧血や運動機能障害，認知障害などが生じる。ヒトのFe欠乏症は世界各国で発症しているため，鉄剤サプリメントが販売されている。鉄欠乏症は特に月経中の女性や妊娠中の女性に生じやすく，めまい，貧血，疲労感が生じるため，十分量を食事から摂取する必要がある。

食品中のFeはヘム鉄と非ヘム鉄の2種類あり，ヘム鉄の方が非ヘム鉄より吸収率が高い。食品から摂取されるFeの約90％は非ヘム鉄といわれ，その吸収率はビタミンCや有機酸により促進されるが，FAO/WHOでは通常食における鉄の吸収率は15％という値を用いている。食事摂取基準では成人1日あたりの摂取推奨量を男性7.0～7.5mg，女性（月経あり）10.5～11.0mgとされている。なお，ヘム鉄は特定保健用食品にも認可されている。

7）Zn（亜鉛）

体内に2,000mg程度含まれ種々の酵素成分として存在する。特にDNAポリメラーゼやRNAポリメラーゼなどの構成成分として含まれ，遺伝やタンパク質合成に重要な元素である。Znの欠乏によって成長遅延，味覚障害，皮膚障害などが生じる。現在の食生活ではCa，Fe，Znの不足が指摘されている。表1-27に各種ミネラルの吸収率を示すが，NaやKのように100％吸収されるもの，P，Mg，Cuなど約50％吸収されるもの，CaやFeなどのように30％以下のものなどがあり，ミネラルの吸収率は元素により異なり，また，男女間，年齢，食事内容などでも異なる。なお，Znの成人1日あたりの摂取推奨量は男性10～11mg，女性8mgとされて

表1-27　ミネラルの吸収率

ミネラル	吸収率（％）
Na	100
K	90
Ca	15～40
Mg	20～70
P	60～70
Fe	ヘム鉄：50 / 非ヘム鉄：15
Zn	30
Cu	30～50
Mn	<5
I	100
Se	90
Cr	10～20
Mo	25～80

いる。

8) Cu（銅）

　微量ながら筋肉，骨，肝臓，脳などに存在し，種々の酵素やスーパーオキシドジムスターゼ（SOD）の構成成分として重要である。骨髄でヘモグロビンが合成される時，Fe と同様に必須のミネラルとして作用する。欠乏すると貧血，骨の異常，脳障害などを生じる。通常の食生活では不足することはない。なお，Cu の成人1日あたりの摂取推奨量は男性0.8～0.9mg，女性0.7mg とされている。

9) Mn（マンガン）

　アルギニン分解酵素，乳酸脱炭酸酵素，マンガンスーパーオキシドジスムターゼなどの構成成分として重要である。Mn は植物性食品の方が動物性食品より含量が高い。成人の体内に12～20mg 存在し骨や肝臓の酵素活性を高める。日常の食生活での欠乏症はない。なお，Mn の成人1日あたりの摂取目安量はすべての年齢階級で男性4.0mg，女性3.5mg とされている。

10) Ｉ（ヨウ素）

　甲状腺ホルモンのチロキシン，トリヨードチロシンの構成成分であり，細胞の活動や成長因子として重要である。わが国は四面が海に囲まれているためＩの摂取不足はない[*3]。コンブ，ワカメなどの海藻類を多量に摂取し続けるとヨウ素過剰症となる。またバセドウ病（甲状腺機能亢進症）では，Ｉの摂取により症状はさらに悪化する。中国やアフリカ大陸の中央地域ではＩが不足して甲状腺腫が発症し，妊産婦などではその子どもにクレチン症が起き脳の発達が悪くなる。このような地域住民では食塩に一定量のヨウ素添加を義務づけている。主な食品中のヨウ素含量を表1-28に示す。なお，Ｉの成人1日あたりの摂取推奨量は男女とも，130 μ g とされている。

*3 ヨウ素
原発事故などで放射線性物質I[131]に暴露した場合，直ちに多量のヨウ素を摂取させ甲状腺にI[131]を蓄積させないようにする治療法が行われている。

表1-28　食品中のヨウ素含量（μ g/100g）

食品	ヨウ素	食品	ヨウ素
まこんぶ　素干し（乾）	200,000	うし（リブロース，生）	1
わかめ　カットわかめ（乾）	10,000	ぶた（ロース，生）	1
あまのり　ほしのり	1,400	鶏卵　卵黄（生）	110
まさば（生）	21	普通牛乳	16
かつお（秋獲り，生）	25	たまねぎ（りん茎，生）	1
ぶり（成魚，生）	24	食パン	1

出典）　文部科学省「日本食品標準成分表2020年版（八訂）」より抜粋

11) Se（セレン）

　ヒトは25種類のセレノプロテインをもち，グルタチオンペルオキシダーゼやヨードチロニン脱ヨウ素酵素などの構成成分として存在している。それらは抗酸化作用が強く，過酸化水素やヒドロペルオキシドを分解し，動脈硬化症，心臓病，糖尿病などの予防効果が期待されている。Se の欠乏症には克山病（Keshan disease, 心臓病の一種）やカシン・ベック病（Kashin-Beck disease，変形性骨軟骨関節症）がある。これらは土壌中にセレンが極端に少ないため，収穫した食品中のセレン含量が少ないために起こる地域病である。わが国ではセレン欠乏症[*4]はないと考えられている。なお，Se の成人1日あたりの摂取推奨量は男性30 μg，女性25 μg とされている。

12）Cr（クロム）

毒性の高いミネラルで無機化合物と有機化合物がある。ラットで3価の無機クロムを除いた長期静脈栄養摂取実験でインスリン抵抗性糖質代謝異常や脂質異常などが生じ，糖尿病との関連が注目されている。3価クロムがサプリメントとして市販されているが，通常の食事からの欠乏症は生じないため，その服用に際しては注意が必要である。なお，6価クロムの毒性は高く，その摂取により肺ガン，腎臓障害，肝臓障害，溶血などの発症例がある。なお，Cr の成人1日あたりの摂取目安量は男女とも10 μg とされている。

13）Mo（モリブデン）

亜硫酸オキシダーゼ，キサンチンオキシダーゼ，アルデヒドオキシダーゼの3つの補酵素成分である。長期完全静脈栄養施行者にのみ欠乏症が発生し，通常の食生活では欠乏症は生じないとされている。Mo は乳・乳製品，豆類，穀類，肉類に含まれる。なお，Mo の成人1日あたりの摂取推奨量は男性25〜30 μg，女性25 μg とされている。

14）Co（コバルト）

ビタミン B_{12} の構成成分として重要で，その作用は脊髄での造血機能に不可欠である。ビタミン B_{12} が欠乏すると悪性貧血症の原因になる。ビタミン B_{12} 含量が高い食品は魚介類，食肉類及びその内臓，特にレバーなどであるが，陸上の植物性食品にはほとんど含まれていない。

15）S（硫黄）

ヒトが必須とするミネラルは上記の他にSがある。Sはほとんどのタンパク質の構成成分であり，あらゆる食品に含まれている。

参考・引用文献

1）厚生労働省「日本人の食事摂取基準（2020年版）」
2）糸川嘉則 編『ミネラルの事典』朝倉書店，p.20，2003
3）上西一弘，*Clinical Calcium*，11，p.34-37，2001
4）Heaney. R. P.，Recker. R，*J. Lab. Clin. Med.*，99，p.46-55，1982
5）鈴木平光・和田 俊・三浦理代 編『水産食品栄養学』技報堂出版，p.257，2004
6）桂 英輔・中道律子『栄養と食糧』12，p.34-36，1959

[*4] **セレン欠乏症**
抗酸化作用を有するグルタチオンペルオキシダーゼはセレンを含んでいる。セレンの欠乏症としては，中国東北部の風土病である克山病が知られている。

9 特殊成分（色・味・香り）

食品の色・味・香りなどは五感に訴える作用を有している。食品の３つの機能（一次機能，二次機能，三次機能）の中の二次機能は感覚機能ともいい，食べ物をおいしいと感じさせる機能のことである。

1 色

食品に含まれる天然色素には植物性色素と動物性色素がある。

1）植物性色素

植物性色素にはカロテノイド，クロロフィル，フラボノイド，アントシアニンなどがある。

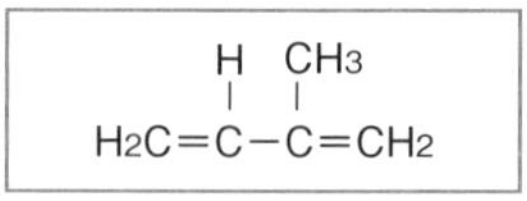

（1）カロテノイド

カロテノイドは主に赤，橙色，黄色などの脂溶性色素で，その中には，

図1-39 イソプレンの構造

α－カロテン，β－カロテン，γ－カロテン，β－クリプトキサンチンなどがある。カロテノイドは構造的にはイソプレノイドに属し，8個のイソプレン（図1-39参照）からなる炭素骨格をもち，分子内に多数の共役二重結合をもっている。食品に含まれるカロテノイド類とその所在を表1-29に示す。カロテノイドのうち，α－カロテン，β－カロテン，β－クリプトキサンチンはプロビタミンAである。これらは自然界では色素であるが体内に入るとビタミンAに変換されて効力を有するようになる。プロビタミンAの効力には強弱があり，β－カロテンのA効力は最も大きい。その他α－カロテン，β－クリプトキサンチンのA効力はβ－カロテンの1/2である。なお，カロテノイドはブランチング（p.129参照）や冷凍などには安定であるが，酸素の存在下で光により退色する。

表1-29 食品に含まれるカロテノイド類とその所在

物質名	主な所在
α-カロテン	ニンジン，オレンジ
β-カロテン	ニンジン，サツマイモ，カボチャ，オレンジ
γ-カロテン	アンズ
リコピン	トマト，スイカ
ルテイン	オレンジ，カボチャ，卵黄
βクリプトキサンチン	カキ，トウモロコシ，オレンジ，卵黄
ビオラキサンチン	スモモ，トウガラシ
ゼアキサンチン	トウモロコシ，オレンジ，卵黄
カプサンチン	トウガラシ
アスタキサンチン	カニ，エビ，サケ，マス

（2）クロロフィル

葉緑素と呼ばれる植物に存在する緑色の色素で，光合成の際に触媒として働く。植物体ではカロテノイドと共存している。緑黄色野菜の緑色はクロロフィルによる。4つのピロール環がメチレン基（-CH=）を間にはさんだテトラピロール（ポルフィリン）である（図1-40参照）。配位する金属はMg^{2+}である。陸上植物のクロロフィルには異性体のクロロフィルaとクロロフィルbが存在する。緑葉はa，bを3：1の割合で含む。

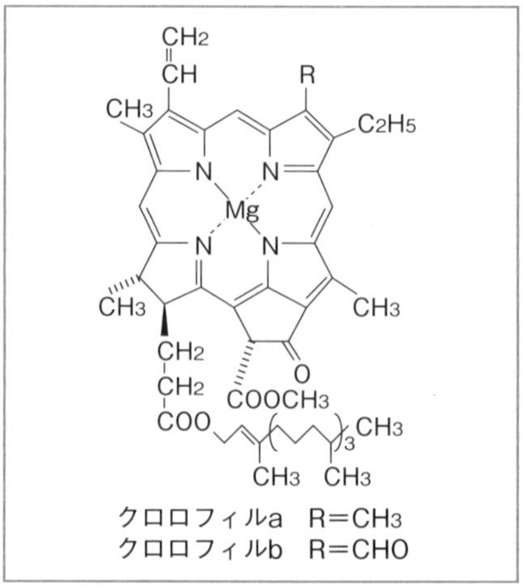

クロロフィルa R=CH3
クロロフィルb R=CHO

図1-40 クロロフィルの構造

クロロフィルの酸及びアルカリに対する変化を図1-41に示す。酸性下ではMg^{2+}がとれ，2個のH$^+$と置換し，褐色のフェオフィチンを生成する。一方，アルカリ性下ではより鮮やかな緑色のクロロフィリンとなる。また，分子内のMgをCuに置換すると安定な化合物となる。

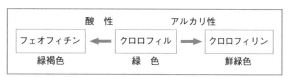

酸　性		アルカリ性
フェオフィチン	← クロロフィル →	クロロフィリン
緑褐色	緑色	鮮緑色

図1-41　クロロフィルの酸及びアルカリによる変化

（3）フラボノイド

C$_6$-C$_3$-C$_6$の基本構造をもつポリフェノール化合物で植物に遊離型や配糖体として分布する水溶性の色素である。無色ないし淡黄色を呈する。酸性で無色，アルカリ性で黄色に変色する。食品に含まれる主なフラボノイド類とその所在を表1-30に示す。フラボノイドの配糖体の構造上，糖以外の部分をアグリコンと呼ぶ。アグリコンに結合する配糖体の違いによって呼び方が異なる。タマネギのケルセチンはフラボノイドアグリコンの代表的なものである。

表1-30　食品に含まれる主なフラボノイド色素

物質名	所　在
アピゲニン（アグリコン）	コーリャン，パセリ
ケルセチン（アグリコン）	タマネギ
ヘスペリジン	グレープフルーツの果皮，果実
ナリンギン	柑橘類の果皮，果実

（4）アントシアニン

植物に遊離型や配糖体として分布する水溶性の色素で，野菜や果実の色素として存在する。赤，青，紫などの色素でpHや金属イオンにより色調が変化する。酸性では赤色，アルカリ性では青色となる。食品に含まれる主なアントシアニンを表1-31に示す。フラボノイドと同様にその構造の違いによってアグリコンや配糖体の呼び方が異なる。ブドウのデルフィン，赤シソのシソニン，ナス果皮のナスニンなどは配糖体の代表的なものである。

表1-31　食品に含まれる主なアントシアニン

アグリコン	配糖体	配糖体の所在
ペラルゴニジン	カリステフィン ペラルゴニン	イチゴ ザクロ
シアニジン	クリサンテミン シソニン シアニン イデイン	黒豆の皮，チェリー 赤シソ 赤シソ，赤カブ クランベリー，リンゴ
デルフィニジン	ナスニン デルフィン	ナスの果皮 ブドウ
ペオニジン	ペオニン	紫タマネギ

2）**動物性色素**

（1）ヘム色素

食肉，魚肉などの赤色であるヘム色素はクロロフィルと同じポルフィリン系色素である（図1-42参照）。これらの赤色はヘムとタンパク質が結合したヘムタンパク質であり，構造の中心には鉄イオン（Fe^{2+}）をもっている。畜肉，魚肉の筋肉の赤色はミオグロビン，血液の赤色はヘモグロビン（p.17参照）である。これらの色素タンパク質は酸化されて変色していく（p.169参照）。

（2）カロテノイド

動物性食品にもカロテノイドは含まれる。動物は元来，カロ

$$\begin{array}{c} CH_2 \\ \| \\ CH \end{array}$$

図1-42　ヘムの構造

テノイドを生合成できないが，餌として摂取した植物や微生物が生合成したカロテノイドを食物連鎖によって蓄積する。卵黄の黄色のβ-カロテンとルテインは鶏の餌に由来するものである。また，カニやエビにはカロテノイドのアスタキサンチンが含まれるが，タンパク質と結合しているので緑がかった灰色をしている。ゆでると赤くなるのは加熱によりタンパク質の変性が起こり，アスタキサンチンとタンパク質との結合が切れて，アスタキサンチンが遊離するからである。

2 味

　人間は味覚により食べることの楽しみを感じる。食物や飲み物には味覚物質が含まれ，この物質が水に溶けた状態で舌乳頭に存在する味蕾に入ると味覚神経を通して大脳の味覚中枢が刺激を受け，味を感じる。味覚で感じる味には甘味，酸味，苦味，塩味，うま味の5つがあり，これを五原味という。五原味以外の味には渋味，辛味，えぐ味，アルカリ味，金属味などがある。

　五原味はそれぞれ生理的な意義をもち，生体と密接に関係している（表1-32参照）。五原味は人体の生理的な要求を伝えるシグナルであり，健全な食事をとり，健康的な食生活を送るためには大切なものである。

1) 甘 味

　甘味は，活動，運動，疲労回復のためのエネルギー源として糖質の摂取を要求するシグナルであるため，疲れた時には甘い飲み物や菓子などを希求する。

　甘味の代表的な物質には糖質があり，特に単糖類や二糖類は甘味度が強い。甘味物質の種類と特性を表1-33に示す。代表的な甘味物質はショ糖である。異性化糖や糖アルコールなども甘味をもつ。甘味料にはステビオシド，グリチルリチン，アス

表1-32　五原味の人体生理上のシグナル

五原味	生理上のシグナル
甘　味	エネルギー源としての糖のシグナル
酸　味	代謝を促進する有機酸のシグナル，腐敗による酸のシグナル
塩　味	体液のバランスに必要なミネラルのシグナル
苦　味	体内にとり入れてはいけない物質のシグナル
うま味	栄養素としてのタンパク質のシグナル

出典）小俣　靖『"美味しさ"と味覚の科学』日本工業新聞社，1986を一部改変

表1-33　各種の甘味物質と特性

物質名	原料	甘味度[※1]	エネルギー[※2] (kcal/g)
ショ糖	サトウキビ，テンサイ	1.0	3.75
異性化糖	デンプン	1〜1.1	3.75
ブドウ糖	デンプン	0.6〜0.7	3.75
果糖	砂糖	1.3〜1.7	3.75
乳糖	ホエー	0.2〜0.3	3.75
キシロース	木材	0.6	3.75
マルチトール	麦芽糖	0.8	2.1
ソルビトール	ブドウ糖	0.6〜0.7	2.6
エリスリトール	ブドウ糖	0.8	－
キシリトール	キシロース	1.0	2.4
カップリングシュガー	砂糖	0.5〜0.6	－
フラクトオリゴ糖	デンプン	0.6	－
パラチノース	砂糖	0.4	－
スクラロース	砂糖	650	－
ステビオシド	ステビア葉	300	－
グリチルリチン	甘草	50〜100	－
ソーマチン	西アフリカ産の果実	3,000〜5,000	－
モネリン	西アフリカ産の果実	2,500〜3,000	－
サッカリン	トルエン	300〜500	－
アスパルテーム	アスパラギン酸とフェニルアラニン	100〜200	－
アセスルファムK	酢酸由来の原料など	200	－

[※1] 砂糖の甘味度を1.0とする。
[※2] エネルギーの値は文部科学省「日本食品標準成分表2020年版（八訂）」より抜粋

パルテーム，アセスルファムカリウム（アセスルファムK）などがある。

2）酸　味

酸味は体のエネルギー代謝を円滑にする作用を有するほか，食品の腐敗を感知させる作用もある（表1-32参照）。

酸味は，水溶液中で水素イオンを解離する有機酸や無機化合物があり，その種類と所在は表1-34に示す。食酢の酢酸，乳飲料やヨーグルトの乳酸，日本酒のコハク酸などがある。

3）塩　味

塩味は体液の電解質のバランスを保つのに必要な食塩やその他のミネラルで，代表的な物質は塩化ナトリウム（NaCl）で，他に塩化カリウム（KCl），リンゴ酸ナトリウム，グルコン酸ナトリウムなどがある。NaClは純粋な塩味を呈するが，KClは苦味を伴う。

4）苦　味

苦味は不快な味を呈するものが多い。苦味は有害物質，有毒物質を体にとり入れないためのシグナルともなる。苦味の閾値は五原味の中で最も低いので微量で識別できる。一般には好ましい味ではないが，少量含む場合にはうま味を強調する。代表的な苦味物質とその所在を表1-35に示す。茶やコーヒーのカフェイン，ココアのテオブロミン，柑橘類のナリンギンなどがある。

5）うま味

うま味物質の代表としてコンブに含まれるグルタミン酸があり，日本料理には欠かせない味となっている。コンブのほか，カツオ節の5'-イノシン酸及び干しシイタケの5'-グアニル酸などが代表的なものである。うま味物質の種類とその所在を表1-36に示す。なお，これらの呈味成分は塩類（ナトリウム）となって味を呈するようになる。

6）辛　味

口腔全体で感じる痛覚で，辛味成分の多くは香辛料の成分である。各種辛味物質とその所在を表1-37に示す。ピペリン，カプサイシン，ジンゲロンなどがある。カラシやワサビの辛味は，すりおろすことによって配糖体のシニグリンがミ

表1-34　各種酸味物質と所在

物質名	所　在
酢　酸	食　酢
乳　酸	乳酸飲料
コハク酸	日本酒
リンゴ酸	リンゴ，ナシ
酒石酸	ブドウ
アスコルビン酸	野菜，果実
クエン酸	柑橘類

表1-35　苦味物質の種類と所在

種　類	苦味物質	所　在
アルカロイド	カフェイン テオブロミン	茶，コーヒー，コーラ ココア，チョコレート
テルペノイド	リモノイド ククルビタシン フムロン類	柑橘類 瓜　類 ビールのホップ
配糖体	ナリンギン ソラニン サポニン	柑橘類 ジャガイモ ピーナッツ，アスパラガス
無機塩	カルシウム塩 マグネシウム塩	にがり にがり

表1-36　うま味物質の種類と所在

系　列	うま味物質	所　在
アミノ酸系	L-グルタミン酸 L-アスパラギン酸	コンブ，味噌，醤油，海苔など 野菜類
核酸系	5'-イノシン酸 5'-グアニル酸 5'-アデニル酸	煮干し，カツオ節，肉類 干しシイタケ，キノコ類 魚介類，肉類

表1-37　各種辛味物質と所在

物質名	所　在
ピペリン	コショウ
シャビシン	コショウ
カプサイシン	トウガラシ
α-サンショオール	サンショウ
β-サンショオール	サンショウ
ジンゲロン	ショウガ
ショーガオール	ショウガ
アリルイソチオシアネート	黒カラシ，サンショウ，ダイコン

ロシナーゼの作用を受け，アリールカラシ油やアリルイソチオシアネート（ワサビなどに含まれる）を生じることによる。

　なお，コショウには黒コショウと白コショウがあるが，黒コショウは未熟な実を乾燥させてから調製し，白コショウは完熟した実から調製したものである。

3　香　り

　香りとして感じられる物質は分子量300以下の低分子の揮発性物質である。植物性食品の香り成分は表1-38に示す。ニンニクの強烈なにおい成分はアリシン，ダイコンやキャベツのにおいはアリルイソチオシアネート，柑橘類の香りはリモネンやシトラールである。

　調理・加工食品の香りは糖とアミノ酸との加熱によるアミノカルボニル反応の副生成物であるストレッカー分解により生成する。糖の存在下でアミノ酸を加熱するといろいろな香りを呈するようになる。ストレッカー分解による主な香気成分として，180℃の加熱時には，グリシンやアラニンはカラメル臭を生成することが知られる。フェニルアラニンはスミレの花様の香りを生じるようになる。また，バリンは100℃と180℃で異なり，それぞれライ麦パン臭及びチョコレート臭を生成する。

表1-38　植物性食品の香気成分

成　分	果実や野菜の種類	備　考
アントラニル酸メチルエステル	ブドウ	
α-リモネン シトラール	柑橘類	テルペン類が主体
ヘキサナール 酢酸エチル 酢酸ブチル	リンゴ	
酢酸イソアミル 酪酸イソアミル	バナナ	エステル類が主体
ベンズアルデヒド	ウメ	アミグダリンの分解生成物
青葉アルコール 　（trans-2-ヘキセノール） 青葉アルデヒド 　（trans-2-ヘキセナール）	野菜類	青臭さ
アリシン	ニンニク	アリインから生成
1-プロペニルスルフェン酸 チオプロパナール-S-オキシド	タマネギ	催涙物質
キュウリアルコール キュウリアルデヒド	キュウリ	青臭さ
2-イソブチルチアゾール ジメチルスルフィド リナロール	トマト	青臭さ 加熱トマトの香り
アルキリデンフタリド類	セロリ	
アリルイソチオシアネート	あぶらな科野菜	ダイコン，キャベツ，カブ
ヘキサナール	大　豆	豆　臭
マツタケオール 桂皮酸メチル	マツタケ	
レンチオニン	干しシイタケ	

参考・引用文献
1) 小俣　靖『"美味しさ"と味覚の科学』日本工業新聞社，1986
2) 今堀和友・山川民夫『生化学辞典（第4版）』東京化学同人，2007

10 食品の物性

　私たちが口にしている食品は，大部分が固体か液体あるいはこの中間状態のもので占められていて，これらの食品を摂取して食生活を営んでいる。一方，食品には味覚，視覚，触覚，臭覚などの感覚要因をもつほか，弾力性，粘性，歯ごたえなどの物理的要因の食感も要求される。例えば加工食品は，硬さ，やわらかさ，なめらかさなどを調整し，さらに液体や固体状態に種々の変化を与えて，人々の欲求を満足させる商品として製造されている。ここでは一般的に使用されている物性の基礎的語彙について簡潔に説明する。

1　食品の分散系

　食品は純水以外ではタンパク質，炭水化物，脂質，無機質，ビタミンなどの多成分が混在し，しかも不均質な状態で存在している。したがって，すべての食品は不均質な多成分の分散系の状態と呼ぶことができる。

　分散系（Dispersed system）とはある物質（A）に，ある物質（B）が分散している状態と定義することができる。この時の(A)を分散媒(Dispersion medium）といい，（B）を分散相（Dispersed phase）と呼んでいる。この分散系の中で食品にみられる溶液，コロイド，エマルション，ゾル及びゲルなどについて下記に記載する。

1）溶　液（Solution）

　溶液とは液体の分散媒に分子レベルの物質が均一に混合した状態である。食品では調理や加工時に使用される砂糖水や食塩水などが相当する。それらを過剰に添加すると溶けきれなかった物質は過飽和となり沈殿する。

2）コロイド（Colloid）

　コロイドとは分子より大きい微粒子（直径1〜100nm[*1]）をいう。コロイド分散系は物体の三態である気体，液体及び固体の各分散媒にコロイドの微粒子が分散相として分散している状態のことで，具体的には，乳濁液，懸濁液，泡，分子コロイド[*2]，ミセルコロイド[*3]，エアロゾル[*4]などがある。一般的には液体を媒質にしている状態をコロイド溶液（Colloidal solution）と呼んでいる。コロイドの中にはエマルション，サスペンション，ゾル，ゲルなどが存在し，加工食品の中では最も多く存在する。食品コロイド系の分類を表1-39に示す。

3）エマルション（Emulsion）

　液体の分散媒に液体の分散相が分散した状態をいい，乳濁液ともいう（表1-39参照）。水と油がレシチンやグリセリン脂肪酸エステルなどの乳化剤の働きによりエマルションになるが，エマルションの型には水中油滴型と油中水滴型がある。

（1）水中油滴型（O/W型：Oil in water type）

　水の中に油の微粒子が分散しているタイプのもので，代表的な食品に牛

[*1] nm
1nm ＝ 0.001μm ＝ 0.000001mm である。

[*2] 分子コロイド
媒質中に単一の分子が分散したコロイドをいう。タンパク質，デンプン，寒天などの高分子化合物が分散した状態がこれに相当する。

[*3] ミセルコロイド
溶液中の分子が一部会合した集合体（ミセル）として存在するコロイド分散系をいう。石鹸などの界面活性剤がこれに相当する。

[*4] エアロゾル
分散媒が気体の分散系で，気体中に微小な液体または固体の粒子が浮遊することをいう。

表1-39　食品コロイド系の分類

分散媒	分散相	分散系	主な食品
気体	液体	エアロゾル	香りづけのスモーク類など
	固体	粉末	小麦粉，デンプン粉，砂糖，ココア，スキムミルクなど
液体	気体	泡	ホイップドクリーム，ソフトクリーム，ビールの泡など
	液体	エマルション（乳濁液）	牛乳，マヨネーズ，生クリーム，卵黄，バター，マーガリンなど
	固体	サスペンション（懸濁液）	味噌汁，抹茶，ジュース，スープなど
		ゾル	ポタージュスープ，蜂蜜，プレーンヨーグルト，ソース，デンプンペーストなど
		ゲル	寒天ゼリー，ゼラチンゼリー，コンニャク，水ようかん，プリン，豆腐，チーズなど
固体	気体	固体泡	パン，スポンジケーキ，クッキー，卵ボーロなど
	液体	固体ゲル	吸水膨潤した高野豆腐など

出典）日本フードスペシャリスト協会 編『三訂 食品の官能評価・鑑別演習』p.61，建帛社，2014より抜粋

乳，マヨネーズ，生クリームなどがある。

(2) 油中水滴型（W/O型：Water in oil type）

油の中に水の微粒子が分散しているタイプのもので，代表的な食品にバター，マーガリンなどがある。

4) サスペンション（Suspension）

液体の分散媒に固体が分散した状態をいい，懸濁液ともいう（表1-38参照）。代表的な食品にスープ類，抹茶，味噌汁，ジュースなどがある。

5) ゾル（Sol）

分散媒が気体，液体あるいは固体によって，それぞれエアロゾル（分散媒が気体），ゾル（分散媒が液体），ソリッドゾル（分散媒が固体）に分けることができる。食品では液体の分散媒に固体が分散した状態をいう場合が多い。ゾルは液体のように流動性をもっているが，流動性を失った状態をゲルと呼んでいる。ゾルの代表的な食品に蜂蜜，プレーンヨーグルト，ポタージュスープなどがある。

6) ゲル（Gel）

ゾルと相関関係があり，ゾルの流動性がなくなった状態をゲルという。ゲルの代表的な食品にゼラチンゼリー，寒天ゼリー，コンニャク，豆腐などがあり，その種類は多い。ゾルからゲル，あるいはゲルからゾルに可逆的に変化する食品と変化しない食品がある。例えば寒天，ゼラチン，カラゲナンなどは熱可逆性をもっているが，豆腐やコンニャクは不可逆性のゲルである。

2　食品のレオロジー

レオロジーとは「物体の変形と流動の科学」と定義されている。レオロジー

を利用して弾性，粘性，粘弾性をもたせた食品が多く生産されている。レオロジーで使用される語彙の説明を以下に記述する。

1）弾　性（Elasticity）

ある物質に力を加えると，変形するが，力をとり除くとスポンジやバネのように元に戻る。この性質を弾性と呼んでいる。弾性を表す基本的法則が"フックの法則"で「応力（Stress）P は変形量（Strain）e に正比例する」というもので，式で表すと P=E・e となる。なお，E は比例定数である。

2）粘　性（Viscosity）

物体にある力が加わると流動して変形する。その力を除いても生じた変形はそのままの状態で残る。この時の物体の示す流動の性質を粘性といい，また，この時生じる内部摩擦を粘性率という。粘性の基本法則はニュートンの法則（Newton's law）で「応力 P は変形速度（de/dt）に比例する」というもので，ここで，時間（t），変形速度（e），粘性率（η）とすると P=η（de/dt）で表すことができる。水は粘性が小さく，水飴は粘性が大きい。また，マヨネーズのように粘性が大きく流れないものもある。

3）粘弾性（Visco-elasticity）

粘性と弾性の2つの性質をもった物質を粘弾性という。代表的な食品にようかん，ゼリー，パン，プリンなどがあり，多くの食品がこれにあてはまる。

4）ニュートン流体（Newtonian flow）

ニュートン流体は力を加えるだけで簡単に流動する性質をもった物質をいい，粘度の単位であるポアズ（Poise）値[*5]が小さいと流動性が大きくなる。

ニュートン流体はずり応力[*6]とずり速度の間に比例関係が成り立つ（図1-43参照）。η は定数でニュートン流体は η＝1 となる。代表的な食品に水，アルコール飲料，酢，油脂類，牛乳，シラップ液，炭酸飲料などがある。

5）非ニュートン流体（Non-Newtonian flow）

多成分からなる食物，エマルション，サスペンション，多糖類など，多くの流体はある一定以上の力を加えなければ流動しない。この性質をもった代表的な食品に生クリーム，ホワイトソース，マヨネーズなどがある。食品のほとんどは非ニュートン流体である。ずり応力とずり速度に比例関係は成り

[*5] **ポアズ**
Poise（P）は粘度の単位で，フランスの物理学者のジャン・ポアズイユに由来する。1ポアズは「流体内に1cmにつき1cm毎秒（cm/s）の速度勾配があるとき，その速度勾配の方向に垂直な面において速度の方向に1cm² につき1ダイン（dyn）の力の大きさの応力が生ずる粘度」と定義されている。
$1P=1dyn\cdot s/cm^2$
で表される。

[*6] **ずり応力**
ずりとは，液体をずらす状態のことで，液体を一定の力をかけて動かしたときの液体の抵抗がずり応力となる。粘度（η：イータ）＝ずり応力（dyn/cm²）／ずり速度（cm/s）の比例関係がある。なお，ずり速度とは速度勾配のことである。

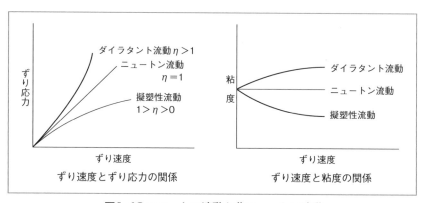

図1-43 ニュートン流動と非ニュートン流動

63

立たない。

6) 塑 性 （Plasticity）

可塑性ともいう。外部から食品に力を加え，その力を除いた時，元の状態に戻らなくなる性質をいう。弾性にかける力以上を付加することによって塑性が生じる。この現象は一定の力を加えるとへこんだ形状がそのまま残るバター，マーガリン，プロセスチーズなどでみられる。

7) 降伏値 （Yield value）

食品に外力を加え，弾性から塑性に変わる限界の力を降伏応力といい，その値を降伏値という。例えば，生クリームやマヨネーズなどに力を加えたとき，力が弱いと弾性を示し元に戻るが，力が強いと形が崩れて流動する。

8) 曳糸性 （Thread forming property）

食品が糸を引く現象のことで，納豆，卵白，すりおろしたヤマノイモなどでみられる。

9) チキソトロピー （Thixotropy）

トマトケチャップ，マヨネーズ，練乳などは長く放置すると，容器を傾けても流れにくくなる。しかし，容器を振動させて傾けると容易に流れやすくなる。また，再び長時間放置すると流れにくくなる。このような現象をチキソトロピーという。

10) レオペクシー （Rheopexy）

チキソトロピーとは反対の現象で，一定の速度で流動させると流れにくくなる現象をいう。この現象を示す液状食品は重厚な食感をもっている。撹拌などにより力を加えることで粘度が上がる食品で，撹拌した卵白，ホイップドクリームなどが代表的である。

11) ダイラタント流動 （Dilatant flow）

図1-43に示したように，ずり応力はずり速度の増加とともに凹形の曲線になり，粘度は増加する。この時の η （定数）は1より大きい値となる。この流動をダイラタント流動という。生のデンプンを水でペースト状にして静止し，傾けると緩やかに流動する。しかし，しばらく置いておくとデンプンが下に沈殿して硬化し，撹拌するのに大きな力が必要となる。このような現象がダイラタント流動にあたる。

12) 擬塑性流動 （Pseudoplastic flow）

図1-43に示したように，擬塑性流動はダイラタント流動とは逆の関係になり，ずり速度の増加とともにずり応力は逆凹形の曲線になり，粘度は低下する。この時の定数ηは$1 > \eta > 0$となる。デンプン糊，硬いバター，プリン，コンデンスミルクなどがこれに相当する。なお，ボールペンの芯を逆さにしてもインクは垂れないが，紙にペンを押し当てて滑らすと，字が書けるようになる。すなわち，インクは粘度が大きいので垂れないが，ボールペンを動かすとインクの粘度が小さくなり文字が書ける。このような現象も擬塑性流動である。

3 食品のテクスチャー

テクスチャー（Texture）の語源はラテン語の織る，編む，結合などの意味をもつTexo（テクソ）からきており，食感や口触りなどの温度と痛覚を除いた口の中での食物感覚をいう。食品では手触り感，舌触り感，視覚感，咀嚼（そしゃく）感，嚥下（えんげ）感などの感覚を表現する言葉に使われている。主なテクスチャーの語彙を以下に示す。

1）テクスチュロメーター（Texturo-meter）

テクスチャーは手指による運動的知覚や人間の口腔内での食感による主観的な感覚が強いため，これを客観的に測定するために開発された機器で，凝集性，弾力性，付着性，粘り，脆さ，咀嚼性，ガム性などが測定できる（図1-44参照）。

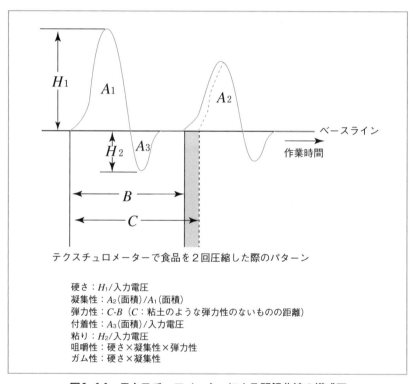

テクスチュロメーターで食品を2回圧縮した際のパターン

硬さ：H_1/入力電圧
凝集性：A_2（面積）/A_1（面積）
弾力性：C-B（C：粘土のような弾力性のないものの距離）
付着性：A_3（面積）/入力電圧
粘り：H_2/入力電圧
咀嚼性：硬さ×凝集性×弾力性
ガム性：硬さ×凝集性

図1-44 テクスチュロメーターによる記録曲線の模式図

出典）「太田徹：テクスチャー，健康・栄養科学シリーズ　食べ物と健康Ⅰ―食品の科学と技術―（菅野道廣・上野川修一・山田和彦編）p.164，2007，南江堂」より許諾を得て転載

2）破 断（Fracture）

食品にさまざまな力（圧縮，引っ張り，ずり）を加えて変形させていき，ついに食品が破壊される現象を破断という。この破断に必要なエネルギーを破断エネルギーといい，レオメーターなどの機器で測定できる。

3）硬 さ（Hardness）

食品を変形させるのに必要な力のことをいう。"歯ごたえがある"などの表現をする。

4) 凝集性 (Cohesiveness)

食品の形態を形成する内部結合力の大きさを表現する時に用いる。

5) 付着性 (Adhesiveness)

食品の表面と舌，歯，口腔などが付着している状態あるいは付着状態を引き離すのに必要な力をいう。食品が"粘つく"または"べたつく"などと表現する。

6) 脆　さ (Brittleness)

食品を破砕するのに必要な力のことをいう。クッキー類などは脆い食品である。

7) 咀嚼性 (Chewiness)

固形食品を飲み込めるような状態にまで咀嚼するのに必要なエネルギーのことをいう。食品が"やわらかい"，"強靭な噛みごたえ"があるなどの表現と関係する。

8) ガム性 (Gumminess)

半固形の食品を飲み込める状態にまで砕くのに必要なエネルギーのことをいう。

4　食品の官能評価 (Sensory test)

食品の味やその他の品質特性を検査する方法で，人間の五感（視覚，嗅覚，聴覚，味覚，触覚）を測定機器に見立てて，食品の特性や嗜好などの評価を行う方法であり，客観的評価（分析型）と嗜好評価（嗜好型）がある。3〜10点評価法，2〜3点識別法などさまざまな評価方法がある。得られたデータを統計処理して食品の品質を判定する。判定する集団をパネルといい，一人ひとりをパネリストあるいはパネルメンバーという。パネルの人数が多いほど信頼性が高くなる。なお，官能評価はパネリストが他人の影響を受けずに判断をしやすい個室法（クローズドパネル法）とお互いが意見を交換し評価する円卓法（オープンパネル法）に分けられる。

参考・引用文献

1) 公益社団法人日本フードスペシャリスト協会 編『三訂 食品の官能評価・鑑別演習』建帛社，p.60-78，p.4-6，2014
2) 國﨑直道・佐野征男『食品多糖類』幸書房，p.10-42，2001
3) 磯　直道・水野治夫・小川廣男『食品のレオロジー』成山堂書店，p.5-50，1992

11 食品の機能性

食品には次に示すような3つの機能がある。

一次機能（栄養機能）

生命維持のために栄養素を補給する機能である。具体的な食品成分としては，糖質（エネルギー源），タンパク質（エネルギー源），脂質（エネルギー源），無機質のカルシウム及びリン（体の構成成分）などが関与する。

二次機能（おいしさの機能）

食事をおいしく楽しむ機能のことである。この機能は先述の特殊成分（食品の色，味，香り），多糖類，タンパク質，脂質などによって形成される食品のテクスチャー（前節，食品の物性，p.61～66参照）も関与する。

三次機能（体調調節機能）

体調のリズム調節（神経系調節，摂取・吸収機能調節成分），生体防御（アレルギー成分，免疫賦活成分による働き），疾病予防（抗腫瘍成分，糖尿病予防成分，高血圧予防成分），疾病回復（コレステロール制御成分，血小板凝固防止成分），老化防止（過酸化脂質生成抑制成分）などの健康を維持する機能のことである。近年，生活習慣病[*1]予防のために食品のもつ三次機能が特に注目されている。

1 整腸作用

便の滞留時間が長いと腸内有害菌が増殖し，健康上好ましくない成分を腸が吸収し，それらが大腸ガンなどの原因になることがある。腸内の有害細菌の増殖を抑制するとともに，便通を規則正しく改善する食品成分に次のようなものがある。

> [有効成分] オリゴ糖（キシロオリゴ糖，ラクツロース，フラクトオリゴ糖，大豆オリゴ糖，イソマルトオリゴ糖，乳果オリゴ糖，ガラクトオリゴ糖，スタキオース，ラフィノース）
>
> [効　能] オリゴ糖は腸内の善玉菌の代表であるビフィズス菌の増殖を促す作用がある。ビフィズス菌には次のような効果が期待できる。食中毒や腸炎などの発症の危険性低下，ビタミンB群の生産，免疫力の強化，発ガン関連物質の抑制，カルシウム吸収促進，血中コレステロール低下作用などである。

> [有効成分] 食物繊維（ポリデキストロース，サイリウム種皮由来の食物繊維，難消化性デキストリン，グアガム分解物のガラクトマンナン，小麦ふすま）
>
> [効　能] 食物繊維は胃中で水分を吸収して膨らみ満腹感を与え肥満の予防・解消に役立つ。小腸ではゲル状になって，余分なコレステロールや糖分，ナトリウ

*1 生活習慣病
食生活（栄養の過剰，偏りや欠乏など），運動，休養，飲酒，喫煙などの悪い生活習慣が発症・進行に関わっていると考えられている病気で，心臓病，ガン，脳卒中の他に，高血圧性疾患，腎臓病，糖尿病，脂質異常症，胃及び十二指腸潰瘍，肝疾患（アルコール性），歯周病，虫歯，骨粗鬆症，貧血（鉄欠乏）などがある。

ムなどの吸収を抑制あるいは吸着して排泄する作用があるため，血糖値の抑制，コレステロール値の抑制，血圧上昇の抑制を行い，糖尿病・高脂血症・動脈硬化・高血圧に対して有効となる。大腸内では便の量を増やし腸を刺激して柔らかい便がスムーズに出るよう促す作用があるので有害な発ガン性物質の吸収を抑え，大腸ガン発症の危険性を下げる。

2　血中コレステロールの調節作用

　血中コレステロールは血管壁に溜まって動脈硬化を引き起こす。これが進行して血管を塞いでしまうと心筋梗塞や狭心症，脳梗塞といった生命に関わる重篤な病気を発症する。血中コレステロールの上昇を抑える作用のある食品成分に次のようなものがある。

[有効成分]　大豆タンパク質，キトサン，低分子化アルギン酸ナトリウム，サイリウム種皮由来の食物繊維，植物ステロール
[効　　能]　これらの成分は腸の中でコレステロールや胆汁酸を吸着して，血液中に吸収されにくくし，また排泄を促して，血中コレステロールの上昇を抑制する。

3　血圧調節作用

　高血圧のほとんどは，原因が明らかでない本態性高血圧[*2]であり，これは，遺伝的素因に加えて食事，肥満，運動，ストレスなどの影響で血管が狭められるために起こると考えられている。そのため血管に負担がかからないよう減塩に努めるとともに，血圧降下作用のある成分を含む食品を摂取することが勧められる。このような食品成分には次のようなものがある。

[有効成分]　ペプチド（ラクトトリペプチド[*3]：VPP または IPP，カツオ節オリゴペプチド，サーデンペプチド：VY[*4]，カゼインドデカペプチド）
[効　　能]　緩やかな血圧降下作用がある。これらの成分は，昇圧酵素（ACE[*5]）の働きを抑制し，結果として①血管を収縮させる物質（アンギオテンシンⅡ）の生産量が減る，②血圧を下げる物質（ブラジキニン）の分解が遅くなる，という二重の効果がある。

[有効成分]　杜仲葉配糖体（ゲニポシド酸），γ－アミノ酪酸（GABA）
[効　　能]　ゲニポシド酸は副交感神経を刺激して末端の動脈の筋肉をやわらげ，血管を広げて血圧を下げる。GABA は血管収縮作用伝達物質であり，ノルアドレナリンの分泌抑制によって血圧を下げる。

4　高吸収性ミネラル

　日本では特に，子どもと女性にカルシウムや鉄が不足しがちである。カルシウム不足は高齢期になると骨粗鬆症の誘因となる。鉄は赤血球の重要な成分であり，不足すると貧血を起こし，頭痛やめまい，疲労などがでる。経

[*2] **本態性高血圧**
高血圧は原因の明らかな二次性高血圧（腎臓疾患や内分泌疾患による，全体の約5％）と，原因のはっきりしない本態性高血圧に分類される（全体の約95％）。1993年のWHO/ISH（国際高血圧学会）の分類では，収縮期血圧が140mmHg未満でかつ拡張期血圧が90mmHg未満を正常血圧とし，それ以上を高血圧と定義している。

[*3] **ラクトトリペプチド（Lacto-tripeptide）**
乳酸菌の中でも *Lactobacillus helveticus* による発酵乳に特異的にみられる。乳タンパク質のカゼイン由来のトリペプチドである。VPP（バリン・プロリン・プロリン）とIPP（イソロイシン・プロリン・プロリン）の2種類がある。ラクトトリペプチドは消化酵素で分解されずに腸まで届き整腸作用も示す。

[*4] **VY**
バリンとチロシンのジペプチド

[*5] **ACE（Angiotensin Converting Enzyme）**
アンギオテンシンⅠ変換酵素

口摂取したミネラルは一般に吸収されにくく，また食物繊維や他のミネラルなども吸収を阻害する。また，食品の精製・加工過程でその多くが失われてしまう。よく利用されるミネラル吸収促進剤は次に挙げる3種類であるが，他にも，フラクトオリゴ糖やビタミン K_2*6（メナキノン-7）高生産納豆菌（*Bacillus subtilis* OUV23481株）も利用されている。

第 1 章

*6 **ビタミン K₂**
ビタミン K_2 は 11 種の同族体をもつ。メナキノン-7 は主に納豆菌によって産生される。

［有効成分］**CPP（Caseinphosphopeptide，カゼインホスホペプチド）**

［効　　能］CPP は酵素処理によって乳タンパク質から分離精製された成分である。食物繊維やフィチン酸に先んじてカルシウムや鉄などのミネラルと結合するために，結果的にミネラルの体内吸収を促進する。

［有効成分］**CCM（Calcium citric-malic acid，クエン酸リンゴ酸カルシウム）**

［効　　能］CCM はカルシウムにクエン酸とリンゴ酸を配合したものである。カルシウムは，消化器内で酸やアルカリの作用から溶解性が変わり吸収のされ方が変わる。しかし，CCM はその影響を受けず，常にカルシウムが溶けた状態にあって吸収されやすくする作用がある。

［有効成分］**ヘム鉄**

［効　　能］畜肉動物のヘモグロビンから作られる。ヘム鉄の鉄原子はポルフィリン環とペプチドに保護されているので，消化管の中でも吸収の良い状態で安定に保持される。

5　歯の健康維持

　健康的な食生活を守るためにはすべての世代を通じて歯の咀嚼機能を維持・増進する必要があり，そのためには，虫歯や歯周病の予防が不可欠である。食品成分には次のようなものが利用されている。

［有効成分］**甘味料（キシリトール，マルチトール，エリスリトール，還元パラチノース），茶ポリフェノール**

［効　　能］虫歯菌（ミュータンス菌：*Streptococcus mutans*，ソブリヌス菌：*Streptococcus sobrinus*）は砂糖などを栄養源として歯垢の中に酸をつくり，歯のエナメル質を溶かして虫歯を引き起こす。したがって，虫歯菌の栄養源にならない甘味料を使用したり，あるいは虫歯菌の増殖を抑える働きのある成分（茶ポリフェノール）が有効となる。

［有効成分］**リン酸-オリゴ糖カルシウム（Pos-Ca），カゼインホスホペプチド-非結晶リン酸カルシウム複合体（CPP-ACP）**

［効　　能］エナメル質の脱灰部にカルシウムイオンとリン酸イオンを効率よく供給し再石灰化を促す。

---

6 血糖調節作用

　デンプンや砂糖などの糖質は，唾液アミラーゼや胃消化酵素の作用によってブドウ糖に分解されてから小腸で吸収される。血糖の正常値は100mg/dl未満：空腹時であり，血糖値が食後，異常に高くなり下がらない状態が続くと，次第に血管や神経，細胞などが障害を起こして糖尿病になる。

[有効成分] 難消化性デキストリン，グァバ茶ポリフェノール，L-アラビノース
[効　　能] 食物繊維の一種である難消化性デキストリンは，ブドウ糖の小腸からの吸収速度を緩やかにする作用と，食後の血糖値の急上昇を抑制する作用がある。その他，作用は異なるがよく利用されているものに，グァバ茶ポリフェノール，小麦アルブミン，L-アラビノース，豆鼓エキスなどがある。

7 中性脂肪抑制作用

　中性脂肪が過剰に蓄積されると，肥満，脂質異常症，動脈硬化の発症リスクが高まる。これらを予防する成分として次のようなものが利用されている。

[有効成分] 中鎖脂肪酸[*7]
[効　　能] 食べ物に含まれる油は，小腸から吸収されたあと，中性脂肪となって血液中に出て行く。余分な中性脂肪は脂肪細胞に蓄積されるが，中鎖脂肪酸は食後エネルギー源として肝臓で素早く利用され脂肪として体に蓄積されにくい。

[有効成分] 茶カテキン，グロビン蛋白分解物，ウーロン茶重合ポリフェノール，EPA，DHA，β-コングリシニン
[効　　能] 茶カテキンやEPA，DHA，β-コングリシニンなどは，脂肪の燃焼（β-酸化）を促す。グロビン蛋白分解物やウーロン茶重合ポリフェノールは，中性脂肪の吸収を抑制する。豆鼓エキスは，その作用について科学的根拠は明らかでないが中性脂肪の合成抑制，分解促進によって中性脂肪を低下させている可能性があり，条件付き特定保健用食品として認可されている。

＊7 中鎖脂肪酸
やし油やパーム核油に含まれる炭素数8～12の脂肪酸をいう。

参考・引用文献
1) 近藤和雄・佐竹元吉『サプリメント・機能性食品の科学』日刊工業新聞社，2014
2) 青柳康夫 編『改訂食品機能学（第3版）』建帛社，2016
3) 川崎 英二 編著『栄養指導にすぐ活かせるイラスト機能性成分入門：機能性成分のはたらきがみるみるわかる!』メディカ出版，2017
4) 日本医師会［ほか］総監修『健康食品・サプリ「成分」のすべて：ナチュラルメディシン・データベース日本対応版（第6版）』同文書院，2019
5) 国立研究開発法人 医薬基盤・健康・栄養研究所『「健康食品」の安全性・有効性情報』，2021，https://hfnet.nibiohn.go.jp/

Column2

新型コロナウイルス感染症と食事

1) 新型コロナウイルス感染症とは

2019（令和元）年11月に中華人民共和国湖北省武漢市で感染力の極めて強い新型コロナウイルス（正式名称は SARS-CoV2 *1, 略称は COVID-19）が発生した。このウイルスはヒトからヒトへの感染力が高く，瞬く間に全世界に感染が拡大し，発生後3カ月経過後の2020（令和2）年3月に WHO はパンデミック（Pandemic：世界的大流行）と認定した。

COVID-19の原因は当初はコウモリ由来とされたが2021（令和3）年7月現在でも，その真の原因は不明とされている。2021（令和3）年7月現在，世界で感染者1億9500万人以上，死者410万人以上と報告されている（WHO Coronavirus（COVID-19）Dashboard より）。COVID-19は変異株が多数発生し，感染力が高く重症化率も高くなっている。2020（令和2）年8月以降，各国でワクチンが開発され，わが国では2021（令和3）年4月から輸入ワクチンの接種が開始されている。

コロナウイルスを原因とする感染症は2002（平成14）年に SARS（Severe Acute Respiratory Syndrome：重症急性呼吸器症候群 *2）の発生が知られている。SARS は中華人民共和国広東省で原因不明の重度肺炎が集団発生しアジア地域を中心に流行したが，WHO の指導のもと各国のウイルス感染者の隔離と検疫対策によって2003（平成15）年7月には終息宣言が出された。また，2012（平成24）年の MERS（Middle East Respiratory Syndrome：中東呼吸器症候群 *3）は，サウジアラビアやアラブ首長国連邦など中東地域で発生した重症呼吸器感染症で，その原因はコウモリのもつコロナウイルスがラクダに感染しそのラクダからヒトに感染する。この MERS コロナウイルスによる感染は2021（令和3）年でも報告されている。

COVID-19は SARS や MERS ウイルスに比べ感染力が強く，また，その変異株の発生スピードが極めて速いという特徴があり，重症肺炎を併発し呼吸不全になり死に至る場合もある。さらにヒトからヒトへの感染力が高いため，①ヒトとヒトとの接触を避ける，②食事は多人数（4名以上）で摂食しない，③共通の食器やグラスを使用しない，④食事中の会話を控える，⑤ヒトとの距離（2m以上）をとる，⑥大声で会話しない，⑦ウガイ・手洗いの励行，⑧外出時のマスク常時使用，⑨居住場所の換気励行（3時間に一度程度），⑩集団での集会自粛，⑪ワクチンの接種等の方法で感染を予防する以外，有効な手立てがないのが現状である。

2) 新型コロナウイルスの死滅時間

COVID-19の生存時間は空気中では3〜4時間，人間の皮膚で約9時間，段ボールで最長2〜3日，プラスチックやステンレスで最長3〜5日，紙幣や携帯では約30日と報告されている。家庭内では3時間に1回程度の換気も奨励されている。COVID-19は80％エタノール溶液では13〜15秒で死滅するためアルコール消毒の可能な所は常時行うのが望ましい。なお，COVID-19は罹患したヒトでも初期症状の出ない方もいるため感染予防は極めて難しいという一面がある。

3) 新型コロナウイルスとワクチン

　COVID-19のパンデミック後，このウイルス感染を収束させるための努力が世界的に行われ，ワクチンの開発にも成功しその接種が始まっている。しかし，わが国でのワクチンや特効薬の開発が待たれるものの成功に至っていない。COVID-19感染の発生から1.5年以上経過した現在でも日々の感染者は増加や減少が繰り返されるだけで，日常生活における国民のストレスは限界の域に達している。特に経済政策とCOVID-19との共存を如何に進めるかが大きな社会問題となっている（2021年7月時点での現状）。

4) 新型コロナウイルスと食品に関する問題

　COVID-19によって学校や学級閉鎖が行われ，それに伴う給食の廃止，また，各種外食産業では営業時間の短縮などを強いられたため，食材の消費期限切れが生じ，食品廃棄の問題も起きている。これらの食品ロスを如何になくすかが課題となっている。また，COVID-19感染予防による家族間での偏った食事の摂取問題，単身者の偏った加工食品の摂取及び市販弁当の過剰な利用など栄養バランスの取れた食事が従来のようにできなくなり偏食せざるを得ない状態にある。バランスの取れた食事をすることは，免疫力を高める効果があるため出来る限り種々の食品を摂取することを心がける必要がある。

　COVID-19を克服するまでは数年単位の時間がかかると思われる。個々人で自分自身の行動を常にチェックし，COVID-19に罹患しない対策を取る必要が求められている。なお，COVID-19の収束には少なくとも今後5〜6年は必要と考えられているため，国民一人ひとりの自覚した生活が望まれている。

注
*1 SARS-CoV2：サーズ・コロナウイルス・ナンバー2でサーズ・コロナウイルスに似た性質をもつので，ナンバー2の名称がある。
　　COVID-19：Corona-Virus Disease　2019年から名付けられた。
*2 SARS（重症急性呼吸器症候群）とは（国立感染症研究所）
　　https://www.niid.go.jp/niid/ja/kansennohanashi/414-sars-intro.html
　　（2021.07.28）
*3 中東呼吸器症候群（MERS）について（厚生労働省）
　　https://www.mhlw.go.jp/stf/seisakunitsuite/bunya/kenkou/kekkaku-kansenshou19/mers.html（2021.07.28）

第2章

食品加工の原理と技術

1 食品加工の目的と原理

　われわれの食生活の中で加工食品の占める割合はきわめて高く，もはや加工食品を抜きにした食生活は成り立たないといっても過言ではない。

　食品加工は伝統的な手法から，新たに開発された新規加工法に至るまで，多くの手法が利用されている。食品には栄養性，安全性，嗜好性，機能性の4つの特性があり，加工の第一義的な目的は食品の保存性・安全性を向上させることにある。一方，時代の趨勢（すうせい）に伴い，新たな付加価値が食品に求められている。特に，食品の安全・安心に対する関心や健康に対する関心が世界的に高まっており，それに伴い行政的な対応もはじめられている。1995（平成7）年7月，食品衛生法が改正され，翌年の1996（平成8）年には総合衛生管理製造過程による承認制度の導入という形でHACCP（p.242参照）が採用された。また，2003（平成15）年5月には食品安全基本法が成立し，食品安全委員会が発足しその活動が開始されている。さらに，トレーサビリティ技術の開発と普及なども食品の安全性の向上とその検証法の確立という意味合いをもつ新しい施策であり，今後の広範囲な普及が望まれている。

　一方，健康志向の高まりとともに，前述した食品のもつ栄養性という特性に関しても，栄養素の充足はもちろんのこと，そのバランス，吸収，機能性を付与・改善した加工食品の開発が最近の傾向にある。

　食品加工の目的はそれぞれの食品によって，あるいは時代の流れによって異なる部分はあるが，食品原料に以下のような点を付与するものである。

可食性
籾米（玄米）から精白米，小麦から小麦粉，そばからそば粉などのように素材そのままでは調理や生食ができないものを利用しやすくする。

安全性
混入物，有害物の除去，腐敗，劣化，食中毒の防止など，食品を安全に食することを保障する。

栄養性
消化吸収を向上させヒトの基本的な生長発達を保障するとともに，カロリーの低減，特定の成分の増加や減少，機能性の付与などがある。

嗜好性
味，香り，色，テクスチャーなどの優れた食品を生産する。

経済性
日常無理なく購入できる食品の開発，余剰生産物の活用，廃棄物の低減など，消費者だけでなく生産者側にとっての利点も含まれる。

保存性
加工の目的はもともと保存性の向上にあり，特に生産者と消費者との距離が離れている現在の社会システムではきわめて重要な目的となっている。

利便性

流通，販売，調理などにおける取り扱いを容易にする。乾燥や濃縮による容量・重量の軽減，調理済み食品などが，この中に含まれる。

　食品加工法の原理ならびに食品保存の原理は物理的，化学的，生物的観点から多種類の方法が使用されている。本節では，水分活性，pH，浸透圧，冷蔵・冷凍，ガス調節，燻煙，食品添加物，食品照射など，保存法として広く利用されている方法に関する原理を記載する。

1　水分活性

　食品中の水分活性を低下させ，微生物の増殖を抑制することによって腐敗，変敗などを防止する方法である。水分活性の定義及び微生物の増殖下限値については第1章3.水分，表1-5（p.9）を参照されたい。

　乾燥などによって食品の水分活性を低下させると，各種微生物の増殖を抑制できるが，その一方で水分活性を低下させ過ぎると食品表面の単分子層の水が失われ，空気中の酸素との接触が多くなるため，酸化反応が促進され品質の低下や劣化が生じることになる。水分活性と各種劣化反応の関係を図2-1に示す。

　このように食品の水分活性は微生物による腐敗のみならず，品質劣化に関与する酵素的あるいは非酵素的反応などの非生物的劣化反応にも深く関わっており，その適正な調節と保持が非常に重要である。

　水分活性の調節法には，乾燥，塩蔵，糖蔵，ヒューメクタント（湿潤剤・水和剤・保水剤）の添加などの方法がある。包装材の適正な使用とともに，温度管理なども含め，適正な水分活性を保持する必要がある。

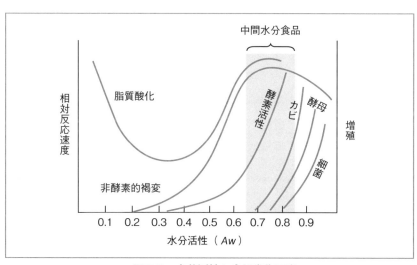

図2-1　水分活性と食品劣化反応

出典）黒川守浩 編著『レクチャー食品加工学』建帛社, p.28, 2000（一部修正）

2 pH

食品のpHを低下させることにより微生物の増殖を抑制し保存を行う方法がある。食品はもともと動植物の組織であるため，食品自体も微酸性から中性域のpHを有しているものが多い。各種食品のpHを表2-1に示す。

食品加工においては強酸や強アルカリを用いて食品のpHを低下あるいは上昇させる処理が行われている。例えば，肉製品における発色反応は普通の肉のpH6.3程度では反応が起こりにくいため，強酸を用いてpHを4.5程度にまで下げる処理が行われている。食品をアルカリ性にすることはフレーバーの点からも好まれない処理であるが，食品の加工工程でアルカリが使われることもある。中華麺の製造におけるかん水処理がその例である[*1]。さらに，分離タンパク質として製造されている大豆のタンパク質抽出物の製造には強アルカリが使用されている。

タンパク質をアルカリ処理すると構成アミノ酸のラセミ化[*2]，リシノアラニンのような非通常アミノ酸の生成，架橋の形成，消化性の低下，必須アミノ酸の非有効化による栄養的価値の減少などが生じる。このため一般の食品のアルカリ処理は避けることが望ましい。

微生物の増殖はpHによって影響され，増殖が可能なpH範囲は微生物の種類によって異なる。カビや酵母は酸性で，細菌類は中性で増殖が起こりやすく，増殖の至適pHはカビや酵母ではpH5.0〜6.0，細菌ではpH7.0付近にある。また，一般的に，カビや酵母ではpH1.5〜11.0，細菌ではpH3.5〜9.5の範囲で増殖がみられる。大部分の細菌の下限pHは4.5〜5.0付近にあるが，*Escherichia coli*, *Staphylococcus aureus*, *Micrococcus*（酸生成株），や*Lactobacillus*, *Streptococcus*, *Leuconostoc*などの乳酸菌の大部分の下限pHはそれより低くpH4.0〜4.5にある。これらのことからpH4.5以下の食品では，大多数の細菌，特にタンパク質を分解する腐敗細菌，グラム陰性桿菌などの腐敗細菌や食中毒菌の増殖はみられず保存性に優れている。しかし，*Lactobacillus*などの乳酸菌による酸敗やカビ，酵母の増殖による変敗が起こる可能性もある。pHを制御して食品の保存性を高めるには次のような方法がある。

1）有機酸の添加

酢酸，乳酸，プロピオン酸などは増殖阻止効果が高く，食品保存に広く使用されている。また，コハク酸，リンゴ酸，酒石酸，クエン酸などの有機酸

[*1] かん水処理
炭酸ナトリウムや炭酸カリウムのような弱アルカリ性の塩類により，小麦粉中のタンパク質を変性させ弾力を帯びさせるとともに独特の縮んだ麺に仕上げることができる。

[*2] ラセミ化
不斉炭素原子（P14）につながる4つの原子など（置換基）の配置が変わって，鏡像異性体の一方がもう一方の構造に変わること。アミノ酸の性質が変化する可能性がある。

表2-1　各種食品のpH

生鮮食品類	pH	加工食品類	pH
ホウレンソウ	6.3	ソーセージ	6.1
キャベツ	6.1	ハ ム	6.0
ジャガイモ	5.9	鶏卵（卵白）	8.3
ニンジン	5.0	ピータン	8.4
ナ ス	4.5	ゆで麺	6.5
トマト	4.3	トマトケチャップ	3.9
オクラ	6.2	ごはん	6.0
モヤシ	6.2	食パン	5.3
レタス	6.3	日本そば	6.0
タマネギ	5.7	ヨーグルト	4.3
シイタケ	5.9	マヨネーズ	4.6
スイカ	5.4	醸造酢	2.6
バナナ	4.6	濃口醤油	4.2
ミカン	4.0	薄口醤油	4.5
ブドウ	4.0	赤味噌	4.8
リンゴ	4.1	ウスターソース	3.3
グレープフルーツ	3.3	みりん	5.9
牛 乳	6.6	豆 腐	6.0
サ ケ	6.2	赤ワイン	3.4
マグロ	5.8	白ワイン	3.3
ア ジ	5.8	麦 茶	5.4
ブ リ	5.7	ウーロン茶	5.9
エ ビ	6.9	蜂 蜜	3.6
カ キ	5.5	日本酒	4.3
牛 肉	5.7	紅 茶	5.2
鶏 肉	6.3	緑 茶	6.0
豚 肉	6.1	コーヒー	5.7

各食品のpHにはある程度の範囲があるため，表中のpHはおおよその値を示してある。

も増殖阻止効果があり食品への利用度も高い。特に酢酸の効果を利用したものにはザワークラウト，ピクルス，ラッキョウ漬け，キュウリ・イワシ・ニシン・小鯛・タコなどの酢漬け，寿司（酢めし），マヨネーズなどがある。

なお，これら酸による微生物増殖抑制効果は塩酸や硫酸などの無機酸よりも酢酸，乳酸などの有機酸の方が抑制効果が高い。これら有機酸の抑制効果は非解離性有機酸分子によるものである。低pHほど解離型分子の割合が減少し，非解離型分子の割合が増加するため，有機酸による効果は低pHの方が強い。有機酸の静菌作用はプロピオン酸，酢酸，コハク酸・乳酸，リンゴ酸，クエン酸・酒石酸の順に効果が高い。

2）乳酸菌による乳酸の生成

乳酸菌の増殖によって生成する乳酸のpH低下作用及び防腐効果を利用した保存法は，漬物，ヨーグルト，チーズ，発酵ソーセージ，各種醸造食品（日本酒，味噌，醤油，醸造酢），発酵豆乳，パンなどで利用されている。

3）pH調整剤の添加

清涼飲料水にはさわやかなフレーバー（風味）を付与するために酒石酸，リンゴ酸，炭酸，リン酸などを添加して適度なpHを保っている。また，ソルビン酸，安息香酸，プロピオン酸及びその塩は保存料として使用されている。

3　浸透圧

1）塩　蔵

塩蔵は食品中の塩分濃度を上昇させることによって微生物による腐敗を防ぐ貯蔵法の一つであり，古くから肉，魚，魚卵，野菜などに利用されてきた。食品中の食塩濃度の増加により，浸透圧上昇，水分活性の低下，溶存酸素の低下（好気性菌の増殖抑制），塩素イオンによる防腐効果などの現象が起こり，この作用によって微生物の増殖を抑制し貯蔵性が高まる。なお，ナトリウムイオンには殺菌作用はない。また，一般細菌や腐敗細菌は7～10％の塩濃度で増殖が抑制されるが，好塩菌，耐塩菌[*3]，好浸透圧菌は増殖が可能であり，これらによる劣化・腐敗には注意する必要がある。食中毒菌のボツリヌス菌は5～7％の食塩濃度で増殖が抑制されるが，黄色ブドウ球菌は耐塩性が強く，増殖抑制には15～20％の食塩濃度が必要である。

一方，味噌，醤油，発酵漬物などは食品中の塩濃度を高め，高塩濃度で増殖可能な酵母や乳酸菌を積極的に増殖させた食品であり，これらは製造中の雑菌汚染を抑制して貯蔵性を高めたものである。

微生物の耐塩性はpHや温度によっても変化する。酸の添加や乳酸菌による乳酸の生成によってpHを下げ，あるいは冷却することにより食品の貯蔵期間を延長することができる。また，2～3％の一夜漬けではほとんど貯蔵性はなく，冷蔵やエタノールの添加などが行われている。

塩蔵の方法にはまき（撒き）塩法と立て塩法がある。まき塩法は食品に直接食塩をふり，軽く圧力をかける方法であり，食塩の均一な浸透はしにくい

*3 耐塩菌
例えば，約18％食塩濃度の醤油においても耐塩性酵母の増殖による品質劣化が問題となることがある。

が，脱水が早く，少量の食塩でも貯蔵性に優れる。立て塩法は食品を食塩水に浸漬する方法であり，まき塩法に比べ食塩の均一な浸透が行われるため，外観や食味のよい製品ができるが，食塩使用量が多くなること，浸漬中に食品から浸出した水により食塩濃度が低下するなどの欠点もある。塩蔵は畜肉類，魚介類，野菜類で行われており，その利用範囲はきわめて広い。

2) 糖　蔵

食品にショ糖[*4]を添加することにより貯蔵性を高めた食品であり，ジャムや果実の砂糖漬けなどがある。糖濃度の上昇によって食品中の浸透圧上昇と水分活性の低下を引き起こし，微生物の増殖を抑制して腐敗や劣化を防止する保存法である。第1章3.水分，表1-6（p.9）に示したように，ショ糖による浸透圧の上昇と水分活性の低下は食塩よりも高濃度のショ糖を必要とする。ショ糖の飽和溶液（68％）の水分活性はAw0.85であり，一般細菌類は45％濃度まで耐性をもつが，この飽和濃度では増殖は起こらない。しかし，耐浸透圧性の酵母やカビの増殖が起こることもあり，酵母の中には80％濃度に耐えるものもある。塩蔵と同様，酸の添加などによるpHの低下により微生物の増殖抑制効果が大きくなる。高糖度ジャムのショ糖濃度は65〜70％であるが，浸透圧の上昇に加え，果実中の有機酸によるpHの低下作用によってさらに保存性が高まる。

一般的な糖蔵方法は果実や野菜類のアクを湯煮によって除いたあと，30％程度の薄い糖溶液に浸漬し，その後糖濃度を徐々に高めながら，最終的に平衡糖濃度75％程度まで高めた製品にする方法である。糖蔵は菓子やジャム類，マーマレード，ようかん，蜜漬け，果実砂糖漬け，加糖練乳などの製造に多く用いられている。ジャムは糖，酸及びペクチンの作用でゲル化した食品であるが，ペクチンのゲル化には60％以上の糖濃度が必要であり，糖分はゲル化と貯蔵性の両方の効果をもっている。

4　冷蔵・冷凍

食品を低温に保存することにより多くの化学反応や生物反応の速度を遅くし，保存期間を延長させる方法で，冷蔵法，半凍結法，凍結法に大別できる。

1) 冷蔵法

食品が凍らない範囲のできるだけ低温で貯蔵する方法である。氷を使用する場合は氷蔵と呼ぶ。野菜や果実などは2〜10℃，魚介類，食肉，牛乳などは−2〜2℃で冷蔵する。生物での化学反応速度と温度の関係はQ10値という温度係数で表現する。これは温度が10℃変化した時の反応速度の倍数を示すものであり，多くの生物反応はQ10が2〜3の反応が多い。これは温度が20℃下がると反応速度は1/3×1/3〜1/2×1/2すなわち1/9〜1/4に減少することを示しており，食品を室温から冷蔵庫内に移すことで劣化反応もかなり遅くなることがわかる。ただし，自由水は凍結しておらず微生物の増殖や各種酵素反応・非酵素反応は完全には抑制できない。また，褐変や脂質の酸化など，品質劣化の代表的な酸化反応も低温により抑制される。さらに，

*4 **ショ糖**
ショ糖はデンプンの老化を防ぐ作用があり，大福もちがいつまでもやわらかいのはこのためである。

pHを下げたり，酸素との接触を遮断したりすることで，より効果的に抑制することができる。

バナナ，サツマイモ，レモン，パインアップル，マンゴー，インゲン豆，キュウリ，ナス，トマトなど，特に熱帯産，亜熱帯産の野菜や果実は0～10℃の低温では，軟化，褐（黒）変，ピッティング（斑没，窪み）などの低温障害が起こる（第3章，表3-25，p.129参照）。

2）半凍結法

－1～－5℃の温度域では，食品中の水は過冷却または半凍結状態にあり完全には凍らない。このような温度域で保存する方法を半凍結法（パーシャルフリージング）という。塩類など食品中の成分が溶解しているため0℃以下でも自由水は凍らない。したがって，氷結晶も形成されずタンパク質変性や脂質の変質も起こりにくく，魚肉や畜肉などを鮮度よく保存することができる。また，氷温貯蔵，チルド食品なども0～－1℃付近で貯蔵する方法である。いずれも前述の冷蔵法と比較し，5～6℃低い温度であり，生鮮食品の保存に適している。

3）凍結法

食品を冷凍して保存する方法であり，食品衛生法によると，冷凍食品[*5]とは，製造し，または加工した食品及び切身またはむき身にした生鮮魚介類を凍結させたものであって，容器包装に入れられたものに限る，とされている。

日本冷凍食品協会によると「前処理を施し，品温が－18℃以下になるように急速凍結し，通常そのまま消費者に販売されることを目的として包装されたもの」となっており，水産，農産，畜産，調理冷凍，その他の冷凍食品という5群に分けている。なお，－18℃は華氏0°Fに相当している。

最近では家庭用でも－18℃以下のフリーザー付き冷蔵庫が普及しており冷凍食品の利用も盛んになっている。食品の種類で異なるが，多くの場合－18℃に貯蔵すれば通常4～6ヶ月，時には約1年間品質を保持できる。この－18℃以下に保存する処理は深温凍結と呼ばれ，冷凍食品の必要条件となっている。食品を凍結する際の凍結速度は食品の品質に影響をおよぼす場合が多い（図2-2参照）。

食品を凍結する時，品温が氷結点になると氷結晶ができはじめ，さらに冷却を続けると－1～－5℃の温度帯では品温の低下が緩慢になるが，それを過ぎると再び品温が下がりはじめる。この－1～－5℃の温度帯を最大氷結晶生成帯と呼ぶ。－5℃付近では食品中の水の約80％が氷になり，食品全体としては凍結状態になる。さらに－20℃になると自由水の大部分（95％以上）が凍結する。最大氷結晶生成帯を30分以内に急速に通過すると，微細な氷結晶が細胞や食品の組織内に均一に分散して生じるため，品質はほとんど変わらない。しかし，緩慢に通過すると氷結晶が大きく生長し，細胞や組織の破壊が起こり，内容成分が浸出してくるため，解凍した際にドリップが多くなり品質は劣化する。したがって，一般の冷凍食品は急速凍結法が用いられている。凍結方法には以下のような方法[*6]がある。

[*5] **冷凍食品**
食品保存法では，－15℃以下に保存することが定められている。

[*6] **CAS冷凍**
Cell Alive System冷凍と呼ばれる日本で開発された新冷凍技術。食品を冷却しながら磁場環境中におくと，細胞中の水分子が振動し氷結せずに過冷却状態に保つことができ，その後，食品全体の水を瞬時に冷凍させることにより，氷結晶化を抑え，細胞膜を無傷に保存できる優れた冷凍技術である。ドリップの発生を防ぐ効果も高く，新しい凍結保存技術として医学分野などでも注目されている。

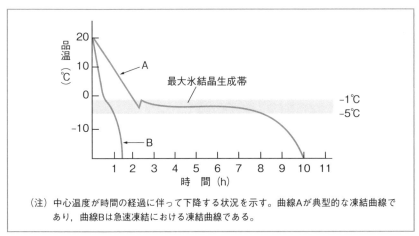

（注）中心温度が時間の経過に伴って下降する状況を示す。曲線Aが典型的な凍結曲線であり，曲線Bは急速凍結における凍結曲線である。

図2-2　食品の凍結曲線

出典）國崎直道・川澄俊之 編著『改訂初版 食品加工概論』同文書院，p.27，2013

（1）空気凍結法

　　－25～－30℃の冷却した空気を凍結室に送り込み凍結する方法である。

（2）送風凍結法

　　－35～－40℃の冷却空気を食品に吹き付けて凍結する方法で，エアブラスト凍結法とも呼んでいる。

（3）浸漬凍結法

　　－25～－45℃に冷却したブライン（塩化ナトリウムまたは塩化カルシウム溶液など）にカツオ，マグロなどを直接あるいは包装して浸漬し凍結する方法で，ブライン凍結法とも呼んでいる。

（4）接触式凍結法

　　－25～－40℃に冷却した金属板の間に食品をはさみ，密着させて凍結する方法で小型魚，エビフィレー，冷凍すり身などの凍結に用いる。

（5）液化ガス凍結法

　　液体窒素（－196℃），液化炭酸ガス（－78.5℃）などを食品に直接吹きかけて凍結する方法である。コストがかかるため，商品価値の高いマグロ，エビ，ホタテガイの個別急速冷凍（Individual Quick Freezing：IQF）などに適している。

5　ガス調節

　食品の保存環境における空気組成を変化させ，品質低下を防止し，保存期間の延長を図る方法で，CA貯蔵，MA貯蔵（包装），ガス置換，減圧（真空）貯蔵などがある。

1）CA貯蔵

　Controlled Atmosphere の頭文字をとり，CA貯蔵[*7]と呼ばれ，主に青果物の保存法に利用される。青果物は収穫後も生理活性を示し，特に呼吸作用の亢進によって鮮度低下（水分の蒸散，果肉の軟化，葉緑素の分解，追熟，

> [*7] CA貯蔵
> 貯蔵庫内のガス濃度を一定に保つには困難が伴い，また，設備投資が高価になるなど問題点もある。現在のところ，リンゴ，イチゴ，ナシ，バナナ，サクランボ，カキなどの果実類やアスパラガス，ブロッコリー，キャベツなどの野菜類に用いられている。

キノコ類の開傘，発芽，発根など）を引き起こすものが知られており，この現象は Climacteric rise（一過性の呼吸亢進）と呼ばれる。最適なガス組成は青果物の種類によって異なるが，一般的に気相の酸素濃度を3～5％に減少させ，二酸化炭素濃度を2～5％に増加させて，0～5℃の低温で貯蔵する条件が用いられている。低温のみの貯蔵に比べ，貯蔵期間は1.2～3倍程度の延長効果がみられ，季節はずれの時期にも食することが可能となっている。

2）MA 貯蔵（包装）

MA 貯蔵は MAP とも呼ばれる。MAP は Modified Atmosphere Packaging の略で，貯蔵庫内のガス組成を変化させる CA 貯蔵の原理を応用し，果実や野菜類を各種のプラスチックフィルムで包装して，その包装内部のガス組成の変化によって貯蔵期間の延長を図る方法である。青果物の呼吸作用によって包装内の酸素濃度が減少し，炭酸ガス濃度が増加することによって，水分の蒸散や呼吸作用を抑制する効果がある。ポリエチレンやポリプロピレンなどの包材が使用されているが，これらのフィルムにはある程度のガス透過性があり，ある濃度に達すると平衡状態になって CA 貯蔵に近い効果が得られる。長期貯蔵というよりはむしろ流通期間における鮮度保持を目的とした保存法である。

3）ガス置換貯蔵

包装内の空気を脱気したあと，窒素ガスや二酸化炭素ガスなどの不活性ガスを封入し，食材の呼吸，好気性細菌やカビ，害虫などの増殖を抑制するとともに脂質，ビタミン，色素，香気成分などの酸化を防止して品質を保持する貯蔵方法である。本方法における残存酸素濃度は2％以下にする必要がある。二酸化炭素充填による冬眠米の流通，小麦貯蔵用サイロの窒素充填，加工食品の窒素あるいは二酸化炭素充填などが行われている。

4）脱酸素剤による保存

通気性のよい小袋に入ったさまざまな脱酸素剤（鉄粉，アスコルビン酸，活性炭など）が開発されており，酸素との化学反応によって，密封包装内の酸素濃度を0.1％以下に減少する方法である。操作が容易なため，広く使用されている。

5）減圧（真空）貯蔵

包装食品の容器中の空気を脱気し，通常，大気圧の1/10以下の圧力で食品を密封シールして貯蔵する方法である。上記の方法と同様に，酸素分圧の減少により酸化反応や好気性生物による品質劣化を抑制する効果がある。特に果実類では追熟ホルモンとして働くエチレンなどの揮発成分が排除されるため保存期間の延長効果がある。

いずれの保存法も酸素濃度の減少による品質保持効果を目的とする保存方法であるが，逆に嫌気的発酵の促進に伴う異臭や高二酸化炭素障害なども生じるとされており，厳密なガス組成の調節が必要である。

6 燻　煙

燻製は畜肉や魚介類などに燻煙を当てて乾燥させるとともに特有の風味と保存性を付与したものである。

燻煙にはナラ，カシ，サクラなどの樹脂分の少ない堅木を燻材[*8]として使用し不完全燃焼させることで燻煙を生じさせ，この煙を食材に当てて吸着させる。燻煙法は燻煙室の温度によって分類され，10〜30℃，3〜4週間燻煙する場合を冷燻法，50〜90℃，数時間あるいは3〜4日燻煙する場合を温燻法，また，120〜140℃，2〜4時間燻煙する場合を熱燻法と呼んでいる。

冷燻法では，水分が40％以下になり，また，燻煙中の防腐成分も食材中によく浸透するため長期保存が可能となる。温燻法や熱燻法では食材表面のタンパク質変性により肉質がやや硬くなるが内部の水分が50〜60％と多く，やや保存性に劣る。そのため，温燻法の製品は燻煙後に加熱殺菌を行い，熱燻法の製品は真空包装して低温で保存する必要がある。また，木材の乾留成分や木炭製造時に発生する煙を捕集して得られる物質（燻液）を食品に添加し，燻煙に類似した性質を付与した製品もある。

燻煙中には400〜500種類におよぶ化合物が存在することが知られており，これらの作用によって，殺菌効果，風味付与効果，色合いの付加などが生じる（表2-2参照）。

*8 燻　材
樹脂の多いマツやスギなどの針葉樹は製品が黒化し，においもよくないため燻材として使用しない。

表2-2　各種燻煙材より得られる有機化合物含量 (g/kg：燻煙材)

化合物 ＼ 燻煙材	カ　シ	サクラ	モミガラ	ヒノキ	ス　ギ
ホルムアルデヒド	1.61	1.77	0.96	1.03	0.82
アセトアルデヒド	0.22	0.12	0.56	0.25	0.36
アセトン	0.80	0.90	0.97	0.63	0.77
フルフラール	0.50	0.88	0.54	0.24	0.27
ギ　酸	0.05	0.06	0.03	0.03	0.04
他の揮発物質	1.29	1.33	1.30	0.60	0.81

出典）斎藤ほか，各種燻蒸材中の主要な有機化合物，日畜会報，6，157（1933）

燻煙中の有機酸，芳香族化合物，フェノール性化合物の中には腐敗細菌や病原性細菌に対し静菌及び殺菌作用をもつものがある。また，フェノール性化合物を主とする芳香族化合物は香ばしい風味を付与する効果もある。褐変は燻煙中のカルボニル化合物と食材中のタンパク質やアミノ酸などのアミノカルボニル反応によって生成すると考えられている。

7　食品添加物

加工食品の保存性を高めるために食品添加物が使用されている。使用できる添加物は食品衛生法によって定められ，合成食品添加物は厚生労働大臣が指定したものだけが使用を認められている。また，製造基準，使用基準，表示基準，保存基準などの規格基準が定められている。

天然食品添加物は一部のものに規格基準が定められている。1995（平成7）

年の食品衛生法の改正で，以前から使用されていた天然添加物は既存添加物名簿に記載され，従来通りの使用が許可されている。食品の保存性を高める主な食品添加物には保存料，防カビ剤及び酸化防止剤などがある（表2-3参照）。

表2-3　保存料，防カビ剤及び酸化防止剤として使用される添加物

	食品添加物名	対象食品
保存料	安息香酸 安息香酸ナトリウム	キャビア，マーガリン，清涼飲料水，シロップ，醤油
	ソルビン酸 ソルビン酸カリウム	魚介乾製品，魚肉ねり製品，鯨肉製品，食肉製品，チーズ，マーガリン，フラワーペースト類，煮豆，あん類，つくだ煮，ジャム，ケチャップ，甘酒，果実酒，雑酒，味噌，干しスモモ，発酵乳，乳酸菌飲料，たくあん漬け，粕漬け，麹漬け，醤油漬け，酢漬け，味噌漬けの漬物
	デヒドロ酢酸ナトリウム	チーズ，バター，マーガリン
	パラオキシ安息香酸イソブチル パラオキシ安息香酸イソプロピル パラオキシ安息香酸エチル パラオキシ安息香酸ブチル パラオキシ安息香酸プロピル	醤油，果実ソース，酢，清涼飲料水，シロップ，果実及び果菜の表皮
	プロピオン酸 プロピオン酸ナトリウム プロピオン酸カルシウム	チーズ，パン，洋菓子
防カビ剤	オルトフェニルフェノール（OPP） オルトフェニルフェノールナトリウム	柑橘類
	ジフェニル	レモン，グレープフルーツ，オレンジ類
	チアベンダゾール（TBZ）	柑橘類，バナナ
酸化防止剤	L-アスコルビン酸 L-アスコルビン酸ナトリウム	すべての食品
	エチレンジアミン4酢酸カルシウム2ナトリウム エチレンジアミン4酢酸2ナトリウム	缶詰または瓶詰食品
	エリソルビン酸 エリソルビン酸ナトリウム	すべての食品
	グアヤク脂 クエン酸イソプロピル ノルジヒドログアヤレチック酸 没食子酸プロピル	油脂，バター
	ジブチルヒドロキシトルエン（BHT）	油脂，バター，魚介冷凍品，鯨冷凍品，チューインガム，魚介乾製品，魚介塩蔵品，乾燥裏ごしいも
	dl-α-トコフェロール	すべての食品
	ブチルヒドロキシアニソール（BHA）	パーム原料油，パーム核原料油

出典）食品・食品添加物等規格基準（抄），日本食品衛生学会誌，44（1），J-18-J-148（2003）

1）保存料

微生物の増殖を抑制する物質であり，主に静菌作用が大きく，殺菌作用は小さい。

2）防カビ剤

カビの増殖を抑制する物質であり，柑橘類とバナナに限定されている。ま

た，ばら売りの食品でも，柑橘類とバナナの容器包装では防カビ剤として
OPP，TBZなどが使用された場合には防カビ剤または防ばい剤という用途
名と物質名を併記して表示しなくてはならない。

3）酸化防止剤

酸素による食品成分の酸化は異臭，異味，変質などの品質劣化を促進する。
特に不飽和脂肪酸を含む油脂類は自動酸化を起こしやすく，酸化物や過酸化
物を生じ，他成分の劣化も促進する。これらの添加物は酸化を促進する金属
類をキレート作用などによって体外へ排出し酸化を防止するものが多い。

4）殺菌料

微生物の殺菌を目的とする物質であり，サラシ粉，次亜塩素酸塩などが使
用される。流通時には完全に除去され残留しないことが条件となる。

8 食品照射による保存

食品の保存に電磁波や電子線を利用した殺菌技術も使用されている。電磁
波はその波長にしたがってγ線，X線，紫外線[*9]，赤外線[*10]，マイクロ波な
どに分類されており（図2-3参照），これらの中で熱の発生を伴わない短波
長域のX線，γ線，紫外線が非加熱殺菌に用いられ，冷殺菌とも呼ばれている。

また，赤外線，遠赤外線は加熱殺菌や焼き上げ及び乾燥などに使用されて
おり，笹かまぼこやちくわなどで利用されている。また，マイクロ波殺菌（い
わゆる電子レンジ加熱）も弁当，惣菜，まんじゅうなどの殺菌に使用されて
いる。

[*9] **紫外線の分類**
UVA 315〜380nm
UVB 280〜315nm
UVC 280nm 未満

[*10] **赤外線の分類**
近赤外線 700〜2,500nm
遠赤外線 4,000〜10^6nm

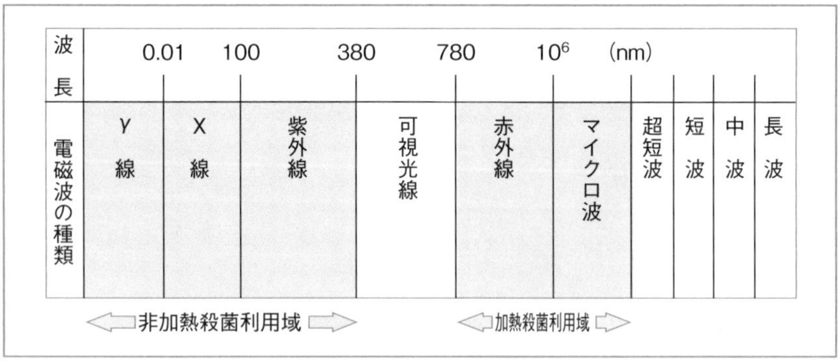

波長	0.01	100	380	780	10^6	(nm)				
電磁波の種類	γ線	X線	紫外線	可視光線	赤外線	マイクロ波	超短波	短波	中波	長波

⇐⇒ 非加熱殺菌利用域 ⇐⇒　⇐⇒ 加熱殺菌利用域 ⇐⇒

図2-3　電磁波の分類

出典）露木英男・田島　眞 編著『食品加工学－加工から保蔵まで－』共立出版，p.31，2002

1）γ線

γ線は透過力が強く，殺菌，殺虫，熟度調節，発芽抑制などに利用できる。
線源としてはコバルト60（^{60}Co）やセシウム137（^{137}Cs）が使われる。現在，
世界各国では香辛料，乾燥野菜，タマネギ，ジャガイモ，生鮮果実，食肉な
どにγ線照射が行われているが，日本ではジャガイモの発芽防止にのみγ線
の使用が許可されている。

2）紫外線

　紫外線は200〜280nmの短波長領域が殺菌作用を示し，特に254nmの殺菌灯には強い殺菌効果がある。空気中ではオゾンを，水中では過酸化水素を生じさせることが知られており，これらの酸化作用が空気や水の殺菌効果を示す。また，生物体へはDNAにおけるチミンダイマーの生成とDNA複製への障害をもたらし，変異や致死作用を与えて殺菌効果を示す。

　紫外線殺菌装置は食品の無菌充填包装や食品表面の殺菌のほか，包装材料に付着している微生物の除去，医薬品や食品工場などの空気，水の殺菌にも使われている。

参考・引用文献

1）國﨑直道・川澄俊之 編著『改訂初版　食品加工学概論』同文書院, p.15, p.27, 2013
2）森　友彦・河村幸雄 編『食べ物と健康3』化学同人, p.15, p.19, 2004
3）露木英男・田島　眞 編著『食品加工学−加工から保蔵まで−』共立出版, p.31, 2002

Column3

食品添加物

　食品衛生法第4条第2項では，「添加物とは，食品の製造の過程において又は食品の加工若しくは保存の目的で，食品に添加，混和，浸潤その他の方法によって使用する物をいう。」と定義され，以下の4つに分類されている。

食品添加物	指定添加物（472品目）	厚生労働大臣が指定した添加物
	既存添加物（357品目）	いわゆる天然添加物
	天然香料	
	一般飲食物添加物	

(2021（令和3）年1月）

◉指定添加物　食品衛生法第12条に基づき，安全性を評価した上で，厚生労働大臣が指定したもの（ソルビン酸，キシリトールなど）。

◉既存添加物　平成7年の法改正の際に，我が国において既に使用され，長い食経験があるものについて，例外的に指定を受けることなく使用・販売などが認められたもの（クチナシ色素，タンニンなど）。安全に問題のあるもの，使用実態のないものについては，名簿から消除されることがある。

◉天然香料　動植物から得られる天然の物質で，食品に香りをつける目的で一般に使用量が微量であり，長年の食経験で健康被害がないとして使用されるもの（バニラ香料，カニ香料など約600品目）。

◉一般飲食物　食品衛生法第12条では，一般に飲食に供されているもので添加物として使用されるもの
　添加物　（イチゴジュース，寒天など約100品目）。

出典）厚生労働省，食品添加物
https://www.mhlw.go.jp/stf/seisakunitsuite/bunya/kenkou_iryou/shokuhin/syokuten/index.html　(2021.07.28)

2 食品加工の製造技術

　加工食品の製造には多くの技術が利用されており，古来より伝統的に引き継がれた方法や新規に開発された加工法もある。ここではこれらの原理に基づき，物理的方法，化学的方法，生物的方法に分けて説明する。

1　物理的方法（機械的加工法）
1）剥皮，搗精

　皮を除く操作を剥皮と呼ぶ。刃物を用いる方法（リンゴなど），ブラシを用いる方法（イモ類など），圧縮空気で飛ばす方法（長ネギなど），ロールに皮を巻き取る方法（牛，豚などの畜産物）など原材料の素材に適した方法が機械を使用して効率よく行われている。

　また，玄米から果皮や種皮などの糠層と胚芽を除去する操作を搗精（精米，精白）という。搗精には摩擦式や研削式などがある。

2）粉砕，摩砕，擂潰

　いずれも原料を細かくすることであるが，粉砕は水を用いず乾燥状態で行う。穀類，豆類，イモ類などを粉末の製品にすることを製粉と呼び，特に小麦粉やコンニャク粉は製粉の代表的な製品である。摩砕は水を加えてすり潰すことである。また，冷凍すり身やかまぼこなどのような練り製品の製造において，魚肉に2〜3％の食塩を加え，粘稠になるまで擂り潰す操作を擂潰と呼んでいる。

3）撹拌，混合，混捏，乳化，練圧

　2種以上の原料の混合や粉体と液体の混合が加工食品の製造にしばしば用いられる。2つ以上の食品を混ぜて均一にすることを混合と呼び，混ぜてこねることを混捏という。少量の液体を混合しながら粉体をこね合わせ，固着性をもった塊とする場合（パン，麺，だんごなどの生地）や原料中の油脂を加熱によって流動性を増加させながらこね合わせ，放冷してペースト状にする場合（チョコレートなど）がある。また，水と油のような混ざり合わない物質を他方に分散させることを乳化といい，均一に分散した相をエマルションと呼ぶ。エマルションにはマーガリンやバターなどのように油中に水が分散した油中水滴型（W/O型）とマヨネーズのように水の中に油粒子が分散した水中油滴型（O/W型）がある。バター製造のように圧をかけて練ることを練圧（ワーキング）という（第3章8.乳・乳製品，p.175〜176参照）。

4）分　離

　原料中の目的成分を効率よく分別あるいは分取するための操作をいい，次のような方法がある。

（1）固体と固体の分離

　　粒径，比重差，磁気を利用した分離法で次のような方法がある。
　　①篩　分　篩の目の大きさで通過成分と非通過成分を分離する。主に穀

　類，豆類，粉類の分離や夾雑物の除去などに使用する。

②風　選　穀類，豆類，粉類の夾雑物の分離，未熟穀物の除去などに使用され，風力によって比重差の違う成分を分離する方法である。小麦とふすま，コンニャク粉と飛粉（デンプンや皮）などに使用する。

③磁　気　磁石により，吸着物質の除去を行う方法であり，鉄片や釘などの金属除去が主な目的である。製品工程の最終チェックでも使用する。

(2) 液体と固体の分離

　食品加工において最も多用される方法である。

①濾　過　濾紙や濾布に通して通過部分と非通過部分を分離する。液状食品は最終工程に濾過操作を行い，不溶物の除去を行っている。

②圧　搾　固体から液体を分離する操作であるが，圧力をかけて行うことを圧搾と呼ぶ。果実の果汁の分取，ナタネやゴマなどの油糧種子類からの油の圧搾分取，清酒製造における酒粕の分離のための醪（もろみ）の圧搾などが相当する。

③沈　降　液体中での沈降速度の差を利用して分離する方法である。各種デンプンでは，ため池式や液体（水）を少量ずつ流しながら徐々に沈降させる方式が使用されている。また，清酒やワインなどの“おり引き”もこの方法を利用したものである。

④遠心分離　液体との比重差の少ない固形物の分離や急速に沈降させる時などに利用される。また，培養液からの酵母や乳酸菌などの微生物の除去及び回収にも利用されている。

5）加　熱

(1) 煮　熟

　水とともに原料を加熱する方法で，加圧法と常圧法，直接法と間接法がある。殺菌や加温のほか原料の軟化や成分の熱変性も目的となる。

(2) 蒸　煮

　原料を水蒸気で加熱する方法で，食品の加熱の他に，缶詰やびん詰の殺菌あるいはレトルト殺菌にも使用している。

(3) 焙　焼

　あぶり焼きのことを指し，製パンや製菓で用いる。炉やロースター，トースターなどを使用して加熱を行う。

(4) 炒　り

　加熱砂などと混合して炒ることにより，味や香りが向上する。醤油製造における小麦の炒りなどに利用されている。

(5) 焼　き

　直接加熱法と間接加熱法があり，加熱による香気生成などが目的となる。焼き鳥や蒲焼などは直接加熱であり，鉄板焼きやアルミ箔などを使用した包み焼きは間接加熱である。

6）抽　出

食品中の有用成分の分離精製や不要成分を除去するために溶出溶媒に溶解させ回収することを抽出という。目的成分の溶解性に応じて水を使用する場合と有機溶媒を使用する場合とがある。近年，超臨界ガス（p.98参照）を使用した抽出法も使用されている。

（1）水

食品の場合には水系が多く，水溶性成分の抽出に用いられている。一般的には水溶性化合物が多数混在して抽出されるため，目的によって抽出後の精製工程が必要となる。

（2）有機溶媒

脂溶性成分の抽出に用いられる。ヘキサンが使用されることが多い。大豆などの油糧種子からの油脂の抽出が代表的である。

7）濃縮，蒸発

液体を蒸発させて溶質濃度を上昇させる操作を濃縮と呼び，一般的に溶液を加熱することにより水を蒸発させて成分の濃縮を行う。ジャムやトマトピューレなどがある。また，加熱による成分破壊を最小限にするため，食品中の水分を氷として析出させ，未凍結部の液層に目的成分を濃縮させることも主に果汁濃縮において使用されており，凍結濃縮と呼ぶ。その他に，真空濃縮，膜濃縮などの方法がある。濃縮することで，輸送コストも低減できる。

8）蒸　留

沸点の違いにより分離する方法であり，常圧あるいは減圧下で行われる。水蒸気蒸留，減圧蒸留，分子蒸留などの方法があり，目的に応じて使い分けられている。

9）乾燥，脱水

乾燥は食品の保存性を高める目的で古くから使われてきた方法で，水分活性の低下により，微生物の増殖を抑制し保存性を高めるものであり，天日乾燥，加熱乾燥，噴霧乾燥，凍結乾燥などの方法が使用されている。

乾燥により保存性が高まるが，加熱によって色・香り・ビタミンなどの損失が起こること，空気との接触が増加し，酸化反応（脂質の自動酸化など）が進行しやすくなること，吸湿しやすくなり，また，脆くなって形が壊れやすいなどの欠点もあり，これらへの対策が必要となる。

（1）天日乾燥

古来よりの乾燥法であり，干しシイタケ，切り干し大根，かんぴょう，干し柿，魚介類の干物，コンブやヒジキなどの海産物に太陽熱や風力を利用した乾燥を行っている。自然条件に左右されるなどの問題点も大きく，現在ではこれらのほとんどに加熱乾燥法が用いられている。

（2）加熱乾燥

主に熱風による乾燥であるが，高温による品質劣化が避けられないため，温度管理，過乾燥の防止，短時間乾燥などの手法が開発されている。液体食品の場合には，加熱した回転ドラム表面に薄く広げて乾燥し，スク

レーパーではぎ取る皮膜乾燥法あるいは泡沫化した食品を多孔質の乾燥板上に広げ，裏から乾燥空気を当てて乾燥し，スクレーパーではぎ取る泡沫乾燥法などがある。

（3）噴霧乾燥

スプレードライともいう。乾燥する液体を加圧し細管を通して，加熱した気流内に噴霧して乾燥する方法である。60〜70℃の比較的低温で行い，微小水滴が瞬時に粉末になるため，高温による品質劣化が防止できる。インスタントコーヒー，粉ミルク，粉末醤油などの製造に使用されている。

（4）凍結乾燥

フリーズドライともいう。凍結した食品を減圧（真空）下で氷結晶を昇華させて除去・乾燥させる方法である。低温下で乾燥できるため，品質劣化が抑制できる。また，保存性や復元性もよく，即席麺の具材，インスタントコーヒーなどで実用化されている。

（5）その他の乾燥

麺類において140〜160℃の油槽中に1〜2分，30〜50％水分の麺を浸漬し，水分を2〜5％に減少（乾燥）させたものが油揚げ麺あるいはフライ麺と呼ばれて利用されている。しかし，麺中に10％を超える油の吸収があるため保存中の酸化が問題となり，現在ではフリーズドライ法の利用も行われている。また，真空中でフライにし，乾燥を行う真空フライ技術も開発され，ドライ果実や野菜などが商品化されている。

10）吸　着

食品中の目的成分を特異的に吸着し分離精製を行う方法である。イオン交換樹脂や活性炭などが主に使用されている。

11）膨　化

加圧下で加熱した食品を急激に常圧下に放出して組織を膨化させる方法である。ポップコーンの原理であるが，エクストルーダーにより高温高圧下での短時間処理が可能であり，スナックフーズなどで実用化されている。

12）晶　析

液体中の成分濃度を飽和濃度以上に上昇させ，目的成分を結晶として析出させて分離する方法である。食塩，砂糖などの製造に利用されている。

2　化学的方法

酸やアルカリ，塩類などの化学物質によって食品の処理を行い，目的の性質を付与し，成分変化を起こさせる加工法を化学的方法と呼ぶ。豆乳へのにがり添加による豆腐の製造，カキの脱渋など，身近な加工食品にその例をみることができる。表2-4に主な化学的方法をまとめて示す。

3　生物的方法

微生物や酵素の特性を利用し加工する方法を生物的方法と呼んでいる。

1) 微生物の利用

　発酵食品として古くから製造し利用されてきた食品は，味噌や醤油など日常欠かすことのできない食材としてわれわれの食生活に浸透している。発酵

表2-4　化学的加工法

加工目的	実施例
加水分解	デンプンからのオリゴ糖やグルコースの製造（酵素法が主流）
還　元	水素添加による硬化油の製造，グルコースの高圧還元によるソルビトールの製造
エーテル化	デンプンやセルロースのエーテル結合反応による，増粘剤としてのCMC（Carboxymethyl-cellulose），CMS（Carboxymethyl starch）の製造
エステル化	乳化剤としてのショ糖脂肪酸エステルの製造
重　合	アスパラギン酸とフェニルアラニンの重合による甘味料アスパルテームの製造
アミノカルボニル反応	香気成分の生成と褐変反応による色調の付与
ゲル化	にがり（MgCl$_2$），すまし粉（CaSO$_4$），グルコノデルタラクトンなどの添加による豆腐の製造，有機酸と砂糖によるペクチンのゲル化を利用したジャムの製造
色素固定	ハムやソーセージにおける亜硝酸の添加による肉色の発色と固定，シソのアントシアニンによる梅干の発色
燻　蒸	イオウ燻蒸による干し柿や干しアンズなどの乾燥果実の製造
成分の変性	アルカリ処理による皮蛋（ピータン）の製造
成分の不溶化	アルコールや二酸化炭素処理による柿の脱渋
成分の可溶化	酸及びアルカリ処理による，ミカンじょうのう膜の除去

表 2-5　微生物を利用した加工食品

食品区分	食品名	カビ	酵　母	細　菌
酒　類	清　酒	麹カビ（*Aspergillus* 属）	清酒酵母（*Saccharomyces* 属）	乳酸菌（*Leuconostoc* 属，*Lactobacillus* 属）
	ビール		ビール酵母（*Saccharomyces* 属）	
	ワイン		ワイン酵母（*Saccharomyces* 属）	乳酸菌（*Leuconostoc* 属）
発酵調味料	味噌・醤油	麹カビ（*Aspergillus* 属）	*Zygosaccharomyces* 属，*Candida* 属	乳酸菌（*Tetragenococcus* 属）
	醸造酢	麹カビ（*Aspergillus* 属）	*Saccharomyces* 属	酪酸菌
	グルタミン酸ナトリウム			*Corynebacterium* 属
	核酸系うま味調味料			*Bacillus* 属
畜産加工品	チーズ	白カビ，青カビ，*Penicillium* 属		乳酸菌，プロピオン酸菌，リネンス菌
	発酵乳			乳酸菌，ビフィズス菌
	発酵ソーセージ			乳酸菌
農産加工品	発酵パン		パン酵母（*Saccharomyces* 属）	
	糸引き納豆			納豆菌
	浜納豆（寺納豆）	麹カビ（*Aspergillus* 属）		
	漬　物			乳酸菌（*Leuconostoc* 属，*Lactobacillus* 属，*Tetragenococcus* 属）
	ピクルス			酢酸菌，乳酸菌
水産加工品	鰹　節	麹カビ（*Aspergillus* 属）		
	塩　辛			*Micrococcus* 属

には，カビ，酵母，細菌のそれぞれあるいは複数を使用して行う方式がある。表2-5に微生物を利用した主な加工食品を示す。

2) 酵素の利用

　近年，多くの加工食品において酵素が用いられている。これらは加水分解，酸化還元，転移，脱離，異性化などの反応を行うために用いられており，反応の特異性が高いこと，マイルドな温度条件の設定が可能であるなど化学反応に優る特性を利用している。しかし，酵素は一般的に高価であり，その繰り返し使用を可能にする固定化酵素法（バイオリアクター）などの利用も試みられている。表2-6に食品加工に使用されている主な酵素とその使用目的をまとめて示す。

　デンプンなどの多糖類の液化や糖化は従来は化学反応によって行われてきたが，現在ではアミラーゼやグルコアミラーゼによる効率のよい酵素反応が用いられている。グルコースにイソメラーゼを作用させ，一部をフルクトースに変換した異性化糖（グルコース53％，フルクトース42％，オリゴ糖5％

表2-6　食品加工における酵素の利用例

関連物質	酵素名	利　用
糖　質	α-，β-アミラーゼ	デンプンの液化，糖化，水飴の製造
	グルコアミラーゼ	グルコースの製造
	グルコースイソメラーゼ	異性化糖の製造
	インベルターゼ	ショ糖のグルコースとフルクトースへの分解
	ラクターゼ	乳糖のグルコースとガラクトースへの分解
	ペクチナーゼ	ペクチンの分解（果汁，ワインの清澄化）
	ナリンギナーゼ	ナリンギンの分解（柑橘類の苦味成分）
	ヘスペリジナーゼ	ミカン缶詰の白濁（ヘスペリジン）防止
	グルコースオキシダーゼ	乾燥卵白の品質改良
	セルラーゼ	穀類，野菜，ミカンなどの加工品の改質
	イヌリナーゼ	イヌリンからの果糖の製造
	フラクトフラノシダーゼ	フラクトオリゴ糖の製造
	β-ガラクトシダーゼ	ガラクトオリゴ糖の製造
	シクロデキストリン合成酵素	デンプンからのシクロデキストリンの製造
	α-グルコシルトランスフェラーゼ	ショ糖からのパラチノースの製造
タンパク質	プロテアーゼ	チーズの製造，アスパルテームの製造，アミノ酸・ペプチドの製造，ビール・清酒などの濁り除去，味噌・醤油の速醸，肉の軟化・熟成，パン生地の改質
	キモシン（レンネット）	チーズの製造
	トランスグルタミナーゼ	練り製品，麺類の製造
脂　質	リパーゼ	ミルクフレーバー，バターフレーバーの製造，チーズの熟成
核　酸	5'-ホスホジエステラーゼ	核酸系調味料の製造
	アデニル酸デアミナーゼ	核酸系調味料の製造
	リボヌクレアーゼ	イノシン酸の製造

の混合物）ができる。この異性化糖は飲料など多くの加工品の甘味料として使用されている。一方，インベルターゼはショ糖をグルコースとフルクトースに分解するが，これによってできた混合物を転化糖と呼んでいる。

ラクターゼによって乳糖を分解した牛乳は乳糖不耐症のヒトにも優しい低乳糖牛乳の生産に使用されている。圧搾果汁にはペクチンが混入し粘度増加及び色合いの悪化を招くため，圧搾の前にペクチナーゼを加えペクチンを分解することによって果汁の混濁が防止できる。苦味物質ナリンギンや白濁物質ヘスペリジンは柑橘類に含まれるフラボノイド系配糖体であるが，ナリンギナーゼやヘスペリジナーゼをあらかじめ作用させ，これらの糖鎖部分を切断して分解している。

キモシンは乳タンパクのκ-カゼインを切断し，カゼインミセルの不安定化によるカゼインの凝縮を起こす作用があり，チーズカード[*1]の生成に必要な酵素である。従来は仔牛の胃からとられていたが，カビ由来の酵素ムコールレンニンなども使用されてきている。アミノ酸系うま味調味料は近年ではプロテアーゼを利用した酵素反応が利用されている。

4　加熱殺菌による食品の保存

製造された食品を加熱により殺菌し，微生物の菌数を低減させておくことによって保存期間の延長を図る方法であり，多くの加工食品に使用されている。しかし，食品にとって加熱は最も大きな影響を受ける因子であり，加熱

表2-7　食品関連微生物の耐熱性

カビ[*]			細菌		
	温度（℃）	死滅時間（分）		温度（℃）	死滅時間（分）
菌糸	60	5〜10	Salmonella typhosa	60	4.3
無性胞子	65〜70	5〜10	E. coli	57	20〜30
			Staphy. aureus	60	18.8
			Micrococcus sp.	61〜65	>30
			Sc. faecalis	65	>30
			Sc. thermophilus	70〜75	15
			L. bulgaricus	71	30
			Microbacterium sp.	80〜85	>10
			Bac. anthracis（胞子）	100	1.7
			Bac. subtilis（胞子）	100	15〜20
			Flat-sour bacteria（胞子）	100	>1,030
			（Bac. stearothermophilus など）	110	35
			Cl. botulinum（胞子）	100	330
			Cl. caloritolerans（胞子）	100	520

カビの菌核は90〜100℃でも短時間は生き残り，果実缶詰変敗の原因となる。*Penicillium* の菌核は82℃，1,000分，85℃，300分で死滅する。カビ胞子は乾熱では，120℃，30分でも生き残ることがある。

酵母		
	温度（℃）	死滅時間（分）
栄養細胞	50〜58	10〜15
	通常55〜65	2〜3
胞子	60	10〜15

Torula (Candida) monosa は牛乳中で98℃，10分で死滅する。

[*] *Aspergillus, Mucor, Penicillium* 属は他のカビより耐熱性が高い。*Byssochlamys fulva*（果実に発生）の子嚢胞子は最も高い。

出典）好井久雄・金子安之・山口和夫 編『〈改訂増補版〉食品微生物学』技報堂出版，p.114，1976

により食品成分はさまざまに変化する。各種食品関連微生物と温度との関係を表2-7に示す。

一般に，胞子の耐熱性は栄養細胞より強く，特に細菌の胞子は耐熱性が著しく高い。また，乾熱より湿熱の方が殺菌効果は高く，乾熱では湿熱より数十度高い温度で長時間殺菌する必要がある。さらに，食中毒菌の場合，生産した毒素に著しい耐熱性がある場合も問題となる。毒素の耐熱性はその化学構造に由来し，ボツリヌス菌の毒素は胞子より熱に弱いが，黄色ブドウ球菌の毒素エンテロトキシンははるかに耐熱性が高く，加熱食品による食中毒が起こるのもこのエンテロトキシンの耐熱性に起因することが多い。また，カビ毒であるアフラトキシンも煮沸や121℃でも失活しないほど耐熱性がある。したがって，毒素の生産が起こらないようこれらの微生物を殺菌し，増殖しないようにしておくことが必要である。なお，微生物の耐熱性は中性から微アルカリ性で最も耐熱性が高く，酸性下では低いため，中性食品ほど強い加熱処理が必要となる。微生物の耐熱性を表す指標としてはD値，F値，Z値などがある（図2-4参照）。

加熱致死速度曲線は一定温度における加熱時間と胞子数の関係を表したものである。この曲線から胞子数が1/10に減少するのに必要な加熱時間（D値）が求められる。例えば，$D_{212} = 10$とは212°F（100℃）で10分加熱すると胞子数が1/10になる（90％が死滅する）ことを示している。加熱致死曲線

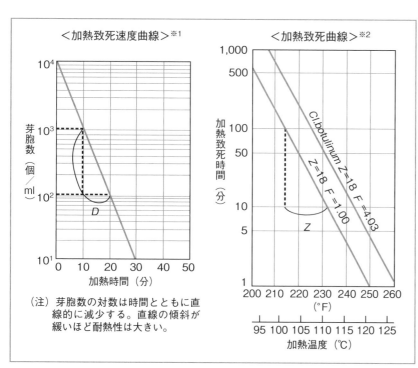

図2-4 加熱致死速度曲線（死滅曲線）と加熱致死曲線（TDT曲線）

出典）※1　五明紀春ほか『食品加工学』学文社，p.80，1997
　　　※2　藤巻正生 編『食糧保蔵学』朝倉書店，p.234，1980

（TDT曲線）は一定濃度の菌に対する加熱温度とその菌全部が死滅する時間の関係を示している。この曲線から一定温度に対する微生物の死滅時間（F値）が求められる。また，その傾斜から加熱致死時間を1/10にするのに要する上昇温度（Z値）がわかる。これらの値からその微生物の耐熱性を評価し，これをもとに食品の加熱殺菌条件を決めることができる。食品の加熱は目的によってさまざまな方法がある。殺菌を目的とした加熱方法を以下に示した。

1）低温長時間殺菌

100℃以下の温度で殺菌を行う方法で，通常63〜65℃で30分間行われる。LTLT（Low Temperature Long Time Pasteurization）とも呼ばれ，高温水中に直接または間接的に浸して殺菌する。牛乳の低温殺菌に使用されており，病原菌の殺菌や酵素の不活性化を行うことができる。しかし，細菌の胞子や耐熱性細菌を完全に死滅させることはできないため，殺菌後は低温で保存する必要がある。加熱による栄養成分の損失が少なく，風味もよい。醤油，麺つゆなど製造過程で一度加熱された食品の最終工程で使用されている。

2）高温殺菌

100℃以上で加熱を行う方法で，レトルトあるいはHTLT（High Temperature Long Time Pasteurization）とも呼ばれ，110〜150℃で10〜30分間殺菌が行われる。缶詰，レトルトパウチ食品など，常温で長期間保存される食品に利用されている。

3）高温短時間殺菌

HTST（High Temperature Short Time Pasteurization）と呼ばれる殺菌法である。主として牛乳の殺菌に用いられ，72〜85℃，10〜15秒の加熱殺菌が行われる。牛乳以外に果汁の無菌充填殺菌用にも使われている。

4）超高温殺菌

UHT（Ultra High Temperature）と呼ばれる殺菌法である。120〜150℃の殺菌で牛乳やケチャップ中の微生物を完全に死滅させることができる。無菌充填包装食品の製造にも利用されており，ロングライフミルクでは135〜150℃，1〜3秒，トマトペーストでは120℃，15秒などで殺菌が行われている。

5）その他の殺菌法

ヒーターや赤外線により加熱が行われ，包装かまぼこなどの殺菌に用いられている。加熱殺菌法には，この他にマイクロ波加熱殺菌，遠赤外線加熱殺菌などが実用化され，ジャム，ゼリー，もち，弁当，惣菜，まんじゅうなどの殺菌に用いられている。

加熱殺菌によって保存性を高めた加工食品には，各種缶詰，びん詰及びレトルトパウチ食品がある。これらの製品は密封して加熱殺菌してあるため食中毒の危険性はきわめて少なく，保存料の添加も必要なく常温で長期間保存できる。また，真空状態で加熱殺菌されるため栄養成分の損失が少ない。調理の手間が少なく，持ち運びが容易で利便性に富むなど，共通した点もある。

缶詰，びん詰，レトルトパウチ食品は，その製造工程もほぼ共通しており，原料の調理，容器に詰め込み，注液，脱気，密封，殺菌，冷却，検査，荷造り，出荷という工程を経ている。

(1) 缶　詰

缶詰の場合は加熱殺菌中の膨張や缶内面の腐食を防止し，内容物の変化を防ぐため，脱気をしてから密封する。密封は二重巻締め法で完全に密封する。殺菌は中身のpHや水分活性により加熱温度と時間が設定されている（表2-8参照）。pHの低い食品は加熱温度が低く短時間で殺菌を行えるが，魚介類，食肉などの缶詰では110〜120℃，60〜90分程度の高温長時間殺菌を行う。缶にはブリキ缶，アルミニウム缶，塗装缶などがあり，内容物によって使い分けられている。また，最近では缶蓋にタブをつけ，缶切りがなくても開缶が可能なイージーオープン缶が主流となっている。缶詰製品は長期間にわたって保存が可能であるが，保存中にアミノカルボニル反応による褐変，缶材料の溶出などが生じるため，室温で保存した場合，賞味期限は3年程度である。

表2-8　缶詰の加熱殺菌条件

缶詰食品	pH	殺菌温度(℃)	殺菌時間(分)
ミカン	3.5	80	10〜15
ナ　シ	4.2	100	17〜20
トマト	5.1	100	20〜40
ジャガイモ	6.2	115	50〜70
トウモロコシ	6.9	120	50〜75
サ　ケ	6.9	115	68〜80

出典）國﨑直道・川澄俊之 編『新食品・加工概論』同文書院，p.42，2004

(2) びん詰

びん詰製品は缶詰やペットボトル，無菌包装パックなどの普及により少なくなりつつあるが，酢，ゴマ油，オリーブ油，ビール，ラムネ，ジャム，マーマレード，バターなど，金属腐食性のものや内容の見えた方が商品価値の高いものなどにおいて製造されている。びん詰製品の80％以上は調味料，野菜類及びジャム類で占められている。缶詰と異なり，透明びんの場合には光による退色や変質，びんが割れやすいなどの短所がある。びん詰のうち，ジャムやマーマレードのように糖分の高い食品は2年程度の賞味期限であり，ジュースや果実シラップ漬けなどは1年程度で消費することが望ましい。

(3) レトルトパウチ食品（レトルト食品）

耐熱性，密封性，ガス不透過性という特性をもつレトルトパウチ包装素材の開発により，各種レトルトパウチ食品が生産されている。加熱殺菌は121℃4分間以上の加熱が行われており，形が扁平で熱伝導性がよいため，缶詰に比べて短時間で殺菌が可能である。パウチはアルミニウムやスチールの箔とプラスチックフィルムをラミネート（重ね合わせ）したもの，及び透明なプラスチックフィルムをラミネートしたものの二種類がある。油脂を含まない食品や短期保存の食品にはプラスチックフィルムが使用されており，アルミ箔がないため電子レンジにかけることができる。賞味期限は前者の場合は1年以上，後者の場合には3〜6ヶ月であり，缶詰やびん詰と同様の長期保存性を有しているが，容器の強度に注意が必要である。

5　食品の除菌

　除菌は食品や加工設備類などに付着している微生物，あるいは加工工程現場に浮遊している微生物類を除去することをいう。したがって，本来的には直接的な殺菌や滅菌を意味する処理ではない。食品関連における除菌操作には濾過，遠心分離，洗浄などがある。

1）濾　過

　空気，用水，液体食品などの除菌を行う。用水や酒類，清涼飲料水，果汁などの液体食品にはセラミックフィルターやメンブレンフィルターなどの濾過剤（装置）が使用されている。空気には上記のほか HEPA フィルター（High Efficiency Particulate Air Filter）も使用される。

2）遠心分離

　牛乳や果汁などの液体食品に数千から数万 G の遠心力を利用して微生物や浮遊物の除去に使用される。

3）洗　浄

　洗浄剤により，食材や加工設備などに付着する土壌，農薬，塵埃，微生物などを除去する操作である。衛生的な加工処理の実施においてきわめて重要な操作・工程である。洗浄剤はアルカリ性，中性，酸性，殺菌剤，酵素材などを含有した洗剤が使用されており，使用する対象や用途に応じて使い分けられている。

6　食品の無菌充填包装（アセプティック包装）

　殺菌した食品を殺菌した包装容器に無菌的に包装・密封する方法である。無菌包装食品が近年急速にその数を増加させているが，食品の食塩や糖分の低減志向に伴い腐敗しやすくなったこと，食中毒への関心の高まりなどから，できるだけ微生物の少ない食品を求める傾向がその背景にある。また，包材費や輸送費のコストダウンも図れる。これらの食品は包装後に加熱殺菌を行わないため，加熱による品質低下の少ない高品質の保存食品ともいえる。

　無菌充填は高性能エアフィルターを設置したバイオクリーンルーム（無菌室）などの無菌環境下において各種

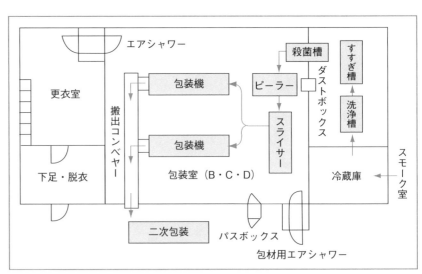

図2-5　オフライン方式の食肉加工品の無菌化包装室のレイアウト
出典）高野光男・横山理雄『食品の殺菌―その科学と技術』幸書房, p.252, 2002

無菌充填機を使用しながら充填処理が行われている。図2-5にスライスハム無菌化包装室の一例を示す。

　紙製容器やペットボトル入りのジュース，茶などの各種飲料，コーヒーミルクなどのクリーム類，ゼリー，スープ類，惣菜類，ケチャップ，トマトペースト，豆腐など多くの食品が製品化されている。

7　食品の高圧処理

　食品に2,000〜6,000気圧という高い圧力をかけるとタンパク質の変性，酵素反応の制御や微生物の殺菌を行うことができる。例えば，水中の卵に室温下で6,200kg/cm²，10分間の加圧処理を行うとゆで卵のように凝固する。また，枯草菌は耐熱性芽胞を形成するため通常100℃以上のレトルト殺菌が行われるが，6,000kg/cm²の超高圧下では60℃でほとんど死滅させることができる。現在ではジャムやゼリーなど一部の製品化が行われているだけで，実用にはさらに検討が必要となっている。

8　食品の膜分離法

　従来の濾過法と原理的には同じ方法であるが，ポリスルホンなどの合成高分子素材を利用することにより孔径の飛躍的に小さな膜素材が開発され，食品加工分野においての膜利用技術が発展している。孔径とその分離能によって以下の3種類に大別されている（図2-6参照）。

1）精密濾過法

　50〜10,000nmの大きさの粒子の除去に使用される。ほとんどの微生物は通過できないため工場における製造用水や空気の除菌に用いられるほか，加熱操作（火入れ）が不可欠である清酒やビールなどの微生物除去に利用されている。

2）限外濾過法

　限外濾過膜は2〜100nmの孔径をもち，タンパク質，多糖や低分子糖の除

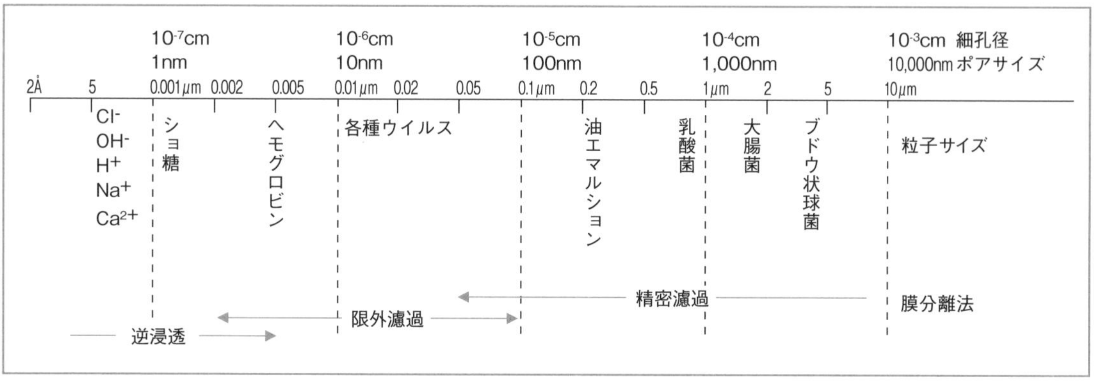

図2-6　粒子サイズと分離膜

出典）横山理雄・田中芳一 編『殺菌・除菌実用便覧』サイエンスフォーラム，p.207，2000より一部改変

去が可能である。加圧とともに濾過を行いチーズホエーからタンパク質の分離，また，清澄果汁製造時のペクチンやタンパク質除去などに利用されている。

3）逆浸透法

5nm 以下の孔径に，浸透圧以上の高圧をかけた液状食品を通過させ，加熱せずに水や無機イオンのみを取り除くことができる。各種果汁の濃縮や海水の脱塩などに利用されている。

9　超臨界ガス抽出法

食品の有効成分を効率的に抽出する方法として，超臨界ガス抽出法が利用されている。この抽出法は通常使用される液体溶媒の代わりに，高密度に圧縮された気体を用いる方法である。

ある純物質の状態は温度と圧力によって変化する。この変化を示した図を状態図といい，物質により固有の形をとる。図2-7は二酸化炭素の状態図で，温度と圧力を変化させた条件下（31.1℃，7.38MPa）で臨界点[*2]に達する。臨界点を超えると物質は超臨界流体（超臨界ガス）となり液体と気体の区別ができなくなる。この状態の物質は溶解力が大幅に増加し，抽出に優れた性質をもつようになる。

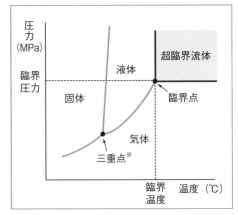

図2-7　二酸化炭素の状態図

※三重点：固体，液体，気体が平衡状態で共存する点
出典）文部科学省「地域科学技術振興施策」より改変

例えば起臨界状態の二酸化炭素は，さまざまな物質の奥まで浸透し成分をよく溶かすため，食品成分を抽出する上で大きな利点をもち，温度や圧力の少量の変化によって容易に気体の除去が可能になる。これらの性質が，コーヒー豆からカフェインを抽出除去した脱カフェインコーヒーの製造，ホップからホップエキスを抽出する方法などに利用されている。

> [*2] **臨界点**
> 物質の状態図において，臨界温度と臨界圧力の交差する点を指す。これ以上の温度及び圧力を超えると超臨界流体になる。

10　新規加工食品

加工食品にはさまざまな製品があり，原料・形態・用途などに基づいて分類されているが，定着する製品もあれば，短時日で市場から消えてゆく製品も多く，常に流動状態にある。ここでは新技術を利用した製品として流通している食品類に絞って記載する。

1）フリーズドライ食品

急速凍結した食品を真空凍結乾燥して製造した食品である。特徴として，①原料の風味（色，味，香りなど）の変化がほとんどない，②多孔質であり，水や湯で容易に復元する，③乾燥による表面の硬化や収縮がない，④常温常圧下で長期保存が可能であることなどが挙げられる。

このためインスタントコーヒー，即席麺の具材，大根おろし，各種漬物，ハンバーグ，惣菜類，その他にも多種類の調理済み食品の製品がある。

2）真空フライ食品

減圧下で50〜80℃に加熱した食用油を用いて果菜類を揚げ，脱水した食品

であり，高温加熱による劣化のない優れた品質の乾燥果菜が製造されている。

3) 氷温乾燥食品

氷結点直前の1〜−3℃で乾燥させた食品で鮮度低下が少ない。伝統的な乾燥法として，もぎたての果実，獲りたてのアジやカレイ，打ちたての風味を生かしたうどんなどで，"寒干し"という操作が行われている。この操作を人工的に行うものが氷温乾燥の技術である。油脂の酸化も抑制されるため，前述の魚の干物などの製造に適しており，復元性にも優れた高品質の製品ができる。

4) 組み立て成型食品

動植物原料からタンパク質，油脂，その他の成分を主原料として，これらに調味料，着色料，栄養素，香辛料などを混合し，風味を向上させてつくる食品である。大豆や小麦から得られる植物タンパク質を繊維状に加工したあと，各種成分を添加してコンビーフ用の製品がつくられている。また，乾燥マッシュポテトからつくられる成型ポテトチップス，牛の横隔膜や肩肉を貼り合わせてつくったステーキ用成型肉，植物油脂と脱脂粉乳からつくるコーヒー用クリーム，植物油の代わりに魚油を用いたマヨネーズやドレッシングなど，多くの製品がある。

5) ガス充填食品

保存性を高めるために包装容器内の気相を二酸化炭素や窒素などのガスで置換した食品である。食品成分の酸化や好気性微生物の増殖を防ぐため，風味の変化や腐敗をある程度防止できる。

6) マイクロカプセル

液状物質を微小なカプセルに包埋したものをマイクロカプセルといい，カプセル状の医薬品はなじみ深い。食品用マイクロカプセルはサイズを数μm〜数mmときわめて小さくしたもので，空気中で不安定な物質などをマイクロカプセル化すると安定性を増すなどのメリットがある。香辛料，香料などをデキストランやカゼインなどで被覆し粉末状にした製品が食肉加工品，菓子類，冷凍食品類などの風味づけに使用されている。また，粉末油脂は油脂類をマイクロカプセルにしたものであり，これを揚げ物の衣に混ぜておき，供膳前に加熱すると油で揚げたような状態にすることができるものである。"油で揚げない揚げ物"として製品化されている。

参考・引用文献
1) 全国栄養士養成施設協会・日本栄養士会 監修『食品加工学』第一出版，p.12，2003
2) 國﨑直道・川澄俊之 編著『改訂初版 食品加工学概論』同文書院，p.31, 33，2013
3) 國﨑直道・川澄俊之 編『新食品・加工概論』同文書院，p.42，2004
4) 高野光男・横山理雄『食品の殺菌—その科学と技術』幸書房，p.252，2002
5) 横山理雄・田中芳一 編『殺菌・除菌実用便覧』サイエンスフォーラム，p.207，2000

3 食品の品質変化

前節までに食品加工の原理ならびに各種加工方法について，述べてきた。本節では，これらを踏まえ，食品及びその成分の代表的な変化についてまとめる。これらの変化では，品質劣化として対策や防止法の開発が必要である反面，逆に，これらの変化を利用し，新たな加工食品の開発へと結びつく例も多い。

本節では，まず一般食品における代表的な品質変化について簡略にまとめるとともに，加工方法と品質変化，ならびに食品成分と品質変化について具体例を巻末の付表にまとめたので，参考にされたい。

1 加熱による変化

食品の品質変化をもたらす最大の要因として加熱がある。加熱は食品加工の調理や殺菌などにおいてなかなか避けられない方法ではあるが，加熱を行わない方法の採用など，多くの試みも行われている。

加熱による変化の中でも，デンプンならびにタンパク質の変化が主なものである。デンプンは水とともに加熱されると，生デンプンから糊化（α化）デンプンに変化する。糊化デンプンは放置あるいは保存中に老化（β化）を起こし，風味，物性，消化性などの低下を招く。また，100～200℃で加熱すると糖の分子内脱水作用の結果，カラメル化が起こる。

一方，タンパク質は加熱によって高次構造が崩れ，変性を起こし，消化酵素による分解，溶解，凝集，凝固，ゲル化，不溶化などの変化が生じる。そのため，栄養性の変化や酵素作用の不活化などの目的のほか，温泉卵のように加工利用される場合もある。

2 冷蔵・冷凍

冷蔵や冷凍は食品保存の最も効果的な方法の一つであるが，これに伴う成分変化も生じ，問題となることがある。主なものはタンパク質変性，魚介類や食肉の油やけや解凍時のドリップ生成，青果物の低温障害などである。凍り豆腐の製造など一部に応用例がある。

3 酸 化

空気中保存における最大の劣化要因として，食品成分の酸化による品質変化がある。特に，脂質の自動酸化は大きな問題であり，その原理の詳細については第1章5の5.油脂の性質，6.油脂の劣化（p.30～33）を参照されたい。

脂質には高温加熱酸化による重合反応による不快臭，泡立ち，着色，粘度上昇などの劣化反応が起こるが，基本的には自動酸化と同様の反応が起こっている。タンパク質ではSH-SS交換反応による変性，ビタミンCやEの酸化なども大きな問題であり，抗酸化剤の添加，包装の適正化，保存条件の適正化などの対策がとられる。

4　微生物及び酵素

　微生物による品質変化は発酵あるいは腐敗に伴う変化が主なものであり，ここでは省略する。酵素による品質変化はその利用面に関しては前節の3.生物的方法（p.90〜91）を参照されたい。酵素が関与する劣化反応の中では，ポリフェノールオキシダーゼによる各種果実類の褐変，リポキシゲナーゼによる大豆豆臭の発生などが主なものである。

5　成分間反応

　食品にはきわめて多くの成分が含まれており，各種加工や保存の際にはこれらの多くが酵素的あるいは非酵素的な多くの反応を行っている。非酵素的成分間反応の代表としてアミノカルボニル反応（メイラード反応とも呼ぶ）がある。その生産物であるメラノイジンによる褐色化から，褐変反応とも呼ばれるが，酵素的な褐変反応もあり，アミノカルボニル反応のみが褐変反応ではない。主として，タンパク質やアミノ酸由来のアミノ基と還元糖などのカルボニル基が化学反応を起こし，活性のある中間体を経ながら重合し，褐色のメラノイジンを生成する反応である。反応の概略を図2-8に示す。

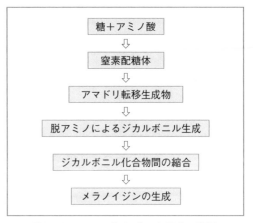

図2-8　アミノカルボニル反応の概略

　アミノカルボニル反応による褐変は色だけでなく，ストレッカー分解によるにおいの変化も生じる。また，タンパク質や糖質の変化を伴うため，栄養価の低下も伴うものであり，本反応の制御は加工上の大きな問題となる。

　加工や保存には上に挙げたほかにも多くの品質変化が起こる。多くの教科書や成書に記載のある事例や項目を具体的にわかりやすくまとめたのが巻末表A及びB（p.246〜253）である。表Aは加工処理方法と品質変化をまとめ，それを食品成分別にまとめなおしたのが表Bである。したがって記載例に重複があるが，是非有効に利用されたい。

参考・引用文献
1）五明紀春ほか『食品加工学—加工貯蔵の理論と実際』学文社，p.20，1997
2）並木満夫ほか　編『現代の食品化学　第2版』三共出版，p.89，1999

4 食品の包装容器

　生鮮食品あるいは加工食品は包装紙または包装容器に封入されて販売されている。包装容器はその食品の性状に合わせて，最適な包装素材を使用し，特に食品の保存性と加工時における利便性，経済性，簡便性などを考慮して用いられている。

　食品の包装容器を大別すると紙容器，ガラス容器，プラスチック容器，缶容器の4種類に分類できる。これらの容器類は2001（平成13）年度から施行された資源有効利用促進法により，再利用の促進が義務づけられている。再利用率は容器にもよるが，2012（平成24）年度ではガラス容器66.8％，缶容器94％，プラスチック容器41％，紙容器23％といわれ，生活環境改善面からも再利用率の向上が求められている。

1　紙容器

　紙は和紙と洋紙に大別できる。これらの紙は単に包装紙として利用されるほか，ダンボール類，紙コップ類，トレー類，容器の蓋，袋類など，さまざまな容器類に加工されている。また，紙容器は印刷が可能なため，法律で定められた表示以外に他の情報を印刷することも可能である。しかし，紙は耐水性や耐久性に乏しいため，これらの欠点を解消する目的で種々のプラスチック素材やアルミ箔と貼り合わせたラミネートフィルムが開発され，牛乳，醤油，酒，ジュースなどの容器として幅広く使用されている。紙の種類はきわめて多いが主に食品容器に用いられている種類と使用食品を表2-9に示す。

表2-9　主な紙容器の種類と用途

紙容器の種類	性　質	用　途
クラフト紙	クラフト紙にPE（ポリエチレン）をコートしたものもある。	主に砂糖，肥料，樹脂などの重包装に使用する。50kgまで詰め込める。
グラシン紙	亜硫酸パルプを原料にして透明感をもたせた紙。これにPEをコートしたものもある。耐油・耐水性がある。	油性食品，薬品，菓子類などの軽包装に使用する。
レーヨン紙	パルプ約20％，レーヨン約80％を混合して作る。PEコートしたものが多い。	洋菓子，まんじゅうなどの包装に使用する。
ラミネート類	紙/PE, 紙/PVDC（ポリ塩化ビニリデン），紙/PET（ポリエチレンテレフタレート），AL（アルミ箔）/PE, MST（防湿セロファン）/PE/紙/PE, PE/AL/PE/紙/PE などのラミネート類がある。	菓子，砂糖，食塩，小麦粉，お茶，カップ麺，医薬品など，使用範囲が広い。

2　ガラス容器（びん容器）

　ガラスは主成分の珪酸に酸化ソーダ，酸化鉛，酸化マグネシウムなどを混合溶液にして成形したもので，これらの混合割合を変えることで強度，耐熱性，透明性などが変わり, その用途も多彩になる。ガラスはソーダガラス[*1]，クリスタルガラス[*2]，耐熱ガラス[*3]，カリガラス[*4]などがあり，いずれも食器や容器として使用されている。

　また，ガラスは無色ガラスと有色ガラスの2種類存在し，ガラス原料（カレット[*5]を含む）に各種金属類を添加することで，赤，紫，青，黄，白などの有色ガラスができる。溶解温度や冷却温度によって微妙に着色度が変化する。表2-10に着色に必要な主な金属類を記載した。無色ガラス容器は牛乳，ジャム類，調味料などに使用され，有色ガラスは日本酒，ビール，ワインなどに使用されている。いずれも容器の種類と形状は多数存在する。

　びん容器はその形状から，王冠びん，ツイストびん，ねじ蓋びん，密封びんなどに分類できる。びん容器は形状加工が容易なため，特殊な形状にして特定商品の認知度を高める利用方法もある。一般にびん容器は内容物が見えるため，消費者は肉眼で商品を選択できる利点がある。また，使用後のびん容器は資源有効利用促進法に基づき, 3R 運動の Reduce（廃棄物の発生抑制），Reuse（再使用），Recycle（再資源化）を行っている。びん容器は他の容器に比べ，破損しやすく重量が重いため運送コストが高くつくという欠点がある。そのため，従来使用してきた日本酒，牛乳，醤油，ジュースなどはプラスチック容器や紙容器を使用するようになってきている。

表2-10　びんの着色に使用する主な金属

びんの色	添加金属類
青　色	酸化コバルト，酸化銅など
黄　色	酸化第二鉄，酸化セリウム，酸化ウラニウム，硫黄，銀，炭素など
緑　色	酸化第一鉄，酸化銅，酸化クロム，酸化ウラニウムなど
紫　色	酸化マンガン，酸化ニッケル，酸化コバルトなど
赤　色	酸化第一銅，金，セレンなど
白　色	カルシウム，スズ，フッ素など

3　プラスチック容器

　プラスチック容器の種類はきわめて多く，容器の性状は使用する原料により異なるが，厚さや形状は自由に加工できるため，種々の食品の包装や容器に利用されている。プラスチック容器の最大の特徴は軽量なことで，また，その素材によって耐酸性，耐アルカリ性，耐熱性，耐収縮性，耐水性，耐湿性，耐凍性などが異なるため，食品のもつ各種性状に合わせて使い分けをしている。

　主なプラスチック容器[*6]の種類と性状ならびに用途を表2-11に示す。個々の素材の性状を強化する目的で他の素材フィルムを数層に貼り合わせたラミネートフィルムも多数製造され，各種食品の包装や容器として使用されてい

第2章

[*1] **ソーダガラス**
珪酸に酸化ソーダ，酸化石灰，酸化マグネシウムなどを添加した普通のガラス。

[*2] **クリスタルガラス**
珪酸に酸化鉛，酸化カリウムを添加してつくられる。

[*3] **耐熱ガラス**
珪酸に硼酸，酸化ソーダ，アルミナなどを添加してつくられる。

[*4] **カリガラス**
珪酸に炭酸カリウムを添加してつくられる。透明性の高いガラスになる。

[*5] **カレット**
破損したびんクズのことで，ガラスの再利用に使用される。

[*6] **プラスチック容器**
主にナフサ（粗製ガソリン）からエチレンやプロピレンを取り出し，重合させてつくる。

表2-11　主なプラスチック容器の種類と性状ならびに用途

プラスチック容器の原料	種　類	性　質	用　途
ポリエチレン (PE：Polyethylene) 石油からエチレンを分離し重合したもの	①LDPE　低密度ポリエチレン（高圧ポリエチレンともいう）②MDPE　中密度ポリエチレン（中圧ポリエチレンともいう）③HDPE　高密度ポリエチレン（低圧ポリエチレンともいう）	耐水性，耐酸性，耐アルカリ性，耐衝撃性，耐寒性，ヒートシール性に優れる。耐油性，耐有機溶剤性，耐熱性はよくない。酸素ガス，炭酸ガスなどは透過する。	ゴミ袋，食品・雑貨用ポリ袋，冷凍食品，米袋，菓子，乾燥品などの包装用シーラントに使用。MDPE は ON(Oriented Nylon)や PET と貼り合わせてラミネートをつくり，レトルト食品のシール材としても使用されている。
ポリプロピレン (PP：Polypropylene) 石油からプロピレンを分離し重合したもの	①CPP　無延性ポリプロピレン②OPP　二軸延性ポリプロピレン③KOP　ポリ塩化ビニリデンコートOPP（OPPのフィルムの片面あるいは両面にポリ塩化ビニリデンをK-コート※1したフィルム④EVOH　エチレン・ビニルアルコール樹脂※2などがある。	CPP は LDPE に比べ防湿性，透明性，腰の強さが大きい。柔軟性，耐衝撃性に弱い。耐寒性は-20℃以下で脆い。OPPはパートコート袋※3，雑貨包装の溶接シール袋に使用。KOP はガスバリアー性，防湿性，保香性に優れる。20μm，25μm，30μmのフィルムが多い。	雑貨の軽包装，麺類，パン類包装，ピーマンやモヤシなどの包装。OPP/CPP，KOP/CPPなどを造り，軽包装，菓子包装，レトルト食品など。ラミネートフィルムとしてOPP/CPPやOPP/PEなどがあり，キャンデー，インスタントラーメン，アイススティック，乾燥品など。またKOPはKOP/CPP，KOP/PEなどとして脱酸素包装，防湿包装，漬物などに使用されている。
ポリ塩化ビニル (PVC：Polyvinyl chloride)	可塑剤の種類と量によって①硬質 PVC と②軟質 フィルムの2種類がある。	硬質 PVC は引っ張り強度，腰の強さがある。軟質 PVC は可塑剤が多く，伸びや引き裂き強度が強い。温度の影響を受けやすく，低温で硬く脆弱である。	硬質PVCは食品トレー，容器プリスターバックに，薄手のPVCは雑貨包装フィルムとしてスーパーなどで広く使用されている。
ポリ塩化ビニリデン (PVDC：Poly-viniylidenechloride)	PVDC は PVC に比べ塩素含量が高い。KOP，KPET，KON，などのK-コート製品がある。	ガスバリアー性，防湿性，保香性に優れている。燃焼温度によってはダイオキシンが生成する。	家庭用の包装ラップフィルムとして幅広く使用されている。
飽和ポリエステル (PET：Polyethyleneter-ephthalate)	PETフィルム（12μmが多い）は二軸延伸したもの。蒸着PET，透明蒸着PET，紫外線カットPET，収縮PET，高透明PET，ハイバリアーPET，ボイル用PET，KPET（片面K-コートしたもの）などがある。	PET フィルムは耐油性，耐酸性は高いが，耐アルカリ性はない。また，耐寒性，耐熱性にも優れる。PET にアルミ箔を蒸着したものはバリアー性が特に高い。	冷凍食品，ボイル食品，レトルト食品，炭酸飲料，清涼飲料，アルコール飲料，インスタントラーメン，ガス充填包装食品，脱酸素剤封入食品などに使用されている。
ポリアミド (PA：Polyamide)	熱可塑性樹脂の代表格である。	PA のポリマーがナイロン。PAに他のフィルムをラミネートすると防湿性，抗酸化性が高まる。	レトルト食品，ボイル食品の包装，各種ボトル容器として使用されている。
ポリスチレン (PS：Polystyrene)	スチレン（C8H）を重合したもの。発砲スチレンシート(PSP※4)，汎用ポリスチレン(GPPS)，耐衝撃性ポリスチレン(HIPS)，延伸ポリスチレン(OPS)などがある。	PS はガス透過性が高い。水蒸気遮断性は悪い。有機溶剤に溶けやすい。燃焼してもダイオキシンは発生しない。	PSPは各種食品のトレーに使用されている。また，ガス透過性があるため，野菜・果実などの包装や鮮度保持フィルムとして使用されている。
ポリカーボネート (PC：Polycarbonate)	PC は主にビスフェノール A とホスゲンから合成された樹脂である。	PCは耐衝撃性，耐熱性，透明性，耐水性，難燃焼性がある。耐薬品性はなく，アルカリ性にも弱い。	食器，食品包装用フィルム，哺乳びん，電気製品，自動車部品，飛行機部品，機械類部品など用途は広い。
アルミニウム箔 (AL または M)	金属のアルミニウムを薄い被膜にしたもので，硬質アルミと軟質アルミがある。また，PET/AL/CPP，VMフィルム（アルミ蒸着フィルム）などがある。略記はALかMを使用する。	耐熱性，遮光性，保香性，耐透水性，耐ガス透過性がある。7〜9μmの厚さで単独使用するほか，他のプラスチック，セロファン※5，紙などに蒸着したものもある。	PET/AL/CPP は無菌状態が保持されるため，牛乳，果汁飲料，冷凍食品，アイス類，液体商品の包装，歯磨チューブなどその用途は広い。家庭用は単体で使用されている。

※1 K-コート　塩化ビニリデンに他の樹脂をコート（塗布）したフィルムのこと。例えばKOPとは塩化ビニリデンコートニ軸延伸ポリプロピレンフィルムで，K-セシルとはセロファンの両面に塩化ビニリデンをコートしたものである。

※2 エチレン—ビニルアルコール共重合樹脂(EVOH)　高いガスバリアー性や耐油性，透明性を有する包装材料である。ガスバリア材としてラミネートフィルムや共押出し多層ボトルに使われている。

※3 パートコート　パートとは容器の一部分を意味する。熱接着の難しい容器素材の袋の場合，袋口のシール部分のみを熱接着しやすい樹脂でコーティングする。

※4 PSP　発砲スチレンのことで，Polystyrene Paper の略。ブタンやペンタンなどの炭化水素ガスで10〜60倍まで膨張させることができる。軽量で，耐水性，耐衝撃性が高く，各種トレーに使用されている。

※5 セロファン　セルロースを原料にしたもので，普通セロファンと防湿セロファンがある。食品包装や他の包装にも使用される。セロファン粘着テープにも加工される。

る。プラスチック容器の素材はポリエチレン，ポリプロピレン，ポリスチレンなどを使用したものが多く，また，アルミ箔をラミネートした製品はレトルト食品に利用される場合が多い。

　1995（平成7）年に容器包装リサイクル法[*7]が制定され，紙製容器包装とプラスチック製容器包装に分別収集及び再利用の義務が課せられた。また，2001（平成13）年に資源有効利用促進法[*8]が制定され，対象となる容器包装の種類ごとに識別表示マークの記載義務が定められた（表2-12参照）。さらに，2007（平成19）年の改正容器包装リサイクル法により，レジ袋等容器包装廃棄物の排出抑制への消費者の意識向上及び3R事業推進マスター活動などを強力に進めた。2018（平成30）年6月のG7首脳会議でプラスチック海洋汚染問題が協議され海洋プラスチック憲章が採択された。わが国も2030年までに100％プラスチックのリユース・リサイクルを目標に掲げている。また，3R事業の推進を一層強化し，2020（令和2）年7月からレジ袋の有料化が始まり，減プラスチックの施策も産業界を含めて検討されている。

[*7] **容器包装リサイクル法**
正式名称は「容器包装に係る分別収集及び再商品化の促進等に関する法律」という。リサイクルに関連する法律を総称してリサイクル法と呼ぶ。

[*8] **資源有効利用促進法**
正式名称は「資源の有効な利用の促進に関する法律」という。1991（平成3）年に制定・施行された「再生資源の利用の促進に関する法律（再生資源利用促進法）」の改正法として制定された。

表2-12　主な識別表示マーク

	法定表示	自主表示	識別マーク	再商品化義務
①ガラス製容器	—	—	—	○
②スチール缶（飲料又は酒類用）	○（平成3年10月から）		スチール	—
③アルミ缶（飲料又は酒類用）	○（平成3年10月から）		アルミ	—
④PETボトル（飲料，しょうゆ又は酒類用）	○（平成5年6月から）		PET	○
⑤紙製容器包装（⑦と⑧を除く）	○（平成13年4月から）		紙	○
⑥プラスチック製容器包装（④以外のPETボトルを含む）	○（平成13年4月から）		プラ	○
⑦飲料用紙容器（アルミニウムを利用したものを除く）	—	○（平成12年5月から）	紙パック	—
⑧段ボール	—	○（平成13年2月から）	ダンボール	—

出典）農林水産省 財団法人 食品産業センター，容器包装識別表示ガイドライン より
　　　https://www.maff.go.jp/j/shokusan/recycle/youki/pdf/i3_02.pdf　（2021.07.28）

4 缶容器

　缶容器素材には薄い鋼板にスズをメッキしたブリキ缶がある。また，ブリキ缶にエポキシ樹脂などをコーティングした塗装缶も使用されている。ブリキ缶はビタミンCを多量に含む果実類や野菜類の缶詰製品に利用されている。塗装缶は食肉類，魚介類，各種惣菜類などに幅広く使用されている。ブリキ缶は傷がつくとサビが生じるため，サビが出ないように薄い鋼板にクロムメッキしたティンフリースチール缶（TFS）も使用されている。このほかアルミ缶やアルミ箔容器[*9]なども食品包装容器として使用されている。なお，日常，利用している缶詰製品では缶切りを必要としないプルトップ缶（イージーオープン缶）が主流になってきている。缶容器の種類とその用途をまとめて表2-13に示した。近年，日本で製造されている缶詰類は，食品品質表示基準や食品衛生法の規制のもとで，種々の情報が直接缶の表面に印刷されている。

> **[*9] アルミ箔**
> 緑茶の包装，菓子類のカップ，キャンディー・チョコレートなどの包装などに使用。

表2-13　缶容器類の種類と用途

種　類	品　目	用　途
ブリキ缶：鋼板にスズメッキしたもので，缶の容量は一定の基準(JIS規格)がある。	3ピース缶[*1]（丸缶，角缶） 2ピース缶[*2]（丸缶，変形缶） 18L缶（主に業務用）	野菜類や果実類に使用。
塗装缶：ブリキ缶をエポキシ樹脂やフェノール樹脂で塗装した缶。C-エナメル塗装缶はCornの黒変を防止する目的で開発された缶で，上記塗装缶の内面をエナメルで塗装した缶である。	2ピース缶，変形缶が主流	塗装缶は食肉，コンビーフ，惣菜，各種飲料，魚肉，カニ，エビ，びん詰の蓋などに使用。C-エナメル缶はカニ缶に一部使用。
ティンフリースチール缶（TFS缶）：鋼板にスズの代わりにクロムメッキやポリエステルなどの被膜をラミネートしたもの。	2ピース缶（丸缶，変形缶）が主流	調理済み食品，各種飲料用（ビール，炭酸飲料，ジュース類など）に使用。
アルミ缶	3ピース缶（丸缶，角缶） 2ピース缶（丸缶，角缶）	ブリキ缶やTFS缶と同じ目的に使用。

[*1]　缶蓋，缶胴，缶底の3部分からなる。
[*2]　缶底と一体となった缶胴と缶蓋の2部分からなる。

参考・引用文献

1) 横山理雄　監修『必携　食品包装設計ガイドブック』サイエンスフォーラム，p.400，2005
2) 容器包装リサイクル法（経済産業省）
https://www.meti.go.jp/policy/recycle/main/admin_info/law/04/index.html
（2021.07.28）
3) 資源有効利用促進法（経済産業省）
https://www.meti.go.jp/policy/recycle/main/admin_info/law/02/　（2021.07.28）
4) 國崎直道・川澄俊之　編者『新版 食品加工学概論』同文書院，p.69-75，2009

第 3 章

植物性食品及び動物性食品

1 穀　類

1　穀類の成分

　小麦，米，トウモロコシは世界の三大穀物と呼ばれ，年によって差はあるもののそれぞれ全世界で年間5～10億トンが生産されていて，これは穀類総生産量のほぼ90％を占める。日本では古来よりその利用価値によって，五穀（米，麦，あわ，ひえ，豆）や雑穀（米，小麦，大麦以外の穀類）というように分けてとらえられてきた。主な特徴を挙げると次のようになる。

・デンプンに富み，エネルギー源として重要である。
・水分が少ないので貯蔵性がよい。
・物理的衝撃に強いので長距離輸送ができる。
・大規模栽培が容易にできる。
・調理や加工が比較的容易である。
・食味が淡白であるため主食に適する。

　穀類全体の栄養成分の特徴は以下のようになる。

1）水　分

　穀類の水分含量は10～15％で，そのほとんどが結合水なので微生物による腐敗が起こり難い。

2）炭水化物

　炭水化物は65～79％で，その大部分がデンプンであり，少量のスクロース，マルトース，グルコース，フルクトースなどを含む。デンプンはアミロースとアミロペクチンの混合物であり，穀類によってその含量比は異なる。穀類のデンプンに全般的に含まれるレジスタントスターチ（RS：Resistant Starch）は，酵素抵抗性デンプン，あるいは難消化性デンプンとも呼ばれ，「健常人の小腸腔内において消化吸収されることのないデンプン及びデンプンの部分水解物の総称」と定義される。その生理作用は食物繊維に似ていて，血糖値の上昇を抑制する作用，血中脂質を低下させる作用及び整腸作用がある。

3）タンパク質

　穀類のタンパク質は溶解性に基づいて分類されており，主に次の4種類から構成される。①70～80％アルコールに溶解するプロラミン，②希酸や希アルカリに可溶なグルテリン，③水溶性のアルブミン，④塩溶性のグロブリンである。

　穀類のタンパク質含量は6～13％で，グルテリンとプロラミンが主体となっている。例外として，えん麦とそばにはグロブリンが多く，他の穀類に不足しているリシンとトリプトファンが豊富であるため栄養価が高い。また，トウモロコシの主要タンパク質であるツェイン（プロラミンの一種）は，リシンとトリプトファンが少ないため，コーングリッツなどのアミノ酸スコア[*1]は38となり，栄養価が劣る。アミノ酸組成は全体にリシンが少なく，第一制限アミノ酸[*2]となっている（第1章4の3.表1-16，p.23参照）。

4）脂　質

脂質は胚芽に20〜40％と多く含まれるが，穀粒の精白過程で除かれる。胚乳部では2％以下である。小麦やトウモロコシの胚芽油，米糠油（こめぬか）などは工業的に抽出・精製されて利用されている。小麦の胚芽油には抗酸化性の強いビタミンE（α-トコフェロール）が多く含まれ，また血清コレステロール低減作用のあるオレイン酸（35〜40％）や必須脂肪酸のリノール酸（35〜50％）が豊富であるため，健康栄養成分としても利用されている。

5）無機質（ミネラル）

無機質は外皮部に集中しており胚乳部に少ないので，精白過程で著しく減少する。灰分値として0.4〜1.6％となる。リンやカリウムが多くカルシウムが少ないのが特徴である。リンの存在形態はほとんどがフィチン酸（イノシトール6リン酸エステル）で，これは鉄やカルシウムの体内吸収を阻害する。

6）ビタミン

ビタミンについても胚芽や外皮部に多く含まれるため，精白過程で著しく減少する。胚芽や外皮部にB_1，ナイアシン，Eなどが多く含まれ，A，D，Cはほとんど含まれないのが特徴である。

2　米

1）種　類

わが国の稲作は水耕栽培（水田稲作）によってなされているが，歴史的には約3,500年前の縄文後期に陸稲栽培が先に始まった。水稲が導入されたのは縄文晩期と考えられている。米の分類はさまざまな観点から表3-1に示すようになされている。

2）精　白

稲穂を脱穀（籾殻（もみがら）を外すこと）したものを玄米という。図3-1に示すように，玄米は果皮，種皮，糊粉層（こふん），胚乳からなっており，胚乳以外の部分を糠層（ぬかそう）という。日常炊飯に用いている米は精白米（白米）であり，これは玄米から糠層や胚芽を除去して食味をよくしたものである。この糠を除く操作のことを精白，精米，搗精（とうせい），搗く（つ）などと呼んでいる。

精米する際，玄米量に対して得られる精白米量の割合（％）[*3]を歩留り（ぶどま）という。栄養価値を上げるために胚芽だけを残して糠層を除去した米を胚芽米（はいが精米）というが，この歩留りは93％程度である。酒造米の場合，歩留りは通常80％程度であるが吟醸酒などでは50％まで搗精したものが使われる。

表3-2に示すように，玄米を精白して糠層を除くと食味が向上し消化吸収率は上がるが，ビタミンB群，無機質，食物繊維などは減少する。

3）貯蔵特性

国内の米は通常精白する前の玄米の状態で常温貯蔵される。貯蔵期間が長くなると脂質の酸化が起こり，脂質から遊離した脂肪酸が増え，リノール酸などの自動酸化によって生じたヘキサナール（n-カプロアルデヒド），ペンタナール（n-バレルアルデヒド）などのアルデヒド類によって古米臭が生

[*3] **精白米**
玄米の糠層を約50％除去した米を半つき米（五分つき米）といい，糠層を約70％除去した米を七分つき米という。糠層をほぼ100％除去した米が精白米で，胚芽も除去される。

表3-1　米の分類

分　類	種　類	特　徴
栽培種	日本型（ジャポニカタイプ）	日本，韓国，中国などで栽培される。短粒種ともいう。短粒で丸みを帯び，長軸に対する直角断面は楕円形である。飯にすると粘りがある。コシヒカリ，ササニシキなどの品種がある。
	ジャバニカ型（ジャワタイプ）	日本型やインド型と同等の亜種として扱われる。外観は日本型，食味はインド型を呈する。インドネシアや中南米などで栽培される。
	インド型（インディカタイプ）	インド，タイ，カンボジアなどの東南アジア一帯で栽培される。長粒種ともいう。細長く，長軸に対する直角断面は丸形である。飯にしてもあまり粘らない。世界の80％以上がこの栽培種である。
栽培環境	水　稲	水田を利用して栽培される。アジアで栽培される米のほとんどであり，日本の玄米収穫量の99.8％を占める
	陸　稲（おかぼ）	畑で栽培される。アジアの一部地域やアメリカなどでみられる。
デンプンの構造	うるち米	アミロペクチン約80％，アミロース約20％からなる。ヨウ素デンプン反応で青紫色を呈する。
	もち米	アミロペクチンが主体で飯に粘りがあり，糊化デンプンの老化が遅い。ヨウ素デンプン反応で赤褐色を呈する。
粒の硬度	硬質米	水分含量15％以下の米で，関東以南で栽培される。
	軟質米	水分含量15〜16％程度で，東北，北海道，日本海側で栽培される。美味であるが貯蔵性が悪い。
保存期間	新　米	翌年新たに収穫されるまでの米。
	古　米	翌年の新米が収穫されたあとの米。

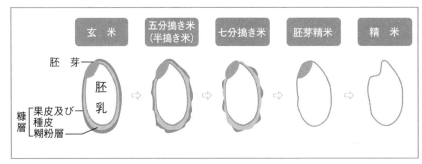

図3-1　米の構造

じる。また物性も悪くなる。このような劣化を遅らせるために，低温貯蔵（温度10〜15℃，相対湿度70〜80％以下）や，炭酸ガス封入貯蔵などが行われている。

4) 成　分

　米にはうるち米ともち米があり，いずれも炭水化物（デンプン）が主成分である。うるち米のデンプンは，アミロースとアミロペクチンからなるのに

表3-2　水稲穀粒の歩留りと水稲めしの特性変化（100gあたり）

精米の種類	歩留り (%)	消化吸収率 (%)	エネルギー (kcal)	タンパク質 (g)	無機質（ミネラル）		ビタミン			食物繊維総量 (g)
					カリウム (mg)	リン (mg)	B1 (mg)	B2 (mg)	ナイアシン (mg)	
玄　米	100	90	152	2.8	95	130	0.16	0.02	2.9	1.4
半つき米	95	94	154	2.7	43	53	0.08	0.01	1.6	0.8
七分つき米	93	96	160	2.6	35	44	0.06	0.01	0.8	0.5
はいが精米	92	–	159	2.7	51	68	0.08	0.01	0.8	0.8
精白米	90	98	156	2.5	29	34	0.02	0.01	0.2	0.3[*4]

出典）文部科学省「日本食品標準成分表2020年版（八訂）」より一部改変

*4 食物繊維総量
日本食品標準成分表2020年版（八訂）炭水化物成分表編の食物繊維総量には，従来のプロスキー変法による値と，新たに国際的に認められた重量法とHPCL法を組み合わせた分析法（AOAC2011.25法）による成分値も記載されるようになり，随時その値に移行している。表中の「精白米」も両方の値が成分表に掲載されているが，分析法による違いが大きいことから，現時点では，他の精米種と同じくプロスキー変法の値を使用することにした。

対して，もち米のデンプンはアミロペクチンがほとんどである。これらの成分の違いから，炊いた飯において，各々粘性が異なり，もち米のデンプンは特に粘性を強く示す。

　タンパク質は，玄米で約7％含まれ，胚乳タンパク質の80〜90％がオリゼニン（グルテリン）であり，リシンがわずかに不足するが，穀類タンパク質の中では優良なタンパク質である。米アレルギーはアルブミンとグロブリンが原因である場合が多い。脂質はリノール酸，オレイン酸がそれぞれ40％，次いでパルミチン酸が構成脂肪酸となっている。ビタミンではB群が，無機質ではリンが多い特徴をもつが，いずれも精白過程で失われる。米糠からはさまざまな機能性成分が発見されている。フィチン酸には，脂肪肝の抑制，免疫機能の賦活化，皮膚ガンや大腸ガンの予防効果がある。また抗酸化性物質として，α-トコフェロール，フェルラ酸，γ-オリザノール[*5]などが認められている。

*5 γ-オリザノール
稲の学名のOryza sativa L.から命名されたもので，動物実験で成長促進作用やさまざまな薬効が確認されており，新たなビタミン様物質として考えられている。

5）加工品

　米は生産量の9割が主食に用いられ，残りが醸造用原料と加工用に利用される。醸造用では，清酒，焼酎，味噌，醤油，酢にはうるち米が，みりんにはもち米が使用される。加工品は米粒の形を残した米飯加工品と，米穀粉を原料とした米粉加工品に分けられる。これら加工品の特徴を表3-3と表3-4にまとめて示す。

3　小　麦

1）小麦の種類

　小麦はイネ科に属する一年生の草木で，黒海東部を発祥の地として有史以前から栽培されており，中近東，ヨーロッパ，アフリカ，アジアへと広がった。現在の大生産地であるアメリカ大陸へは16世紀に，オーストラリア大

表3-3　主な米飯加工品

品　名	特　徴
冷凍米飯	ピラフや焼きおにぎりなど調理加工した米飯類を急速凍結した冷凍食品。米飯加工品の中で最も生産量が多い。
レトルト米飯	レトルトパウチに米と水，もしくは米飯を入れて121℃4分間程度の高温高圧殺菌を施したもので，長期保存ができる。
即席米	α化米ともいう。精白米を水に浸漬後，炊飯もしくは蒸煮によってデンプンをα化させ，すぐに80〜120℃で熱風乾燥して水分を5〜8％に落としたもの。
無洗米	従来の精米機では取り除けないわずかな粘性の糠を，BG精米製法※，加水精米仕上げ方式，特殊加工仕上げ方式，乾式研米仕上げ方式などといった方法で，精白米の表面から取り除いているので研ぎ洗いが不要で，環境に優しい。
強化米	栄養成分（ビタミンB$_1$やB$_2$，カルシウムなど）を溶かした希酢酸溶液に米を浸漬することで，胚乳部に栄養成分を浸透させたあと，乾燥したもの。
胚芽米	玄米を精白する過程で胚芽の部分を残すように搗精している。通常の白米と比較すると炊飯した時に少し黄ばんで見える。胚芽の部分が残っているため，白米と比較してビタミンEやビタミンB群，リノール酸，ミネラルなどが豊富に含まれている。
発芽玄米	わずか（0.5〜1mm）に発芽した玄米のこと。玄米の難点である硬さが減り，白米と同じように炊飯器でやわらかく炊いて食べることができる。食物繊維をはじめ，GABA（γ-アミノ酪酸），イノシトール，フェルラ酸，γ-オリザノールなどの機能性成分が増加している。
低アレルゲン米	アクチナーゼの作用でアレルギー性タンパク質であるグロブリンを分解したもの。栄養性及び嗜好性が落ちないように工夫されている。

※ BG精米製法，BG：Bran Grind （ = 糠を削る，の意）

表3-4　主な米粉加工品

用　途	米　種	加工品	特　徴
米粉製品	うるち米	上新粉	精白米を水洗，水切り，粉砕，乾燥してつくる。
	もち米	白玉粉	寒晒し粉（かんざらしこ）ともいう。精白米を水洗，浸漬，石臼で磨砕，脱水乾燥してつくる。白玉だんご，求肥（ぎゅうひ）の原料。
		みじん粉	寒梅粉ともいう。蒸しもちを焼き上げ，粉砕してつくる。和菓子や豆菓子の原料。
		道明寺粉	精白米を水に浸漬後，蒸煮，乾燥，粗挽きし篩い分けしたもの。椿もち，桜もちの原料。
米粉加工品	うるち米	せんべい	乾式製粉したものを，蒸練，冷却，型抜き，乾燥，焼成，調味，乾燥してつくる。
		ビーフン	精白米を水に浸漬して水挽きし，半煮え状態で蒸練後，細い穴から麺状に押し出したものを放置して硬化させる。
	もち米	おかきあられ	蒸練後，整形，硬化，乾燥，焼成，調味，乾燥してつくる。

表3-5　小麦の代表的な栽培種

分 類	ゲノム型	染色体数	種 名	和 名	主な用途
一粒系 （2倍種）	AA	14	*Triticum monococcum*	一粒小麦	飼 料
二粒系 （4倍種）	AABB	28	*Triticum dicoccum* *Triticum durum* *Triticum polonicum* *Triticum turgidum*	エンマー小麦 デュラム小麦 ポーランド小麦 イギリス小麦	飼 料 パスタ 焼き物 菓 子
普通系 （6倍種）	AABBDD	42	*Triticum aestivum* 　（*Triticum vulgare*） *Triticum compactum* *Triticum spelta*	普通（パン）小麦 クラブ小麦 スペルト小麦	パン，麺，菓子 菓 子 焼き物，飼料

表3-6　小麦の分類

分 類	種 類	特 徴
播種期	冬小麦	種を秋に播いて翌年の初夏に収穫するもの。
	春小麦	種を春に播いてその年の夏の終わりから秋にかけて収穫するもの。世界で栽培されている小麦の9割以上を占める。
粒 色	赤（レッド）小麦	小麦粒の外皮の色が褐色のもの。硬質でタンパク質含量が多くグルテンが強い。
	白（ホワイト）小麦	外皮の色が淡い黄白色のもの。軟質でタンパク質含量が少なくグルテンが弱い。
粒 質	硝子（ガラス）質小麦	胚乳の組織が緻密で，切断面が半透明状に見えるもの。タンパク質含量が多い。
	粉状質小麦	胚乳の組織が緻密でなく，切断面が白くて不透明状に見えるもの。タンパク質含量が少ない。
硬 度	硬質小麦	粒が硬いもの。パンに適する。
	軟質小麦	粒がやわらかいもの。麺や菓子に適する。

陸へは18世紀に，ヨーロッパからの移民によって持ち込まれた。表3-5に示すように植物学的にはさまざまな栽培種がある。

　小麦は，播種期，粒色，粒質，硬度などから，表3-6に示すように分類される。

　小麦は市場で売買される際には「銘柄」で取り引きされる。銘柄は一定の地域で栽培され品質的な特性が年

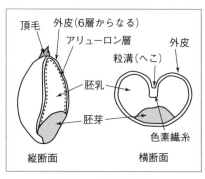

図3-2　小麦粒の構造

によって変化しないように，いくつかの品種の小麦[*6]が調合されたものである。調合割合は毎年変わる。日本国内で消費される小麦のおよそ9割が輸入され，国内産小麦は北海道を中心にほぼ全国で栽培されるが，グルテンが弱くパンには適さないため，主にうどんや和菓子に利用される。

2）小麦粉の種類

小麦粉はロール製粉によってつくられる。外皮が小麦粉に混入すると著しく品質を損なうので，調質（テンパリング）[*7]によって外皮の混入を防ぐ。

図3-2に示すように，小麦粉の外皮と胚乳部の間にアリューロン層と呼ばれる糊粉層があり，ここにプロテアーゼやアミラーゼなどさまざまな酵素が存在する。これらの酵素は，パンや菓子，麺などの加工品をつくる際にグルテンやデンプン構造を破壊し品質劣化を招く。また，小麦粉にアリューロン層が混入すると品質が低下する。表3-7に示すようにアリューロン層には無機質が多量に含まれるので，小麦粉にアリューロン層が混入している度合いは灰分値で知ることができる。このため，小麦粉の等級分けは灰分値でなされている（表3-8参照）。

小麦粉の用途はグルテンの性質のよさによって決められる。グルテンとは，小麦粉のタンパク質の約85％を占めるグリアジン（40〜50％，プロラミンの一種）とグルテニン（30〜40％グルテリンの一種）が，水を吸って（水和）練られた際にできる伸展性と粘弾性に優れた生地のことで，両タンパク質の性質によってその強靭性が違ってくる。グリアジンは生地の伸展性に，グルテニンは生地の粘弾性に寄与している。通常，グルテンの品質のよさは小麦粉のタンパク質含量に比例するので，小麦粉の種類分けはタンパク質含量によって決められる。パンでは生地に細かい均一な空気を含ませることのできる強いグルテンが求められるが，ケーキや天ぷら粉にはグルテンができる限り少ないものが求められるなど，加工目的によって小麦粉の種類を使い分けなければならない。表3-9に小麦粉の等級，種類と用途の関係を示す。

3）成　分

小麦粉の一般成分値を表3-8に示す。小麦粉の成分は米に類似し，主に炭水化物のデンプンが70％程度を占めている。小麦デンプンはうるち米のデンプンと同様に，アミロースとアミロペクチンから成る。また，タンパク質[*8]は米よりも多いが，構成するアミノ酸の中で，必須アミノ酸のリシンが少ないため，アミノ酸スコアは米よりも低い。一般的に使用される小麦粉の脂質

表3-7　小麦粒の成分組成 (g/100g)

| 区　分 | | 全粒中 | 水　分 | タンパク質 | 脂　質 | 炭水化物 | | 灰　分 |
						糖　質	繊　維	
小麦全粒		100	15	12.0	1.8	67.1	2.3	1.8
外皮	果　皮	4	15	7.5	0	34.5	38.0	5.0
	種　皮	2〜3	15	15.5	0	50.5	11.0	8.0
アリューロン層		6〜7	15	24.5	8.0	38.5	3.5	11.0
胚　乳		85	15	7.9	1.6	74.7	0.3	0.3
胚　芽		2	15	26.0	10.0	32.5	2.5	4.5

表3-8　小麦粉の一般成分値 (g/100g)

区　分		水　分	タンパク質	脂　質	炭水化物	灰　分
薄力粉	1等	14.0	8.3	1.5	75.8	0.4
	2等	14.0	9.3	1.9	74.3	0.5
中力粉	1等	14.0	9.0	1.6	75.1	0.4
	2等	14.0	9.7	1.8	74.0	0.5
強力粉	1等	14.5	11.8	1.5	71.7	0.4
	2等	14.5	12.6	1.7	70.6	0.5
全粒粉		14.5	12.8	2.9	68.2	1.6

出典）文部科学省「日本食品標準成分表2020年版（八訂）」より抜粋

表3-9　小麦粉の種類・等級と主な用途の関係

種　類	グルテンの質	等　級			
		1等粉	2等粉	3等粉	末　粉※3
		灰　分 0.3〜0.4%	灰　分 0.5%程度	灰　分 1%程度	灰　分 2〜3%
強力粉	大変多くて 強靭	パ　ン (11.5〜12.5)※1	パ　ン (12.0〜13.0)	グルテン デンプン	合　板 ・ 飼　料
準強力粉	多くて強い	パ　ン (11.0〜12.0) 中華麺 (10.5〜11.5)	パ　ン (11.5〜12.5)	グルテン デンプン	
中力粉	中程度の量で やわらかい	うどん・乾麺 (8.0〜9.0) 菓　子 (7.5〜8.5)	オールパーパス※2 (9.5〜10.5) 菓　子 (9.0〜10.0)		
薄力粉	少なくて弱い	菓子・天ぷら (6.5〜8.5)	菓子・ オールパーパス (8.0〜9.3)		

※1　（　）内はタンパク質含量（%）を示す。
※2　オールパーパスとは多用途に用いられる小麦粉のこと。
※3　末粉は合板の糊や飼料として用いられる。

は，1.5〜1.9%と少ない。小麦粉の灰分は，前述したように品質を表す等級に関わるため，0.4〜0.5%ときわめて少ない。ビタミン B_1，B_2，ナイアシンなどのビタミン類は，糊粉層や胚芽部分に多く，胚乳部には少ないため，小麦粉の含有量はわずかである[9]。

4）加工品

　小麦粉は2015（平成27）年度で，国内産及び輸入小麦から年間約490万トン生産され，パン類（約40%），麺類（約34%），菓子類（約11%），家庭用（約3%），工業用・その他（約12%）に使用されており，ここ10年来大きな変動はない。

（1）パ　ン

　①材　料　通常は強力粉または準強力粉が使用される。ライ麦粉単独もしくは小麦粉と併用されるものをライブレッドという。多種多様のパンがあり，それによって使用される原材料や製法が異なる。副原料としては，イースト（生，ドライ），イーストフード，食塩，砂糖，ショートニング，バター，マーガリン，卵などが用いられる。

　②製　法　最も基本的な製パン法に直捏法（ストレート法）と中種法（スポンジ法）の2つがある。直捏法はオーブンフレッシュベーカリーで利用される方法であり，現代人の嗜好に合った風香味のよい製品ができる。中種法は生地発酵時間が長いため発酵生産物によって生地の伸展性や機械耐性が増すので，主に大量生産でつくる機械製パンのための製法である。

[9] **小麦ふすま**
最近では小麦ふすま（皮部）の繊維分が見直され，小麦ふすまを含んだ小麦粉（全粒粉）を使ったパンが消費者に好まれている。

第3章

③**発　酵**　パンが膨らむのは，グルテンの網目構造の中にイースト発酵によって生じた炭酸ガスとエタノールの細かな気泡が緻密に均一にでき，このガスが加熱によって膨張すると同時に，デンプンの糊化とタンパク質の変性によってクラム（パンの内相）構造が形成されるためである。パン独特の風香味は原材料からだけでなく，発酵によって生産された種々のアルコールや有機酸などによって複合的に醸し出される。

(2) 麺

①**うどん**　機械製麺の場合，中力粉100に，食塩1〜3，水30〜35の割合で加えて生地がそぼろ状になるように混合し，これをローラーで圧延して麺帯をつくる。麺帯の折り重ねと圧延を繰り返すことでグルテンを適度に形成させて，これを歯型で切り出して麺線をつくる。

　　手打ち麺では加水量を40〜45でこねる。乾麺をつくる場合は，生麺を細い棒につるして乾燥させる。乾麺では食塩をやや多めに使用するが，これは乾燥中の落麺やひび割れを防止するためにグルテンを強くすることが目的である。

②**中華麺**　準強力粉または強力粉を原料にしてうどんと同様の方法でつくる。製法上の特徴は小麦粉100に対してかん水を1の割合で混ぜて使用する。かん水はアルカリ製剤であり，次の4つの効果をもつ。①小麦粉中のフラボノイド色素が黄色く発色し中華麺独特の麺色を出す。②麺の食感を強くする。③中華麺独特の風香味を出す。④ pH が高くなることで麺熟成中の腐敗を防止する。かん水には，炭酸ナトリウム，炭酸カリウム，リン酸2ナトリウム，リン酸3ナトリウム，リン酸2カリウム，リン酸3カリウムの6品目が認められており，中華麺の種類や用途に応じてこれらの配合割合が調整される。

③**そうめん**　準強力粉あるいは強力粉を主原料とし，機械そうめんではうどんと同様にしてつくる。麺線が細く脆いのでグルテンを強くするために食塩を小麦粉100に対して6程度と多めに使用する。

④**パスタ**　洋風麺の総称でスパゲティやマカロニが代表的である。デュラム小麦胚乳部の粒度の粗い部分（セモリナ）もしくは，パン小麦の粒度の粗い部分（ファリナ）を用いてつくられる。小麦粉に少ない加水（27〜29）をして硬い生地をつくり，これを高圧でダイス（金型の穴）から押し出して成形したものを乾燥してつくる。デュラム小麦はカロテノイド色素が多く，麺線は緻密で透明感のある黄色い状態に仕上がる。

⑤**即席麺**　中華麺の一種であり，かん水以外にも，卵白，調味料，色素などを調合して生地を練る。麺線を蒸煮あるいは油でフライすることによってデンプンをα化する。

⑥**そ　ば**　そば粉100に対して，グルテン形成を補助するつなぎ粉として小麦2等粉を20〜80の割合で混ぜてつくる。そば粉のみ（十割そば）でつくる時は，熱湯でデンプンを糊化して麺線をつないだり，卵，フノリ，ヤマノイモなどをつなぎとして利用する。

(3) その他
　①プレミックス　Prepared Mix の略。小麦粉にあらかじめ粉状の副原料（砂糖，食塩，卵，油脂，乳化剤，膨張剤，植物性タンパク質，加工デンプンなど）をバランスよく配合したもので，水などを加えるだけで容易に調理できるようにしたものである[*10]。
　②麩　強力粉に10％程度の食塩水を30〜40％加えて捏ねながら，水でデンプンを洗い流すとグルテンが得られる。これを焼成したものが麩である。

4　トウモロコシ

　南米〜中米メキシコが原産地であり，他家受粉植物のため多くの品種があり変異しやすい。主にコーンベルトを中心とした北アメリカで最も多く生産されている。

1）種　類

　デンプンの種類によって，もち種（ワキシーコーン），うるち種,高アミロース種（通称ハイアミと呼ばれる）がある。粒質の違いによって表3-10に示すように分類される。

表3-10　粒質の違いによるトウモロコシ品種の分類

和　名	英　名	用途と特徴
馬歯種	デントコーン	飼料，デンプン製造用
硬粒種	フリントコーン	食用
軟粒種	ソフトコーン	食用，缶詰用，デンプン製造用
甘味種	スイートコーン	食用の代表品種である。缶詰用，料理用，茎も糖分が高いので飼料（サイレージ）に利用される。
爆裂種	ポップコーン	スナック用。外側の胚乳が硬く，中心部の胚はやわらかく水分が多いので，加熱するとその水分が水蒸気となり圧力を増し，硬い胚乳部が爆裂する。
もち種	ワキシーコーン	ワキシースターチ製造用，ワキシースターチは，もち，製菓，製パン，プレミックスなど幅広く食品産業に利用されている。

2）成　分

　炭水化物は約70％を占め，デンプンの約25％がアミロース，約75％がアミロペクチンである。ハイアミロースコーンではアミロースが80％以上含まれる。硬質デンプンはタンパク質を含んでおり，タンパク質を含まないデンプンは軟質である。タンパク質は全粒の7〜13％を占め，このうちの約45％がツェイン（プロラミンの一種），約35％がグルテリンである。ツェインのアミノ酸組成はロイシンが多いものの，リシンとトリプトファンがきわめて少ないので，トウモロコシのタンパク質のアミノ酸スコアは穀類中最も劣る[*11]。

第3章

*10 **プレミックス**
家庭用ではホットケーキミックス，蒸しパンミックス，お好み焼きミックス，天ぷら粉，から揚げ粉などが市販されている。業務用ではドーナツをはじめあらゆる小麦粉二次加工品のプレミックスが利用されている。

*11 **ナイアシンの欠乏症**
トウモロコシを主食とする中南米やアフリカに多い「ペラグラ」という皮膚病は，ナイアシンの不足により発症する。ナイアシンの産生にはトリプトファンが必要であり，さらにロイシンがその利用を妨げるためである。

表3-11　トウモロコシ加工品の特徴

品　名	特　徴
コーンフラワー	胚乳部を粉化したもの。ドーナツ，パン，ケーキの材料，ソーセージやかまぼこの結着剤など用途は幅広い。
コーングリッツ	胚乳部を破砕した粒度の粗い粒で，製菓，コーンフレーク，ビール・ウイスキー原料などに利用される。
コーンフレーク	コーングリッツに水飴，麦芽，食塩などを加えて加熱後圧扁して焼き上げたもの。朝食用シリアルの主原料として利用される。
コーンオイル（トウモロコシ油）	ミリング工程で分離された胚を乾燥・破砕し，有機溶媒で油分を抽出・精製して得られる。
コーンスターチ	ウェットミリングにより胚を取り除いて摩砕し，外皮とタンパク質を分離して得られたデンプン液を濾過・乾燥してつくる。糖化原料，製菓，水産練り製品，ビール・バーボンウイスキー，料理用など用途はきわめて幅広い。

表3-12　トウモロコシ及びその加工品の一般成分値(g/100g)

種　類	水　分	タンパク質	脂　質	炭水化物	灰　分
コーン（玄穀）	14.5	8.6	5.0	70.6	1.3
コーンミール	14.0	8.3	4.0	72.4	1.3
コーングリッツ	14.0	8.2	1.0	76.4	0.4
コーンフラワー	14.0	6.6	2.8	76.1	0.5
ポップコーン	4.0	10.2	22.8	59.6	3.4
コーンフレーク	4.5	7.8	1.7	83.6	2.4
とうもろこしでん粉	12.8	0.1	0.7	86.3	0.1
スイートコーン（全粒缶詰）	78.4	2.3	0.5	17.8	1.0

出典）文部科学省「日本食品標準成分表2020年版（八訂）」より抜粋

　トウモロコシの胚は12％程度もあり，脂質は胚乳部で約1％，胚では約35％と豊富であり，胚から抽出された油がコーンオイル（トウモロコシ油）として広く利用されている。脂肪酸組成は，リノール酸約60％，オレイン酸約25％，パルミチン酸約10％である。黄色い色はクリプトキサンチン（ビタミンA効力がある），ゼアキサンチンなどのキサントフィル系色素による。

3）加工品

　トウモロコシの加工では，コーンフラワーの生産を目的としたドライミリング（乾式製粉）と，コーンスターチの製造を目的としたウェットミリング（湿式製粉）の両方の製粉方式が利用されている。トウモロコシの加工品の特徴と一般成分値をそれぞれ表3-11と表3-12に示す。

5　大　麦

　大麦はイネ科の越年草で，主に北半球を中心に栽培されている。栽培上，環境適応性が強いため，他の穀物にあまり適さない地域でも生産される。

1）種類と特徴

　日本では「秋播き性品種」がほとんどであり，秋に種子を播き，越冬して成長し初夏に収穫される。近畿以東で栽培されているのは皮麦といって，皮

が種実に密着してとれにくい品種である。西日本では皮が種実からとれやすい裸麦である。皮麦と裸麦の双方に六条大麦と二条大麦がある。これは穂軸に形成される粒列の数で名付けられた。

2）成 分

主成分は炭水化物であり，デンプンの割合が多い。タンパク質[*12]はホルデイン（プロラミンの一種）とホルデニン（グルテリンの一種）が主で，アミノ酸スコアは小麦よりも優る（第1章，p.23参照）。食物繊維を多く含む（約9.6％，うち水溶性が約6％）。七分つき押麦の場合，カルシウムは精白米の約4倍（23mg/100g），鉄は2倍（1.3mg/100g）含まれる。抗酸化性を有するポリフェノールが含まれる。また，タンニン系の渋味成分とフラボン系の色素が含まれる。

3）加工品

大麦の主な用途を表3-13に示す。二条大麦は主に醸造用原料に，六条大麦は食用に利用される。なお押麦の一般成分値を表3-14に示す。

二条大麦を発芽させた麦芽（モルト）はアミラーゼ活性が強く，ビールや水飴を製造する際にデンプンを糖化する目的で使用される。

表3-13 大麦の分類と主な用途

分　類			用　途
大　麦	皮　麦	二条大麦	ビール，ウイスキー，焼酎用原料
		六条大麦	押麦，麦茶
	裸　麦	二条大麦	ビール，ウイスキー，焼酎用原料
		六条大麦	米粒麦，押麦，麦こがし

表3-14 押麦の一般成分値 (g/100g)

種　類	水　分	タンパク質	脂　質	炭水化物	灰　分
七分つき押麦	14.0	10.9	2.1	72.1	0.9
押　麦（乾）	12.7	6.7	1.5	78.3	0.7

出典）文部科学省「日本食品標準成分表2020年版（八訂）」より抜粋

6 そ ば

タデ科の双子葉植物で，中央アジアから中国雲南省を原産地とする。冷涼な気候に適しており，やせ地，山地，乾燥地などでも栽培が可能で，生育期間が60〜80日と短いため，古くは救荒作物として利用されてきた。

1）特 徴

果実は果皮，種皮，胚乳，胚からなるが，胚乳と胚が食用として利用される。殻つきのそばの実を玄そば[*13]といい，脱穀後の殻はそば殻枕などに利用される。玄そばの殻を取り除いたものは「丸抜き（単に抜きともいう）」と呼ばれ，この丸抜きを石臼や製粉機で挽いたものがそば粉である。そば粉には胚と糊粉層も挽き込まれるため，アミラーゼ，マルターゼ，リパーゼ，

*12 大麦のタンパク質
水を加えて練っても，小麦タンパクとは異なり，グルテンは形成されない。

第3章

*13 玄そば
三稜形の黒褐色で，中心部分の胚乳にはデンプンが多く白色をしている。ダッタンそばは，普通のそばよりも寒冷地，高地で栽培される。苦味があるため，苦そばともいう。

プロテアーゼ，オキシダーゼなどの酵素が多くなるので変質しやすく貯蔵性に劣る。

2）成　分

そば粉には，表層粉，中層粉，内層粉及び全層粉があり，いずれもデンプンを主成分とする炭水化物を65％以上含んでいる（表3-15参照）。全層粉のタンパク質は12％で，グロブリンが主成分である。他の穀類に比べて必須アミノ酸であるリシン，トレオニン，トリプトファンの量が多くバランスのよいアミノ酸組成を示す。脂質は3.1％で，構成脂肪酸は，リノール酸，オレイン酸，パルミチン酸である。灰分は1.8％を占める。

そばに特徴的な機能性成分としてルチン[*14]がある。ルチンはポリフェノールの一種のフラボノイドで，ビタミンCによるコラーゲン合成を促進し，毛細血管の透過性を高める働きが報告されている。また抗酸化性や活性酸素消去能などの機能性も知られている。ルチンは熱に強いが，水溶性のためゆでるとほとんどが消失する。

3）加工品

代表的な加工品は「そばきり」である。「そばきり」とは，そば粉をつなぎ粉などとともに練って麺状にした，いわゆる「そば」のことである。「そばがき」はそば粉をお湯でこねて，醤油などで食べる。そば粉は，まんじゅうや和菓子などに風香味づけの目的でも利用される。ゆでそばの一般成分値を表3-15に示す。

表3-15　そば粉とゆでそばの一般成分値 (g/100g)

種　類	水　分	タンパク質	脂　質	炭水化物	灰　分
そば粉（全層）	13.5	12.0	3.1	69.6	1.8
ゆでそば	68.0	4.8	1.0	26.0	0.2

出典）文部科学省「日本食品標準成分表2020年版（八訂）」より抜粋

7　その他の穀類

その他の穀類の一般成分値を表3-16に示す。

1）えん麦

カラス麦とも呼ばれる。南西アジア原産で，寒冷地域で栽培される。精白後蒸して圧扁したロールド・オーツや，炒ったあとひき割りしたオートミールが，主にヨーロッパで朝食に利用される。菓子や，麦芽にしてウイスキーの製造にも利用される。

2）ライ麦

乾燥や寒さ，病虫害に強い作物で，東欧諸国で黒パンの材料に使用される。グルテンを形成しないが，乳酸菌単独もしくはイーストとの併用で発酵させることで，乳酸菌が産生する酸によってパン生地の粘弾性を増して保形性を保つ。ビール，カナディアンウイスキー，ウオッカの原料にも利用される。

3）あ　わ

アフガニスタン原産で，その穀粒は穀物中で最も小さい。赤あわ，黄あわ

があり，デンプンの性質によってもち種とうるち種がある。酒の原料や，甘味を生かして菓子などに利用される。

4）き　び

　東～中央アジア原産で，生育期間が短く，乾燥に強く荒地でも生育する強い雑穀である。穀粒はあわより少し大きめで，デンプンの性質によってもち種とうるち種がある。うるち種は精白して飯や粥に利用され，もち種はおはぎやだんご，飴や焼酎の原料などに利用される。

5）ひ　え

　インド原産で三角形をした細い実をしている。さっぱりとしたくせのない風味があり，飴，味噌，醤油，焼酎などに利用される。

6）もろこし

　アジアとアフリカの主要食用作物であるが，日本では一部が菓子原料や飼料などに用いられる程度である。過去には日本でも精白して米と混ぜて食べたり，もちとして利用されていた。

7）アマランサス

　アンデス高地原産でインカ帝国時代の主食として有名である。日本ではアメリカ産のもち種が栽培されている。近年，アレルギー用主食素材として注目され需要が広がっている。一般には，製粉してパン，麺，菓子向けに小麦粉と混合して利用される。

8）はと麦

　東南アジア原産でじゅずだまの変種である。もち種が主に利用されており，菓子やパン，お茶にも利用される。鎮痛作用があり中国では漢方や薬膳に用いられている。

表3-16　その他の穀類の一般成分値 (g/100g)

種　類	水　分	タンパク質	脂　質	炭水化物	灰　分
えんばく（オートミール）	10.0	13.7	5.7	69.1	1.5
ライむぎ（全粒粉）	12.5	12.7	2.7	70.7	1.4
あ　わ（精白粒）	13.3	11.2	4.4	69.7	1.4
き　び（精白粒）	13.8	11.3	3.3	70.9	0.7
ひ　え（精白粒）	12.9	9.4	3.3	73.2	1.3
もろこし（精白粒）	12.5	9.5	2.6	74.1	1.3
アマランサス（玄穀）	13.5	12.7	6.0	64.9	2.9
はとむぎ（精白粒）	13.0	13.3	1.3	72.2	0.2

出典）文部科学省「日本食品標準成分表 2020 年版（八訂）」より抜粋

参考・引用文献
1）須見洋行『食品機能学への招待』三共出版，p.53，1995
2）五明紀春・田島　眞・三浦理代 編著『食品機能論』同文書院，p.32，2005
3）小麦粉のおはなし（一般財団法人 製粉振興会）
　　http://www.seifun.or.jp　（2021.07.28）
4）國﨑直道・川澄俊之 編著『新版 食品加工学概論』同文書院，p.94-105，2009

2 野菜類

1 野菜の分類

野菜の種類は非常に多く，日本食品標準成分表2020年版（八訂）では生鮮品とその加工品も含めて，401種類が記載されている。野菜の分類方法はいろいろと考案されているが，代表的な分類法として野菜の利用部位に着目し，葉茎菜類，根菜類，花菜類，果菜類に分類する方法が一般的に使用されている。この分類による主な食品名を表3-17に示す。なお，根菜類のジャガイモ，サツマイモ，サトイモ類などは第3章5.イモ類（p.148～151）に，その詳細を記載した。

2 野菜類の生産

野菜類の生産は農林水産省の「野菜をめぐる情勢」2021（令和3）年によると，2018（平成30）年の作付面積は約40万ヘクタールであり，総生産量は約1,150万トンで，近年横ばい傾向と報告されている。また，2019（令和元）年の野菜の総産出額は約2兆円で農業総産出額の24%程度を占めている。野菜の栽培は，露地栽培，フレーム栽培，水耕栽培，トンネル栽培，温室栽培などで生産されているが，野菜のもつ性質に合わせて，栽培方法が選択されている。

野菜類の生産は，日照時間，風水害及び気温の変動などの自然現象に大き

表3-17　野菜の種類

分　類	食用部位		品目名
葉茎菜類	葉	結球性	キャベツ，ハクサイ，レタス，ロメインレタス
		非結球性	シュンギク，リーフレタス，ホウレンソウ，オオバ，パセリ，ツケナ，ネギ，ニラ
		葉　柄	フキ，セロリ，ズイキ
		りん葉（茎）	タマネギ，ラッキョウ，ニンニク
根菜類	茎	地上茎	アスパラガス，ウド，タケノコ
		地下茎	レンコン
		塊　茎	サトイモ，ジャガイモ，ショウガ
	直　根		ダイコン，カブ，ニンジン，ゴボウ
	塊　根		サツマイモ，ヤマノイモ
花菜類	花らい		アーティチョーク，カリフラワー，ナバナ，フキノトウ，ブロッコリー，ミョウガ
	花		キク
果菜類	未熟果実		キュウリ，トウガン
	子熟果実		スイートコーン
	完熟果実		メロン，スイカ，カボチャ，トマト，ナス，ピーマン

く影響を受けるため，毎年，生産量は変動する傾向をもっている。さらに，野菜生産に携わる農業従事者の減少や高齢化なども影響し，国産の野菜出荷量が減少し，輸入量が増加する傾向がある。詳細は前述の農林水産省の統計を参照されたい。

3　わが国の野菜消費

　厚生労働省による2019（令和元）年の国民健康・栄養調査では，国民の1日1人あたりの野菜摂取量は成人で平均280.5gとなっており，10年間ほぼ横ばいである。2012（平成24）年に策定された健康日本21（第2次）[*1]では，成人の野菜類の摂取目標量を1日350g以上という数値を掲げているが，各世代間で野菜摂取目標量を下回っており，特に若年層においては野菜摂取量が大幅に不足している。そのため健康を維持・増進するためにも野菜類の摂取増加が望まれている。

4　野菜類の品目

　わが国ではきわめて多種類の野菜が栽培されているが，生産量まで把握されているのは約100品目である。その中で全国的に流通し，特に消費量が多く，栄養学的にみても重要な野菜14品目を，野菜生産出荷安定法[*2]で指定野菜と定めている。指定野菜の種類とその一般成分を表3-18に示す。また，地域農業振興の重要性を考慮して指定野菜に準ずる重要な野菜類35品目を特定野菜に定めている。特定野菜の種類を表3-19に示す。なお，指定野菜と特定野菜以外に，都道府県において生産される多様な野菜を産地の育成，消費ニーズを踏まえた野菜の安定供給，及び産地の状況などを考慮して地域特産野菜類に指定し，その生産を推奨している。指定野菜，特定野菜，地域特産野菜のいずれもが農林水産省の所管のもとで調整されている。なお，詳細は農林水産省のホームページを参照されたい。

表3-18　指定野菜類の一般成分 (g/100g)

種　類		水　分	タンパク質	脂　質	炭水化物	灰　分
葉茎菜類	キャベツ（結球葉，生）	92.7	1.3	0.2	5.2	0.5
	はくさい（結球葉，生）	95.2	0.8	0.1	3.2	0.6
	ほうれんそう（葉，通年平均，生）	92.4	2.2	0.4	3.1	1.7
	レタス（土耕栽培，結球葉，生）	95.9	0.6	0.1	2.8	0.5
	根深ねぎ（葉，軟白，生）	89.6	1.4	0.1	8.3	0.5
	たまねぎ（りん茎，生）	90.1	1.0	0.1	8.4	0.4
根菜類	だいこん（根，皮つき，生）	94.6	0.5	0.1	4.1	0.6
	にんじん（根，皮つき，生）	89.1	0.7	0.2	9.3	0.8
	じゃがいも（塊茎，皮なし，生）	79.8	1.8	0.1	17.3	1.0
	さといも（球茎，生）	84.1	1.5	0.1	13.1	1.2
果菜類	きゅうり（果実，生）	95.4	1.0	0.1	3.0	0.5
	赤色トマト（果実，生）	94.0	0.7	0.1	4.7	0.5
	な　す（果実，生）	93.2	1.1	0.1	5.1	0.5
	青ピーマン（果実，生）	93.4	0.9	0.2	5.1	0.4

出典）文部科学省「日本食品標準成分表2020年版（八訂）」より抜粋

表3-19　主な特定野菜の種類

分　類	品　目
葉茎菜類	コマツナ，ミツバ，チンゲンサイ，フキ，シュンギク，セルリー，アスパラガス，ニラ，カリフラワー，ニンニク，ブロッコリー，ミズナ
果菜類	カボチャ，サヤインゲン，スイートコーン，ソラマメ（乾燥したものを除く），エダマメ，サヤエンドウ，グリーンピース
根菜類	カブ，ゴボウ，レンコン，ヤマノイモ，カンショ
果実的野菜	イチゴ，スイカ，メロン（温室メロンを含む）
香辛野菜	ショウガ

出典）農林水産省「野菜生産出荷統計」2020より抜粋

5　野菜類の成分

　表3-18に示したように，指定野菜の水分は80〜96％と一般成分の中で最も多く含有されている。炭水化物はジャガイモやサトイモなどのイモ類を除き2.8〜9.3％，タンパク質は0.5〜2.2％，灰分は0.4〜1.7％含まれ，いずれの成分も野菜の種類によって差異が大きい。脂質は0.1〜0.4％と少なく，野菜が脂質の供給源にはならないと考えられる。

　指定野菜類のミネラル含有量を表3-20に示す。ミネラル含有量の中で最も多く含まれるのがカリウム（K）で，190〜690mg/100g含まれ，野菜の種類によって差異が大きい。ジャガイモとサトイモのカルシウム（Ca）は4mgと10mg/100g含まれ，他の根菜類や葉茎菜類の17〜49mg/100gに比べて，イモ類のCa含有量は少ない傾向を示している。その他のミネラルは，ナトリウム（Na）Tr〜28mg/100g，マグネシウム（Mg）8〜69mg/100g，リン（P）18〜55mg/100g，鉄（Fe）0.2〜2.0mg/100g，亜鉛（Zn）0.1〜0.7mg/100g，銅（Cu）0.02〜0.15mg/100g，

表3-20　指定野菜類のミネラル含有量 (mg/100g)

種　類		Na	K	Ca	Mg	P	Fe	Zn	Cu	Mn
葉茎菜類	キャベツ（結球葉，生）	5	200	43	14	27	0.3	0.2	0.02	0.16
	はくさい（結球葉，生）	6	220	43	10	33	0.3	0.2	0.03	0.11
	ほうれんそう（葉，通年平均，生）	16	690	49	69	47	2.0	0.7	0.11	0.32
	レタス（土耕栽培，結球葉，生）	2	200	19	8	22	0.3	0.2	0.04	0.13
	根深ねぎ（葉，軟白，生）	Tr※	200	36	13	27	0.3	0.3	0.04	0.12
	たまねぎ（りん茎，生）	2	150	17	9	31	0.3	0.2	0.05	0.15
根菜類	だいこん（根，皮つき，生）	19	230	24	10	18	0.2	0.2	0.02	0.04
	にんじん（根，皮つき，生）	28	300	28	10	26	0.2	0.2	0.05	0.12
	じゃがいも（塊茎，皮なし，生）	1	410	4	19	47	0.4	0.2	0.09	0.37
	さといも（球茎，生）	Tr	640	10	19	55	0.5	0.3	0.15	0.19
果菜類	きゅうり（果実，生）	1	200	26	15	36	0.3	0.2	0.11	0.07
	赤色トマト（果実，生）	3	210	7	9	26	0.2	0.1	0.04	0.08
	な　す（果実，生）	Tr	220	18	17	30	0.3	0.2	0.06	0.16
	青ピーマン（果実，生）	1	190	11	11	22	0.4	0.2	0.06	0.10

※Tr：微量（最小記載量の1/10以上含まれているが5/10未満であるもの）
出典）文部科学省「日本食品標準成分表 2020 年版（八訂）」より抜粋

マンガン（Mn）0.04～0.37mg/100g など，それらの含有量は非常に少なく，また，いずれのミネラルも野菜の種類によって含有量に大差がみられる。

　指定野菜類の主なビタミン含有量を表3-21に示す。指定野菜は各種ビタミンを含有するが，ビタミンA（レチノール活性当量）はTr～720μg/100gの範囲で含まれ，特にホウレンソウは350μg/100g，ニンジンは720μg/100gを含み，他の野菜類に比べ高含量である。抗酸化作用を有するビタミンE（α-トコフェロール）は葉茎菜類にTr～2.1mg/100g含まれ，また，血液凝固や骨の代謝に関与するビタミンKは特にホウレンソウに270μg/100g含まれ，緑黄色野菜に多い（表3-21参照）。

　水溶性ビタミンは葉酸とビタミンCの含有量が高く，葉酸[*3]は15～210μg/100gの範囲で含まれ，特にホウレンソウは210μg/100gと高含量であり，葉酸のよい供給源となっている。抗酸化作用，鉄の吸収促進作用及び壊血病の予防や治療，コラーゲンの生合成などに不可欠のビタミンCは4～76mg/100gの範囲で含まれているが不安定であり，特に貯蔵中や調理・加工中に減少する。調理によるビタミンCの損失を表3-22に示す。野菜の種類にもよるが，一般に調理の"炒める操作"より，"煮る，またはゆでる操作"の方がビタミンCの損失が高い傾向を示している。

第3章

*3 葉酸
ホウレンソウに多量に含まれるため，葉酸は最初にホウレンソウから単離された。

表3-21　指定野菜類のビタミン含有量 (100gあたり)

種類		活性当量レチノール (μg)	α-トコフェロール (mg)	K (μg)	B₁ (mg)	B₂ (mg)	ナイアシン (mg)	葉酸 (μg)	C (mg)
葉茎菜類	キャベツ（結球葉，生）	4	0.1	78	0.04	0.03	0.2	78	41
	はくさい（結球葉，生）	8	0.2	59	0.03	0.03	0.6	61	19
	ほうれんそう（葉，通年平均，生）	350	2.1	270	0.11	0.20	0.6	210	35
	レタス（土耕栽培，結球葉，生）	20	0.3	29	0.05	0.03	0.2	73	5
	根深ねぎ（葉，軟白，生）	7	0.2	8	0.05	0.04	0.4	72	14
	たまねぎ（りん茎，生）	0	Tr[*1]	0	0.04	0.01	0.1	15	7
根菜類	だいこん（根，皮つき，生）	(0)[*2]	0	Tr	0.02	0.01	0.3	34	12
	にんじん（根，皮つき，生）	720	0.4	17	0.07	0.06	0.8	21	6
	じゃがいも（塊茎，皮なし，生）	0	Tr	1	0.09	0.03	1.5	20	28
	さといも（球茎，生）	Tr	0.6	(0)	0.07	0.02	1.0	30	6
果菜類	きゅうり（果実，生）	28	0.3	34	0.03	0.03	0.2	25	14
	赤色トマト（果実，生）	45	0.9	4	0.05	0.02	0.7	22	15
	なす（果実，生）	8	0.3	10	0.05	0.05	0.5	32	4
	青ピーマン（果実，生）	33	0.8	20	0.03	0.03	0.6	26	76

[*1]　Tr：微量
[*2]　(0)：推定値0（未測定であるが，文献等により含まれていないと推定されたもの）
出典）文部科学省「日本食品標準成分表2020年版（八訂）」より抜粋

表3-22 野菜類の調理によるビタミンCの損失 (%)

種　類	ゆでる	煮　る	炒める
ホウレンソウ	44	52	18
キャベツ	37	42	25
ハクサイ	43	53	26
モヤシ	42	36	47
ネ　ギ	48	37	21
タマネギ	34	33	23
カボチャ	29	37	17
レンコン	35	29	28
ダイコン	33	32	38
カ　ブ	17	39	25
ニンジン	18	10	19
サヤエンドウ	43	25	16

出典）吉田企世子『野菜と健康の科学』養賢堂，p.61，1994

6 野菜類に含まれる特殊成分

栄養成分以外で特徴的な性質をもつ特殊成分を以下に記載する。

1）食物繊維

食物繊維はヒトの消化酵素で消化されない難消化性物質の総称で，野菜類に含まれる主な成分は難消化性多糖類と植物細胞壁に存在するリグニンである。日本食品標準成分表には，水溶性食物繊維，不溶性食物繊維及び総量に分けて記載されている。水溶性食物繊維と不溶性食物繊維に生理作用の違いがあるといわれているが詳細は不明である。指定野菜類に含まれる食物繊維量を表3-23に示す。野菜類に含まれる不溶性食物繊維は水溶性食物繊維よりも多く含まれる傾向がある。

2019（令和元）年度の国民健康・栄養調査によると20歳以上の1人1日あたりの食物繊維の平均摂取量は16.0～21.2gで，そのうち水溶性食物繊維

表3-23 指定野菜類の食物繊維量 (g/100g)

	種　類	総　量	水溶性	不溶性
葉茎菜類	キャベツ（結球葉，生）	1.8	0.4	1.4
	はくさい（結球葉，生）	1.3	0.3	1.0
	ほうれんそう（葉，通年平均，生）	2.8	0.7	2.1
	レタス（土耕栽培，結球葉，生）	1.1	0.1	1.0
	根深ねぎ（葉，軟白，生）	2.5	0.3	2.2
	たまねぎ（りん茎，生）	1.5	0.4	1.0
根菜類	だいこん（根，皮つき，生）	1.4	0.5	0.9
	にんじん（根，皮つき，生）	2.8	0.7	2.1
	じゃがいも（塊茎，皮なし，生）	1.2[*4]	0.4[*4]	0.8[*4]
	さといも（球茎，生）	2.3	0.8	1.5
果菜類	きゅうり（果実，生）	1.1	0.2	0.9
	赤色トマト（果実，生）	1.0	0.3	0.7
	な　す（果実，生）	2.2	0.3	1.9
	青ピーマン（果実，生）	2.3	0.6	1.7

出典）文部科学省「日本食品標準成分表2020年版（八訂）炭水化物成分表編」より抜粋

*4 **食物繊維量の分析法**
日本食品標準成分表2020年版（八訂）炭水化物成分表編別表1の食物繊維量には，従来のプロスキー変法による値と，新たに国際的に認められた重量法とHPCL法を組み合わせた分析法（AOAC2011.25法）による成分値も記載されるようになり，随時その値に移行している。表中の「じゃがいも」も，両方の値が成分表に掲載されているが，分析法による違いが大きいことから，現時点では他の野菜類と同じくプロスキー変法の値を使用することにした。

は2.9～4.2g，不溶性食物繊維は9.5～13.7gと報告されている。「日本人の食事摂取基準2020年版」では，食物繊維の目標量は成人男性で21g/日以上（ただし65歳以上は20g/日以上），成人女性で18g/日以上（ただし65歳以上は17g/日以上）であるため，日常摂取する食物繊維の摂取目標量を下回っており，野菜類のさらなる摂取が望まれる。

2) 色素成分

野菜類に含まれる色素成分はさまざまな物質からなり，その鮮やかな色彩は食欲やいろどりなどの嗜好性を高める効果がある。しかし，この色素成分は栽培条件や収穫後の管理条件，あるいは調理時の加熱や酸，アルカリなどの条件によって変化する性質をもっている。

（1）クロロフィル類

クロロフィル（葉緑素）はポリフィリン環の中心にMg^{2+}がキレートした錯体構造の脂溶性の緑色色素で，緑黄色野菜や海藻類にも多く含まれる。クロロフィルは側鎖の違いでa，b，c及びdが存在する。緑黄色野菜には主にクロロフィルaとbが含まれ，aは青緑色を呈し，bは黄緑色を呈する。クロロフィルは酸に弱く，Mg^{2+}がH^+に置換されると，黄褐色のフェオフィチンに変換する。野菜類に含まれているクロロフィルはタンパク質と結合しているので安定性は高いが，加熱するとタンパク質が変性し不安定となり，また有機酸がゆで汁に浸出してくるため，長くゆでると緑色が退色し黄褐色になる。

（2）カロテノイド類

カロテノイド系色素[*5]はカロテン類とキサントフィル類に大別される。カロテン類は炭化水素のみからなるが，キサントフィル類はヒドロキシ基などの官能基をもっている。カロテン類の中で特にβ－カロテンはニンジンやカボチャに含まれ，橙色になる特徴がある。また，トマトには赤色を呈するリコピンが含まれる。リコピンは抗酸化作用をもつため，ガン細胞増殖抑制作用が期待され，その機能性作用の研究が行われている。キサントフィル類の中では，スイートコーンに含まれるクリプトキサンチンやルテインなどがあり，それらが存在することでコーン類は黄色を呈している。

（3）フラボノイド類

フラボノイド類は無色のフラバン[*6]を基本骨格にもつ物質で多数のグループが存在する。フラボン[*7]やフラバノール[*8]を基本骨格にもつ代表的な物質として，タマネギに含まれるクェルセチン[*9]（ケルセチン）は黄色を呈する。タマネギに含まれるクェルセチンの配糖体はクェルセチン-4'-グリコシドやクェルセチン-3',4-ジグリコシドであり，グルコースが結合している。一方，クェルセチンの3位にルチノースが結合した物質をルチンといい，トマトやホウレンソウに含まれる。また，イチゴ，スイカなどの赤色やナスの表面の紫色を呈する色素にアントシアニン[*10]があるが，これも広義ではフラボノイド類に属している。

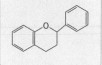

*5 カロテノイド系色素
基本的に8個のイソプレノイド単位からなる。骨格の中央にある連結様式はhead-to-headになっている。

*6 フラバン
フラバンの構造式を以下に示す。分子式は$C_{15}H_{14}O$である。

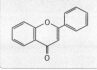

*7 フラボン
フラボンの構造式を以下に示す。分子式は$C_{15}H_{10}O_2$である。

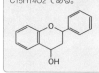

*8 フラバノール
フラバノールの構造式を以下に示す。分子式は$C_{15}H_{14}O_2$である。

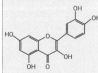

*9 クェルセチン
クェルセチンの構造式を下記に示す。分子式は$C_{15}H_{10}O_7$である。

*10 アントシアニン
フラボノールから派生してできる化合物である。シアニジン，ペラルゴニジン及びディルフィニジンはアントシアニンに糖が付加したもので，植物の花の赤色，紫色，青色などを呈する。

3）香気成分

　野菜類に含まれる香気成分はきわめて多く，1つの野菜に数百種類の香気成分をもつものもある。この中でどの成分が実際の野菜が有する独特の香気に関与しているかが重要となる。例えば，トマトの特有な香気成分（青臭さ）はヘキセナール[*11]やヘキセノール[*12]であり，また，タマネギ，ニラ，長ネギなどの独特な揮発性の香気成分は含硫化合物のジスルフィド類が関与している。主な野菜類の香気成分を表3-24に示す。

4）呈味成分

　野菜類の味にはさまざまな成分が関与しているが，特に辛味成分，苦味成分，えぐ味成分などの影響が強い。野菜類に含まれる辛味成分はダイコンやワサビに含まれるイソチオシアネート類，ショウガのジンゲロール，トウガラシのカプサイシンなどが代表的である。

　苦味成分ではキュウリに含まれるククルビタシン，アスパラガスのステロ

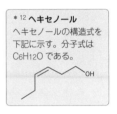

＊11 ヘキセナール
ヘキセナールの構造式を下記に示す。分子式は$C_6H_{10}O$である。

＊12 ヘキセノール
ヘキセノールの構造式を下記に示す。分子式は$C_6H_{12}O$である。

表3-24　野菜類の香気成分

	種　類	主な香気成分	備　考
果菜類	キュウリ	trans-2-cis-6- ノナジエノール trans-2-cis-6- ノナジエナール	別名：キュウリアルコール 別名：スミレ葉アルデヒド
	スイカ	β-ヒドロキシプロピオン酸アルデヒド	
	トマト	trans-2- ヘキセナール，cis-3- ヘキセナール α-ピネン，リモネン及びイソブタノールなど。	ヘキセナールは抗菌作用を有する。
	イチゴ	2,5-ジメチル-4-ヒドロキシ-3(2H)-フラノン，cis-2- ノネナール，cis-3- ヘキセナール，trans-3-ヘキセノール，δ-ドデカラクトン，ラクトン類	
根菜類	カブ	S- メチル-L- システインスルホキシド	
	ニンジン	α-ピネン，リナロール，酢酸ベンジル，酢酸ゲラニル，ゲラニオール	
	ダイコン	trans-4- メチルチオ -3- ブテニルイソチオシアネート， メチルメルカプタン，ジメチルジスルフィッド	辛味成分：イソチオシアネート類 独特の異臭
	ニンニク	ジアリルジスルフィッド， アリシン（アリインから生成：共にニンニクの香りの元となる），メチルメルカプタン，スルフィッド類	特有の臭気成分
	ラッキョウ	硫化アリル	抗菌作用，抗酸化作用
	タマネギ	チオプロパナール -S- オキシド，n -プロピルジスルフィッドなどのスルフィッド類	催涙物質：特有の辛味と臭い成分
	ジャガイモ	チオプロパナール -S- オキシド， メチルメルカプタン，ペンテナール	
葉菜類	パセリ	アピオール，ピネン	
	セロリー	リモネン，セリネン，ミルセン，α-ピネン，β-ピネン ジヒドロフタライド類	
	キャベツ	イソチオシアネート類	
	ミツバ	β-ミルセン，α-ピネン，α-セリネン，β-セリネン	
	青ジソ	ペリルアルデヒド，カリオフィレン	精神安定作用

出典）髙宮和彦 編『野菜の科学』朝倉書店，p.174-176，1993
　　　五十嵐 脩『概説食品学第2版』光生館，2006，その他より作成

イダルサポニン，クワイのカテキン（ポリフェノール化合物）などが代表的である。また，えぐ味成分ではタケノコに含まれるホモゲンチジン酸がある。

7　野菜類の貯蔵方法

　野菜類は水分含量が80～95％と高いため，収穫後に微生物の増殖や水分の蒸散，呼吸作用，自己消化酵素作用などの働きによって品質は低下し，また，徐々に劣化が進むため長期保存が困難となっている。そこで，野菜類の品質を保持する目的で，低温貯蔵，凍結貯蔵，CA貯蔵，MA貯蔵などの方法が使用されている。また，野菜を加工し，その野菜に合った製品をつくることも一種の貯蔵方法といえる。

1）低温貯蔵

　収穫後の野菜を2～10℃で保存して野菜類を貯蔵する方法である。低温にすることで微生物の繁殖を抑制し，水分の蒸散を防ぎ，また，自己消化酵素作用の抑制などが可能となるため，野菜の品質を長期にわたり保持することができる。しかし，熱帯や亜熱帯地方原産の野菜や果実は一定の温度以下で貯蔵すると低温障害を起こすため低温貯蔵はできなくなる。キュウリやナスは8℃以上，カボチャやサツマイモも10℃以上，また，バナナでは15℃以上の温度が望ましいとされている。表3-25に各種野菜類に生じる低温障害の症状とその起きる温度をまとめて示した。

表3-25　各種野菜類の低温障害

種　類	温度(℃)	症　状
オクラ	7.2	水浸状軟化，ピッティング※
カボチャ	7～10	内部褐変，腐敗
キュウリ	7.2	水浸状軟化，ピッティング
トマト(熟成)	7.2～10	水浸状軟化，腐敗
ナ　ス	7.2	ピッティング，やけ
ピーマン	7.2	ピッティング，褐変
インゲン豆	8～10	水浸状軟化，ピッティング
サツマイモ	10	内部褐変，腐敗

※ピッティング：凹みのこと。
出典）邨田卓夫，1980より一部改変

2）凍結貯蔵

　収穫後の野菜を凍結して保存する方法である。野菜を生のまま直接凍結すると，組織中の水分が大きな氷結晶を生成するため細胞損傷が生じる。また，野菜自身のもつ酵素によって品質劣化も生じる。野菜類を凍結貯蔵する場合はブランチング処理を行ったあとで急速凍結を行う方法が利用されている。ブランチング処理とは，熱湯あるいは蒸気で3～5分間ほど加熱処理することで野菜のもつ酵素を失活させ，劣化を抑制する効果をもっている。ブランチング処理後，急速凍結した野菜を包装して販売直前まで－18℃以下で貯蔵されるが，凍結野菜を購入した場合は直ちに調理するか，－18℃以下で保存する必要がある。また，利用する時は，すでに1/3程度，加熱処理されていることに気を配る必要がある。

3）CA貯蔵（Controlled Atmosphere storage）

　収穫後の野菜の生鮮度を保持させるための貯蔵法で，低温（0～3℃）で高湿度（85～95％）の条件下でガス濃度を調整して貯蔵する方法である。一般的にはガス濃度はCO_2ガスを2～5％，O_2ガスを3～5％という条件で使用する場合が多い。CA貯蔵をすると野菜類や果物類は通常の貯蔵より約1.5

表 3-26 青果物の最適 CA 貯蔵条件と貯蔵期間

品 名	温度(℃)	湿度(%)	ガス組成		貯蔵期間	
			CO_2(%)	O_2(%)	CA 貯蔵	普通冷蔵
リンゴ(紅玉)	0	90〜95	3	3	6〜7(月)	4(月)
〃 (スターキング)	2	90〜95	2	3〜4	7〜8	5
ナ シ(二十世紀)	0	85〜95	3〜4	4〜5	6〜7	3〜4
カ キ(富有)	0	90〜95	7〜8	2〜3	5〜6	2
ク リ	0	80〜90	5〜7	2〜4	7〜8	5〜6
ジャガイモ(男爵)	3	85〜90	2〜3	3〜5	8	6
〃 (メークイン)	3	85〜90	3〜5	3〜5	7〜8	4〜5
ナガイモ	3	90〜95	2〜4	4〜7	8	4
ニンニク	0	80〜85	5〜8	2〜4	10	4〜5
トマト(緑熟果)	10〜12	90〜95	2〜3	3〜5	5〜6(週)	3〜4(週)
レタス	0	90〜95	2〜3	3〜5	3〜4(週)	2〜3(週)

出典) 緒方ら, コールドチェーン研究, I (2)3, 1975

〜2倍ほど貯蔵期間が延長できる。主な野菜や果実の CA 貯蔵条件と貯蔵期間を表3-26に示した。

4) MA 貯蔵 (Modified Atmosphere storage)

収穫後の野菜類をポリエチレンやポリプロピレンなどのフィルムで包装したのち, 保存・流通させることを目的に開発された貯蔵方法で, 保存期間が長くなり流通時の鮮度低下を阻止する効果をもった簡易貯蔵法である。キュウリ, トマト, ナス, カキ及びリンゴなどに利用されている。

8 野菜類の加工品

野菜類の加工品には生鮮カット野菜, 乾燥品, 塩蔵品, 缶詰, びん詰, トマト加工品, 野菜ジュース, ミックスジュース, 調味料など多種多様の加工製品が出回っている。

1) 生鮮カット野菜

収穫後の野菜を水洗したのち, 適度な大きさにカットし, 次亜塩素酸ナトリウム液や次亜塩素酸カルシウム液に浸漬して殺菌し, 再び水洗して, それらの薬剤を完全に除去したのち, 包装して流通させている。

2) 乾燥品

収穫後のシイタケ, カンピョウ, ダイコンなどの野菜類を天日あるいは機械乾燥させて水分活性を低下させて保存性を高めた食品である。

3) 塩蔵品

収穫後の野菜を塩蔵した製品で, 代表的なものに漬物がある。単に塩漬けした製品から, 醤油, 味噌などの塩分の高い調味料に漬けた製品など, その種類は豊富である。また, 食酢や粕に漬けた製品も漬物として利用されている。食塩による浸透圧作用によって野菜の水分活性が低下し, また, 塩素イオンの殺菌効果によって細菌の繁殖が阻止でき, 長期保存性が可能となる。食酢や粕を使用した場合, pHの低下による微生物の繁殖抑制, あるいは漬液によっては, その中に含まれる酵素が作用してうま味を増強し, さらに乳酸菌や酵母の働きで独特な風味などが付与されるという効果もある。野菜類

表3-27 野菜類の主な漬物類の種類と製品名

漬物の種類	製品名
塩漬け	ノザワナ漬け，タカナ漬け，ハクサイ漬け，キュウリの一夜漬けなど
糠漬け	沢庵漬け，キュウリ・ニンジン・キャベツ・ナスの糠味噌漬けなど
醤油漬け	福神漬け，ナス，キュウリ，ゴボウなどの醤油漬けなど
味噌漬け	山ゴボウ，ダイコン，ニンジンなどの味噌漬けなど
酢漬け	千枚漬け，ショウガ漬け，ラッキョウ漬け，キュウリ，ニンジンなどのピクルス類
粕漬け	奈良漬け，守口漬け，山海漬け，ワサビ漬けなど
麹漬け	べったら漬けなど
醪漬け	醤油醪漬け，味噌醪漬けなど
その他の漬物	ザワークラウト，発酵ピクルス，キムチ，ザーサイなど

出典）小崎道雄「漬物の分類と種類」『食の科学』，32，p.23-35，1976

の漬物加工品の種類と製品名を表3-27に示す。

4）缶詰・びん詰

　缶詰製品となる野菜類には，アスパラガス，トマト，グリーンピース，スイートコーン，マッシュルーム，タケノコなどがある。また，びん詰製品となる野菜類には，ラッキョウ，メンマ，山菜類，ピクルス，キャラブキ，各種醤油漬け，各種酢漬けなどの製品があり，その種類はきわめて多い。また，上記の野菜加工品を袋詰めした製品も出回っている。

5）トマト加工品

　トマトは品質劣化が早いため，種々の加工を施して缶詰やびん詰製品にしている。加工に使用されるトマトは加工用トマトで，生食用トマトに比べてリコピン量が多く，色が濃く，また果肉もやわらかいという特徴がある。製品には加工トマトを丸ごと水煮したホールトマト，加工トマトを搾ってジュースとし，これを濃縮したトマトピューレ[*13]，さらに濃縮したトマトペースト[*14]などがある。トマトピューレに香辛料や調味料を加えて濃縮するとトマトケチャップができる。このほか，トマトジュース，トマトミックスジュース，トマトソースなどトマト加工品は多数製造されている。

6）その他の野菜加工品

　野菜加工品の中で消費量が伸びている製品に，野菜ジュース及び野菜ミックスジュースがあり，野菜消費が減少傾向にあるなかで，手軽に摂取できる特徴がある。

9　野菜類の機能性

　野菜のもつ栄養機能性や，野菜に含まれる特殊成分が生体に作用する機序が明らかになってきている。野菜の摂取によってヒトの健康維持・増進，さらに糖尿病，高血圧症，脂質異常症，大腸ガンなどの生活習慣病の予防が期待されている。

[*13] **トマトピューレ**
トマト加工品品質表示基準ではトマトピューレは無塩可溶性固形物が24％未満と定められている。なお，少量の食塩，香辛料，タマネギ，その他の野菜類などの添加も認められているが，この場合でも無塩可溶性固形分の含量は24％未満となっている。

[*14] **トマトペースト**
トマト加工品品質表示基準ではトマトペーストは無塩可溶性固形物が24％以上と定められている。

特に野菜類の摂取による発ガン抑制，抗ガン作用などガンとの関わりについて多くの報告がある。例えば，キャベツやブロッコリーなどのアブラナ科の野菜に含まれるイソチオシアネート類は肝臓の解毒酵素の産生を高めることで発ガン性物質の不活性化を起こすと報告されている。アメリカでは，1990年にデザイナーフード計画という野菜類を含む植物性食品とガン予防研究が始まり，その一つの結果として，図3-3に示すようなピラミッド型に並べた図が公表され野菜類の摂取の重要性が唱えられている。

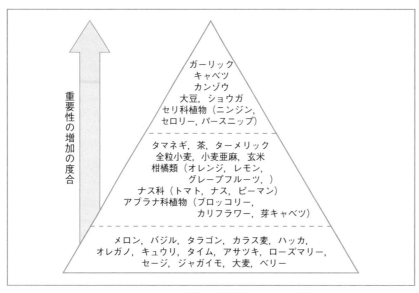

図3-3　ガン予防効果が期待される野菜類

出典）篠原ら「野菜の健康・機能成分の作用と利用活用」『Food Style21，6（6）』食品化学新聞社，
　　　p.33，2002

参考・引用文献

1）文部科学省「日本食品標準成分表2020年版（八訂）」
2）農林水産省「野菜をめぐる情勢」令和3年4月
3）厚生労働省「令和元年度国民健康・栄養調査」
4）作況調査（野菜）：農林水産省
　　https://www.maff.go.jp/j/tokei/kouhyou/sakumotu/sakkyou_yasai/
　　（2021.07.28）
5）吉田企世子『野菜と健康の科学』養賢堂，p.61，1994
6）厚生労働省「日本人の食事摂取基準2020年版」
7）久保田紀久枝・森光康次郎 編『食品学－食品成分と機能性－第2版補訂』東京
　　化学同人，p.74-86，2011
8）荒井綜一・阿部啓子ほか 編『機能性食品の事典』朝倉書店，p.145-150，2007
9）國﨑直道・川澄俊之 編著『新版 食品加工学概論』同文書院，2012
10）吉田　勉 編『新食品加工学』医歯薬出版，p.96，1999
11）食品機能性の科学編集委員会 編『食品機能性の科学』「第9章アブラナ科野菜
　　（イソチオシアネート）の生活活性」産業技術サービスセンター，p.241，
　　2008

3 果実類

果実類には樹木に実るリンゴやクリといった果実と，草木に実るイチゴ，スイカ，メロン，ウリ類などが含まれる。縄文の遺跡からは，ブドウやクリ，クルミなどが発掘され，当時から食されていたと思われる。また，7世紀頃から果樹栽培技術が伝来し，次第に果実の種類も増え，公家たちの宴会の食後には，唐菓子とともにこれら果実類が必ず出されるようになった。江戸時代頃までは，リンゴなどの果実は「水菓子」，クリなどの種実類は「木菓子」として菓子類に分類されていた。

1 果実の分類

果実類は，仁果類，準仁果類，核果類，漿果類，堅果類に分類される（図3-4参照）。ただし，堅果類は，日本食品標準成分表では種実類に分類され

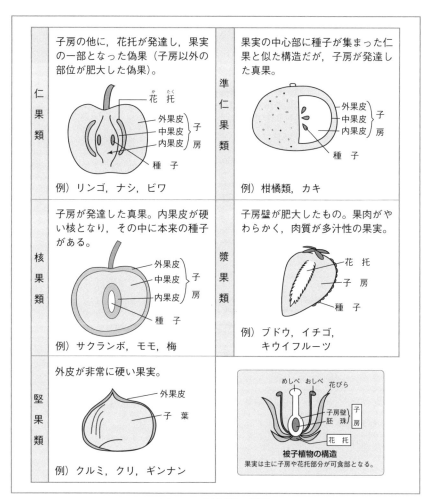

図3-4 果実類の分類

ている。

2　果実類の成分

　果実類は水分を80～90％含み，主要な栄養素[*1]は糖質とビタミンＣである。また，カロテン類やカリウム，食物繊維を豊富に含むものも多く，栄養学的にも重要な食品である（表3-28参照）。一方，タンパク質，脂質，ミネラル（K以外）やビタミン（V.C以外）の含有量は低いものが多い。例として表3-29に温州ミカンの成分値を示す。

　果実類に多く含まれる果糖は，β型がα型より3倍の甘味度を示す。果実を冷やすことによりβ型の果糖が増加するため，甘味度が増加する。ペクチ

[*1] 果実の栄養素
ビタミンＣ含有量が少ない果実（100gあたり）には，リンゴ4mg，ナシ3mg，アンズ3mg，ビワ5mgがある。また，カリウムが多く含まれるものには，バナナ360mg，メロン340mg，キウイフルーツ300mg，β-カロテンが多く含まれるものには，ミカン180μg，スイカ830μg，カキ160μgがある。また，脂質が多く含まれる果実には，アボカド（17.5g/100g）がある。

表3-28　果実類の成分と特徴

成　分	特　徴
糖　類	ブドウ糖，果糖，ショ糖
有機酸	クエン酸，リンゴ酸，酒石酸
ビタミン	ビタミンＣ（柑橘類，イチゴ，カキなど），ビタミンＡ（ミカン，カキ，スイカなど）
食物繊維	ペクチン（植物細胞の構成物質）
色　素	アントシアン（シアニジン，エニン：ブドウ，クリサンテミン，カリステフィン：イチゴ），カロテノイド（キサントフィル：柑橘類，リコピン：スイカ）フラボイド類（ヘスペリジン：温州ミカン，ナリンジン：グレープフルーツ，シトロニン：レモン）
香　り	テルペン（リモネン，シトラール：柑橘類），エステル（酢酸ゲラニル：レモン）
無機質	カリウムを多く含み，カルシウム，鉄，リン，ナトリウムが少ない。
酵　素	タンパク質分解酵素：ブロメリン（パインアップル），パパイン（パパイヤ）酸化酵素：ポリフェノールオキシダーゼ（リンゴ，モモなどの褐変）
有毒成分	アミグダリン（梅，アンズの未熟果及びアーモンド）
その他	シトルリン（スイカ：利尿作用），リグニン・ペントザン（ナシ：石細胞）

表3-29　温州ミカン（普通，生）の主な成分 (100gあたり)

成　分		含有量	成　分		含有量
水　分	(g)	86.9	カルシウム	(mg)	21
タンパク質	(g)	0.7	マグネシウム	(mg)	11
脂　質	(g)	0.1	ビタミンＡ（レチノール活性当量，μg)		84
炭水化物	(g)	12.0	β-カロテン	(μg)	180
灰　分	(g)	0.3	β-クリプトキサンチン	(μg)	1,700
ナトリウム	(mg)	1	ビタミンＣ	(mg)	32
カリウム	(mg)	150	食物繊維総量	(g)	1.0

出典）文部科学省「日本食品標準成分表 2020 年版（八訂）」より抜粋

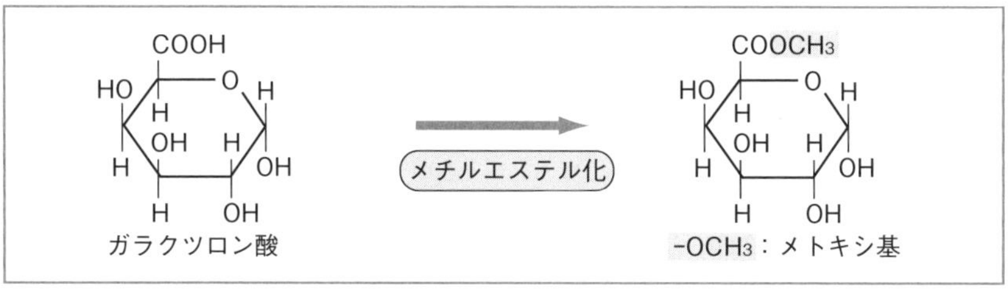

図3-5 メチルエステル化

ンの主要構造はD-ガラクツロン酸がα-1,4結合した高分子で，分子内のカルボキシ基は部分的にメチルエステル化し，メトキシ基となっている（図3-5参照）。

3 果実類の機能成分

1) 柑橘類

ヘスペリジンは柑橘類に含まれるフラボノイドであり，血管の抵抗性を高める作用があり，また，同じくフラボノイドのジオスミンは抗ガン作用があるとされ，柑橘類の果汁に含まれるカロテノイド系のβ-クリプトキサンチンは抗酸化性，発ガン抑制作用があると考えられている。さらに苦味成分であるフラボノイド系のナリンギンも発ガン抑制作用があるとされている。

2) ベリー類

抗酸化成分であるアントシアニンを含む。とくにブルーベリーに含まれるアントシアニンには視力改善効果があるとされている。

3) その他

食物繊維であるペクチンには糖吸収抑制による血糖値の上昇抑制やコレステロールの低下作用があるとされている。

4 果実の成熟と成分変化

果実の成熟に伴う変化として，①味の変化，②色の変化，③テクスチャーの変化がみられる。味の変化ではデンプンの分解に伴う果糖・ブドウ糖の増加により甘味が増し，完熟果実では，糖含有量が約10％となる。色の変化では果実の成熟に伴い，クロロフィルの減少やカロテノイド系色素やアントシアン系色素の増加により，色調の変化がみられる。テクスチャーの変化は果実などの細胞質間に存在するペクチンが成熟に伴い変化し，やわらかくなる（図3-6参照）。

果実類は野菜類と同様に収穫後も呼吸などの生理作用があり，特に果実の中でも成熟過程後半に呼吸の一過性上昇現象(クライマクテリック・ライズ，Climacteric rise) が認められるバナナ，リンゴ，洋ナシ，モモ，メロン，マンゴーなどは収穫後の貯蔵期間中に追熟が行われ，成熟に伴う成分変化が起こる。追熟は植物自体から生じるエチレンがこれに関与している。したがって，エチレンガス処理を行うと，バナナなどの追熟が促進される。

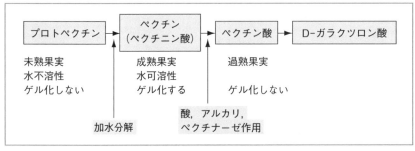

図3-6　ペクチンの変化

5　果実類の貯蔵

　果実は野菜類と同様に収穫後も呼吸による二酸化炭素と水分の排出が行われ，鮮度の低下やしおれ現象，追熟老化現象などにより品質が低下する。そこで，呼吸作用抑制や微生物増殖抑制を目的とし，低温貯蔵，CA貯蔵，MA貯蔵，冷凍貯蔵などによって貯蔵する（第2章1の4.及び5.p.78〜81参照）。

1）低温貯蔵

　通常，凍結しない温度（0〜5℃）で貯蔵し長期保存を行う。ただし，バナナ，アボカドなどの熱帯，亜熱帯産の果実は低温障害を起こすため注意が必要である。

2）CA貯蔵・MA貯蔵

　CA貯蔵は貯蔵環境のガス組成を空気組成に比べて酸素濃度を低くし，二酸化炭素濃度を高くすることによって，呼吸を抑制し保存性を高める方法である。果実の種類により酸素濃度や二酸化炭素濃度を変えることにより，貯蔵期間も変動するが，普通貯蔵より貯蔵期間が約2倍長くなる。

　MA貯蔵はプラスチックフィルム（ポリエチレン，ポリプロピレンなど）に果実を包むと，果実自身の呼吸によって袋内のガス中の酸素が減じ，二酸化炭素が増加する。その結果，CA貯蔵と同様の貯蔵効果が得られる。

　CA貯蔵は低温，高湿度下の環境で行う場合が多く，MA貯蔵も低温下で貯蔵することが多い。MA貯蔵の場合，果実の呼吸によって袋内が高湿度となるため，CA貯蔵と同様，低温，高湿度の貯蔵環境となる。

　これらのガス調整による貯蔵方法は，非クライマクテリック型（成熟過程後半になっても呼吸の上昇を示さない果実：柑橘類，ブドウなど）の果実より，クライマクテリック・ライズが認められるバナナ，リンゴ，ナシなどの貯蔵に適している。

3）冷凍貯蔵

　果実の種類により果実をそのまま，または剥皮，除芯，除核などの処理をして可食部のみを凍結するものがある。野菜類とは異なり，剥皮などの処理を行った果実類はブランチング処理（p.129参照）を行わず，アスコルビン酸の酸化防止効果を利用し，糖液を加えて凍結障害から保護し急速冷凍する。

6　果実類の加工品

　果実の加工品には，ジャム，ジュース，缶詰，乾燥果実，冷凍果実，糖果（果実の砂糖漬け）及びさわし柿，果実酒，果実酢などがある。

表3-30　JAS規格によるジャム類の分類

分　類	規格・特徴
マーマレード	柑橘類の果実を原料にしたもので，柑橘類の果皮が認められるもの。
ゼリー	果実などの搾汁を原料としたもの。
ジャム	マーマレード及びゼリー以外のジャム類。 （2種類以上の果実などを使った場合は「ミックスジャム」と表示する。）
プレザーブスタイル	ジャムのうち，ベリー類*（イチゴを除く）の果実を原料とするものにあっては全形の果実，イチゴの果実を原料とするものにあっては全形または2つ割りの果実，ベリー類以外の果実等を原料とするものにあっては，5mm以上の厚さの果肉等の片を原料とし，その原形を保持するようにしたもの。

* ベリー類（イチゴ，ブルーベリー，クランベリー，グーズベリーなど）
出典）農林水産省，ジャム類の日本農林規格
　　　https://www.maff.go.jp/j/jas/jas_kikaku/attach/pdf/kikaku_itiran2-341.pdf　　（2021.07.28）

1）ジャム

　ジャム[*2]は原料となる果実をそのまま，あるいは破砕して使用し，砂糖，酸味料，ペクチンなどを添加してゲル化するまで煮つめたものである。ジャムのゼリー化にはペクチン（0.5％以上），酸（pH2.8〜3.5），糖（60％以上）の3成分が必要である。ジャムにはJAS規格がありジャム，マーマレード，ゼリー，プレザーブスタイルの4種類に分類されている（表3-30参照）。フルーツゼリーは果汁に砂糖を添加し，ペクチン濃度を高めるために濃縮してゼリー化したものである。

　加工に利用されるペクチンはペクチニン酸である（図3-6参照）。ペクチニン酸は，メトキシ基（$-OCH_3$）含量が7％以上の高メトキシペクチン（HMP）と，高メトキシペクチンを酸や酵素などで処理し，メトキシ基を7％以下とした低メトキシペクチン（LMP）に分類される。HMPのゲル化[*3]には酸と高濃度の糖の存在が必要であり，酸，糖，ペクチン，水の間に水素結合が形成されゲル化する。一方，LMPは糖が存在しなくてもCa^{2+}など二価の金属イオンの存在下でカルボキシ基（-COOH）に金属が架橋し，ゲル化する性質があるため，低糖度ジャムやミルクゼリー，うわがけゼリー（ナパージュ）などに利用されている。

2）果実飲料

　JAS規格による分類では果実ジュース，果実ミックスジュース，果粒入り果実ジュース，果実・野菜ミックスジュース及び果汁入り飲料をいう。果実飲料は褐変防止のため，ビタミンCを添加することが多い。混濁果汁の濁りの原因は不溶性ペクチンであり，清澄化するためにペクチナーゼ（ペクチン分解酵素）を利用する。ミカン果汁の苦味（ナリンギン）除去にはナリンギナーゼが用いられることが多い。

＊2 ジャム
糖蔵の一種で，糖濃度を高めることで結合水を増加させて水分活性を下げ，保存性を高めたものである。中間水分食品に該当する。

＊3 HMPのゲル化
ゲル化するのは，カルボキシ基が適度にメチルエステル化されたペクチニン酸であるため，食べ頃の成熟果実をジャムに利用するのがよい。

3）缶　詰

わが国で最も生産量の多い果実缶詰はミカン缶詰である。ミカンを湯通し後，ミカンの外皮の剥皮と内果の分離（ほろ割り）は機械で行う。内果皮（じょうのう）は酸（1％塩酸）処理後，アルカリ処理（1％水酸化ナトリウム）により取り除く。

ミカン缶詰液汁の白濁物質は，果肉に含まれるヘスペリジンが主成分である。白濁防止にはヘスペリジナーゼやメチルセルロース（合成糊料）を添加する。

4）乾燥果実

果実を乾燥することにより水分活性を低下させて保存性を高めたものである。干しブドウ，干し柿，干しアンズなどがある。干し柿の原料は渋柿であり乾燥させることにより，脱渋されて渋みが抜ける。干し柿表面の白い粉はグルコースやフルクトースの結晶である。

5）さわし柿

渋柿の渋を除くことをさわす（漢字で「醂す」）といい，渋を抜いたカキのことである。渋の成分はタンニンのシブオールであるが，水溶性タンニンが渋みを感じるのに対して不溶性タンニンは渋みを感じないようになる。さわし（渋抜き）柿の原理は炭酸ガス法やアルコールによる樽抜き法，湯抜き法などにより，水溶性タンニンを不溶化させることである。

6）果実酒

果実を発酵させた酒類であり，ワインやリンゴ酒などがある。

7）果実酢

果実を利用した酢である。果実酢には食酢のJAS規格があるが，一般に果汁を酢酸発酵させたリンゴ酢やブドウ酢などの醸造酢と，酸味が強いユズ，スダチ，カボスなどの果汁を発酵させずにそのままの状態で，または他の原料と混合して使用するポン酢やカボス酢などがある。

参考・引用文献
1）長澤治子 編著『食べ物と健康　食品学・食品機能学・食品加工学』医歯薬出版，2005
2）五明紀春ほか 編著『ネオエスカ 新訂 食品機能論』同文書院，2005
3）食品科学教育協議会・高田英夫 編『食品—そのサイエンス』創元社，1995
4）ジャム類の日本農林規格（農林水産省）
　　https://www.maff.go.jp/j/jas/jas_kikaku/attach/pdf/kikaku_itiran2-341.pdf
　　（2021.07.28）

4 豆　類

　豆類はマメ科に属する1年生及び多年生草本の種子をいう。成熟した種子を収穫後乾燥させ，保管して利用することが多い。また未熟なものはさやごと利用するサヤインゲン，サヤエンドウ，むき実を利用する枝豆，グリンピースなどもあるが，この場合は野菜として分類されている[*1]。

　豆類の栽培は環境適応性が高く，栽培が容易で生育期間も短く，輪作，間作などに適した作物[*2]であるため，世界中で広く栽培されている。また，収穫後は乾燥させるため水分含量が少なくなり，貯蔵性が高く輸送も容易である。

1　豆類の種類と特徴

　豆類は子葉部を食用とし，その栄養成分上の特徴から大きく3つに分類される。それは，①タンパク質と脂質を多く含み，炭水化物をほとんど含まないもの：大豆，落花生，②タンパク質と炭水化物を多く含むもの：あずき，エンドウ，インゲン豆，そら豆，緑豆，③ビタミン類を多く含むもの：枝豆，サヤエンドウ，サヤインゲンである。この中で特に大豆は，タンパク質源としてわが国では重要な食材であり，豆腐や味噌，醤油，納豆など多くの加工食品に利用されている。

2　豆類の成分

　主な豆類の成分組成を表3-31に，また，必須アミノ酸を表3-32に示す。

　豆類のタンパク質含量は最も高い大豆で34％，その他でも20〜25％含まれている。またアミノ酸は含硫アミノ酸が少なくリシンを多く含む。一方，穀類のタンパク質含量は6〜13％で，含硫アミノ酸を多く含むがリシンが少ない。したがって，穀類と豆類を混食することにより補食効果が生じ栄養上好ましくなる。また，豆類タンパク質の大部分はグロブリン系タンパク質でアルブミン系タンパク質は少ない。

　脂質は大豆に19％と多く含まれているが他の豆類は2％程度と低い。脂質の大部分は単純脂質のトリグリセリドである。構成脂肪酸は大豆ではリノール酸を50％程度含み，その含量が一番高い[*3]。

　炭水化物はあずき，エンドウ豆では60％程度含まれており，その主成分はデンプンである。その他には少量のガラクタン，ペントーザン，デキストリン，ショ糖を含んでいる。一方，大豆のデンプン含量は少なくショ糖，スタキオース，ヘミセルロースなどから構成されている。

　豆類は，カリウム870〜1,900mg/100g，リン250〜490mg/100gを含むが，豆の種類により差異がある。これらの無機質はフィチン態[*4]として存在する。また，ビタミン B_1 0.37〜0.72mg/100g，B_2 0.15〜0.26mg/100g及びナイアシン1.5〜2.5mg/100gが含まれ，ビタミンのよい供給源となる。ビ

第3章

[*1] 豆　類
大豆，あずき，そら豆，インゲン，落花生などがあるが，日本食品標準成分表では落花生は種実類に分類されている。

[*2] マメ科植物
根部には根粒があり，そこに共生する根粒菌によって空気中の窒素がグルタミンなどに同化される。マメ科植物はこれを栄養源として成長するため肥料が節約できるうえ，地力を増加させる利点がある。

[*3] 遺伝子組換え大豆
近年，遺伝子組換えにより，通常の大豆よりもオレイン酸を多く含む高オレイン酸大豆も開発されている。

[*4] フィチン態
ミネラルと結合してバランスのとれた状態となっているフィチン酸。

表 3-31　豆類の一般成分（全粒，乾物 100g あたり）

	水分	タンパク質	脂質	炭水化物	灰分
黄大豆（国産）	12.4	33.8	19.7	29.5	4.7
あずき	14.2	20.8	2.0	59.6	3.4
緑豆（りょくとう）	10.8	25.1	1.5	59.1	3.5
いんげんまめ	15.3	22.1	2.5	56.4	3.7
青えんどう	13.4	21.7	2.3	60.4	2.2
ささげ	15.5	23.9	2.0	55.0	3.6
そらまめ	13.3	26.0	2.0	55.9	2.8
落花生	6.0	25.2	47.0	19.4	2.3
ひよこまめ	10.4	20.0	5.2	61.5	2.9
らいまめ	11.7	21.9	1.8	60.8	3.8
レンズまめ	12.0	23.2	1.5	60.7	2.7

出典）文部科学省「日本食品標準成分表 2020 年版（八訂）」より抜粋

表 3-32　豆類のアミノ酸成分（全粒，mg / 乾物可食部 100 g あたり）

	イソロイシン	ロイシン	リシン	含硫アミノ酸合計	芳香族アミノ酸合計	トレオニン	トリプトファン	バリン	ヒスチジン
黄大豆（国産）	1,700	2,900	2,400	1,100	3,300	1,600	500	1,800	1,000
あずき	920	1,700	1,600	600	1,800	830	240	1,100	700
いんげんまめ	1,000	1,700	1,400	570	1,900	950	250	1,200	670
青えんどう	880	1,500	1,600	550	1,700	890	200	1,000	550
そらまめ	1,000	1,800	1,600	500	1,800	990	220	1,200	680
落花生	970	1,800	1,000	680	2,600	850	280	1,200	700

出典）文部科学省「日本食品標準成分表 2020 年版（八訂）アミノ酸成分表編」より抜粋

タミン C は成熟した種子には含まれないが，大豆モヤシ，緑豆モヤシ，サヤエンドウに，それぞれ 100g あたり，5mg，8mg，60mg 含まれる。詳細は日本食品標準成分表を参照されたい。

3　大　豆（だいず，Soybean）

　原産は中国といわれ 5,000 年前から栽培されていた歴史がある。かつては中国，日本などの限られた地域でのみ栽培されていたが，現在では世界各国で年間約 3.2 億トン生産されている。このうち，ブラジル，アメリカ，アルゼンチン，中国の 4 ヶ国で約 80 ％を生産している。わが国の大豆生産量は約 23 ～ 24 万トンで，北海道で最も多く生産されているが，自給率は約 6 ～ 7 ％ときわめて低いため，消費量のほとんどを輸入に頼っているのが現状である。大豆は，豆腐，納豆，きな粉，味噌，醤油などの原料とされる。また

現在は，大豆の80％が調理用油，サラダ油，マーガリンの主原料として使用されている。近年，遺伝子組換え大豆が生産されて輸入されるようになったが，その使用については一定の表示基準が設けられている。

　大豆の品種は300種以上あるが，種皮の色で分類すると黄色，緑色，褐色，黒色，くらかけ（斑色）に分けられ，へその色で白色，褐色，黒色に細分される。粒形では球形，楕円形，長楕円形，扁平があり，粒の大きさで大粒大豆，中粒大豆，小粒大豆，極小粒大豆の4つに分類される[*5]。大粒大豆には大振袖，つるの子，とよまさり，エンレイなど27銘柄が，中粒大豆は秋田，音更大振袖，光黒など29銘柄，小粒及び極小粒大豆では納豆小粒，スズヒメ，スズマル，コスズの4銘柄に分けられる。黒大豆では丹波黒，トカチクロなどの品種が知られており，このほか，青豆，くらかけなどもある。

1）大豆の化学成分

(1) タンパク質

　大豆はタンパク質33〜34％，脂質19％，炭水化物29〜31％を含み，ビタミン，鉄，カルシウムなどの微量栄養素も多く含む非常に栄養価の高い食品である。豆類の中で大豆は特にタンパク質が多いことから，「畑の肉」といわれ，日本人には重要なタンパク質源として利用されている。また，タンパク質を構成するアミノ酸として，リシンなどの必須アミノ酸を多く含むため，アミノ酸スコアは100となることが知られている。大豆タンパク質は子葉中に細胞顆粒として存在し，主成分はグロブリンに属するグリシニンが63％，ファゼオリンが17％である。アルブミンに属するレグメリンも5％と少量ではあるが含有される。水抽出されるタンパク質は全窒素の9割に相当し，これは超遠心沈降[*6]で2S，7S，11S，15Sの4種類に分けられる。このうち7Sのビシリンが34％，11Sのレグミンが41.9％と含有量が多い。

(2) 脂　質

　脂質の多くはトリグリセリドで半乾性油である。脂肪酸は不飽和脂肪酸のリノール酸を50〜51％，オレイン酸を22〜25％，飽和脂肪酸のパルミチン酸を11〜12％含んでいる。トリグリセリドのほか，リン脂質を1.5％含み，その大部分がレシチン（フォスファチジルコリン）である。レシチンは乳化剤として広く食品加工に利用されている。

(3) 炭水化物

　未熟豆の枝豆はデンプンを含むが，完熟豆になるとほとんど含まない。完熟豆の炭水化物は29.5％であるが，そのうちの6割に相当する17.1％が食物繊維で，残りはショ糖（5％），スタキオース（4％），ラフィノース（1％）などである。食物繊維は，セルロース，ヘミセルロースのほかアラビノガラクタン，ペクチンなどである。

(4) その他

　ビタミンはB群のB_1，B_2，葉酸が多く含まれ，また，脂溶性ビタミンEも多い。未熟豆の枝豆や大豆モヤシにはビタミンCも含まれるが，

第3章

[*5] 粒大の分類
農林水産省総合食料局の農産物検査法では，丸目篩の目を通る大きさで分けている。大粒大豆は直径7.9mm以上，中粒大豆は直径7.3mm以上，小粒大豆は直径5.5mm以上，極小粒大豆は直径4.9mmとなっている。

[*6] 超遠心沈降
数字が大きいほど沈殿しやすく，分子量が大きい。7Sのビシリンは分子量が15〜20万の糖タンパク質である。1モル中にS-S結合が4個存在する。一方，11Sのレグミンは分子量30〜40万の単純タンパク質で，1モル中にS-S結合が42個存在する。

完熟豆には含まれない。なお，灰分（黄大豆）は4.7％程度含まれ，カリウム，リンが多い。リン，カルシウム，マグネシウムの多くはフィチン態として存在する。なお，ビタミン，ミネラル類の含量は日本食品標準成分表を参照されたい。

2）加工利用

大豆は組織が固く，そのままでは食用に適さないばかりか消化も悪い。これは生大豆にトリプシンインヒビター[*7]が含まれるためである。しかし，トリプシンインヒビターは加熱により失活するため，消化吸収が向上する。そのため大豆は加熱加工して利用されている。大豆製品の消化吸収率を表3-33に，大豆加工食品については図3-7に示す。

（1）きな粉

大豆を炒り，皮を除いて粉にしたものである。

（2）豆　乳

大豆を水に浸漬後，水とともにすり潰し，煮沸して濾した液が豆乳で，滓がおから（卯の花）である。豆乳を加熱した際に表面にできる皮膜をすくい取り，乾燥したものが湯葉である。豆乳ににがり（塩化マグネシウムが主成分），あるいはカルシウム塩かマグネシウム塩，またはグルコノ－δ－ラクトンなどの凝固剤を加えてゲル状に凝固させたものが豆腐である。豆腐の製造方法を図3-8に示す。

（3）微生物を利用した食品

微生物の発酵を利用したものに味噌，醤油，納豆，テンペなどがある。

表3-33　大豆製品の消化吸収率（%）

	タンパク質	脂　質
煮　豆	92.0	90.1
豆　腐	96.9	95.0
油揚げ	90.7	98.1
生揚げ	96.6	98.3
凍り豆腐	92.9	93.8
湯　葉	100.0	100.0
納　豆	90.1	92.7
きな粉	78.1	86.8

出典）科学技術庁資源調査所，資料第70号，1979

> [*7] **トリプシンインヒビター（トリプシン阻害因子）**
> タンパク質分解酵素のトリプシンと結合して活性を阻害するため，タンパク質の消化率を低下させる。

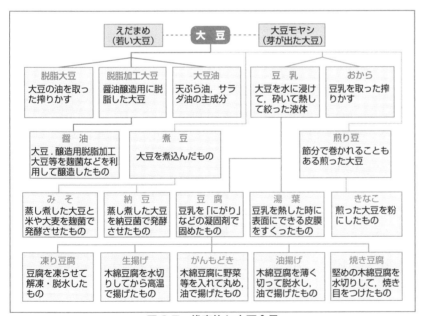

図3-7　代表的な大豆食品

出典）農林水産省，大豆のまめ知識より作成

https://www.maff.go.jp/j/seisan/ryutu/daizu/d_tisiki/index.html#Q25 （2021.07.28）

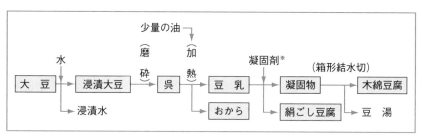

*CaSO₄, MgCl₂, またはグルコノ-δ-ラクトン

図3-8　豆腐の製造工程

納豆は糸引き納豆と寺納豆*8に分けられる。糸引き納豆は，蒸煮した大豆に納豆菌 *Bacillus subtilis* を接種して発酵させたもので，独特の風味*9をもった消化しやすい食品になる。納豆は強い粘性のあるグルタミン酸のポリペプチドとフラクタン（図3-9参照）を生じ，また，納豆菌によりビタミンK_2が増加する。

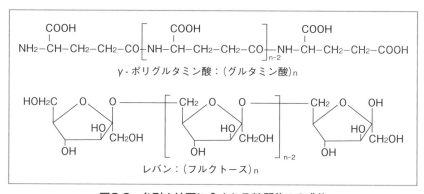

図3-9　糸引き納豆に含まれる粘質物の2成分

出典）村尾澤夫・藤井ミチ了・荒井基夫『くらしと微生物』培風館，1994

（4）脱脂大豆利用食品

　搾油後の脱脂大豆を加圧混捏して組織状大豆タンパク質とし，アルカリ抽出後，酸で沈殿させて分離大豆タンパク質が得られる（図3-10参照）。これは肉に近い食感をもつことから，水産練り製品，ハム，ソーセージ，冷凍食品などに使用されている。しかし，分離大豆タンパク質抽出過程で有害なリシノアラニン*10を生成する可能性があるので注意が必要である。

3）機能成分

（1）大豆タンパク質

　大豆タンパク質摂取によって，血中のLDL-コレステロールを低減させる効果が期待できる。また，β-コングリシニンは中性脂肪を低下させることが知られ，特定保健用食品の関与成分として利用されている。

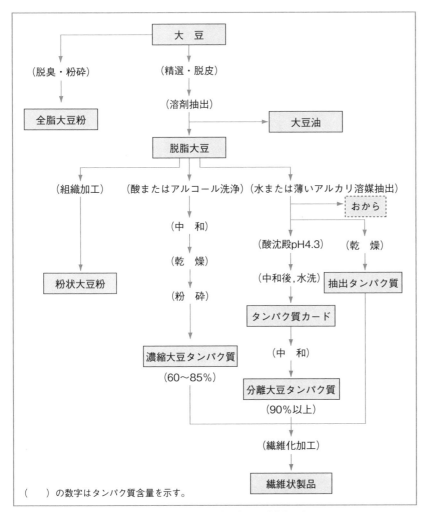

図3-10　大豆タンパク食品の製造工程

出典）全国栄養士養成施設協会・日本栄養士会　監修『管理栄養士国家試験受験講座　食品加工学』
　　　第一出版，p.77，2003
　　　藤巻正生ほか『米・大豆と魚』光生館，1984　より作成

(2) スタキオース，ラフィノース

　　大豆に含まれるオリゴ糖のスタキオース，ラフィノースは，腸内でビフィ
　ズス菌増殖作用を示すことが知られている。

(3) サポニン

　　大豆の苦味や収れん味といった不快味の原因物質となる。溶血作用をも
　つが加熱により失活する。近年，腸を刺激して便通を促す効果，血中脂
　質濃度を下げる作用が知られるようになった。煮ると泡立つ性質をもち，
　あずきにも含まれる。

(4) イソフラボン

　　イソフラボン類[*11]はポリフェノール化合物の一種で，大豆中に0.2～
　0.3％含まれている。イソフラボンの基本構造がエストラジオール（女

> ***11 イソフラボン類**
> 大豆の主要なイソフラボ
> ンとして，ゲニステイン
> やダイゼインが知られて
> いる。イソフラボンは，
> 大豆中に配糖体として含
> まれている。

性ホルモン）の構造と類似しており，体内で弱いエストロゲン様作用を示す。このため性ホルモン関連のガンである乳ガンや前立腺ガンの発ガン予防，骨粗鬆症の予防や治療効果が期待されている。図3-11にイソフラボンの基本構造を示す。

イソフラボン
Isoflavon

エストラジオール（女性ホルモン）
Estradiol

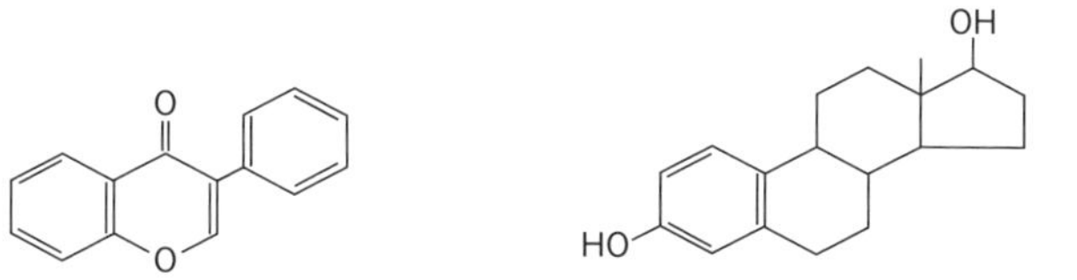

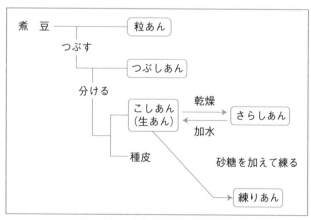

図3-11　イソフラボン類の基本骨格とエストラジオールの構造

(5) トリプシンインヒビター

膵臓のランゲルハンス島B細胞を増殖させ，インスリンの生産を高める働きがあることから，糖尿病の予防や治療に効果が期待されている。

4　あずき（小豆，Adzuki bean，Small red bean）

あずきは3～8世紀に中国から伝わったといわれ，北海道が主産地である。品種は大納言（アカネダイナゴン，丹波大納言），中納言，小納言，白あずきなどがある。

1）化学成分

主成分はタンパク質（20.8％）と炭水化物（59.6％）である。タンパク質は大部分がグロブリン系タンパク質で，ファゼオリンと呼ばれている。アミノ酸スコアは100である。炭水化物のうち6割がデンプンである。サポニンを0.3％含有するため煮ると気泡性を示す。

2）加工利用

あずきは吸水しにくいため，水か湯に浸漬してから煮ると早くやわらかくなる。煮ている間，2～3回水を換えてゆでこぼすと，サポニンの苦味が消えアクも除くことができる。

あずきのデンプン粒は18～60μmと大きく，熱凝固性のあるグロブリン系タンパク質に包まれている。このため，あずきを煮てもデンプンがタンパク質に取り囲まれた状態のままであるため，糊化膨潤後も安定で崩れないため糊状にならずサラリとしたあんが製造できる（図3-12参照）。あずきはあん，赤飯，菓子，甘納豆などに広く利用

図3-12　あんの種類と製造工程

出典）渋川祥子 編『エスカベーシック　食べ物と健康—調理学—』同文書院，p.91，2020より一部改変

されている。

5　その他の豆類

1）緑　豆（リョクズ，リョクトウ，やえなり，文豆，Mung bean）

　あずきに似た形状をしており，種皮が緑色をしているものが多いことからこう呼ばれる。日本ではほとんど栽培されないため中国，タイ，ミャンマーなどから輸入している。炭水化物が多く，主成分はデンプンで，この他にキシロース，アラビノース，ガラクトースなどのヘミセルロースを3％程度含んでいる。これらの成分が粘性を呈することから，はるさめの原料として用いられている。日本のはるさめの多くは，ジャガイモやサツマイモのデンプンを原料としたものであるが，これに比べ，緑豆はるさめはコシが強く伸びにくい性質がある。このほか，緑豆はモヤシの原料として利用されている。

2）インゲン豆（隠元豆，菜豆，うずら豆，Kidney bean）

　1654年に僧隠元によって中国から伝えられたとされるが実は藤豆（フジマメ）であったともいわれている。種実用とさや用があり，種実用はさやが硬いため，種子を煮豆や白あんの原料として用いる。さや用はさやがやわらかく，サヤインゲンの名で野菜として用いられている。品種には大手芒，金時，大福などがあり，豆の色は白，黒，クリーム色，斑（ふ）入りがある。主成分は炭水化物（56.4％）とタンパク質（22.1％）で，炭水化物の主体はデンプンである。タンパク質の70％はグロブリン系タンパク質で，ファゼオリンと呼ばれる。特殊成分として青酸配糖体のファゼオルナチン（リナマリン）を含むが，0.005％程度と微量であり，加熱によって無毒化するため心配はない。

3）エンドウ（豌豆（えんどう），Pea）

　種実用とさや用に大別され，種実用には種実が完熟し，さやが固くなってから収穫したグリーンピースがある。さや用は種実が未熟のうちにさやごと収穫したサヤエンドウやスナップエンドウがある。主成分は，炭水化物（60.4％）とタンパク質（21.7％）で，炭水化物の主体はデンプンである。タンパク質はグロブリン系タンパク質のレグミンとビシリンを含む。脂質は2.3％と少なく，そのほとんどがトリグリセリドであるが，リン脂質のレシチンも含んでいる。種実用青エンドウは炒り豆，煮豆，あん製造に用いられ，赤エンドウはみつ豆や和菓子，ゆで豆などに利用される。

4）ささげ（ササゲ，Cowpea）

　外観はあずきに似ているが，あずきより細長い。成分はインゲン豆に近く炭水化物（55％），タンパク質（23.9％）を含む。乾燥種実はあんや赤飯，菓子の原料に利用される。未熟なものはさやごと食される。

5）そら豆（蚕豆，空豆，夏豆，Broad bean）

　種実は扁平で腎臓の形をしており，赤褐色または緑褐色で品種により粒の大きさが異なる。完熟してから用いる種実用と未熟のうちに収穫し，青果として用いるむき実用がある。成分は炭水化物が55.9％でその7割がデンプンである。タンパク質は26.0％で6割がグロブリン系タンパク質のレグミンと

ビシリンで，エンドウによく似ている。種実用は炒り豆，フライビーンズ，あんなどの原料として用いられる。豆板醬にも使用される。

6) 落花生（南京豆，ピーナッツ，Peanut）

受粉後，子房の茎の部分が長く伸びて地中に入り，そこに殻入りの実を結ぶので，地の豆，落花生といわれている（図3-13参照）。原産地は南米で日本では千葉県が主産地となっている。大粒種は食用に小粒種は製油用に用いられる。成分は脂質（47.0％）とタンパク質（25.2％）が多い。脂質の脂肪酸は44.41％で，うち一価不飽和脂肪酸が22.57％で，このほとんどがオレイン酸（22.0％）である。また，多価不飽和脂肪酸が13.59％で，このほとんどが n-6 系のリノール酸（13.0％）である。ビタミンは B_1 が100g あたり0.41mg と多い。これは渋皮に2～5mg 含まれていたものが，乾燥中にその一部が子葉部に移行するためといわれている。落花生は炒り豆のほかピーナッツバター，サラダ油，マーガリンなどに利用され搾油後の脱脂落花生は味噌，醤油，菓子，飼料などにも用いられている。

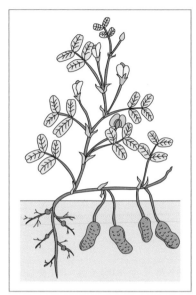

図3-13　落花生の実のつき方

7) ひよこ豆

形がひよこに似ていることからこう呼ばれる。完熟豆をガルバンゾーの名でメキシコから輸入している。煮豆，あん，おつまみの炒り豆として利用されている。

8) らい豆

インゲン豆の一種であんの増量剤として用いられる。青酸配糖体のファゼオルナチンを含むため，加熱によって無毒化させる必要があり，煮汁はゆでこぼす方がよい。

9) レンズ豆[*12]

大粒種は扁平，小粒種は凸レンズの形をしており，レンズ豆の語源になったとされる。種皮は緑色が多いが，子葉は赤色である。種皮を除いた子葉を煮豆やスープにすることが多く，インドやエジプトでよく用いられる。

> **[*12] レンズ豆**
> インドで主食のようにして食される「ダール」は，レンズ豆の種皮を除いて2つ割りにしたものである。エジプト料理の「アッツ」はトマト，タマネギと一緒にレンズ豆を煮込み，裏ごししたスープである。

参考・引用文献
1) 百瀬晶子ほか『日食工誌』57（2），p.63-69，2010
2) 文部科学省「日本食品標準成分表2020年版（八訂）」
3) 科学技術庁資源調査会 編『日本食品標準成分表の改訂に関する調査資料 科学技術庁資源調査所資料第70号』1979
4) 田主澄三・小川 正『食べ物と健康2』化学同人，2003
5) 村尾澤夫・藤井ミチ子・荒井基夫『くらしと微生物』培風館，1994
6) 全国栄養士養成施設協会・日本栄養士会 監修『管理栄養士国家試験受験講座 食品加工学』第一出版，2003

5　イ　モ　類

イモ類の種類は多く，古くから食用とされてきた。特にサトイモやヤマノイモは，縄文時代から栽培され，16世紀末から17世紀初頭にかけてジャガイモやサツマイモがわが国に伝わり，各地方で栽培されてきた。イモ類は多くの炭水化物が，根や地下茎に蓄えられ，その部分が塊になったものを食用とする多年生の植物である。野菜類に分類されるゴボウやダイコンなどの根菜類とは区別している。イモ類の分類を表3-34に示す。

表3-34　イモ類の分類

分　類	種　類	特　徴
塊　茎	ジャガイモ，サトイモ，キクイモ，コンニャクイモ	地下茎が肥大したもの
塊　根	サツマイモ，ヤマノイモ	根が肥大したもの

わが国ではジャガイモ，サツマイモ，サトイモ，ヤマノイモ，キクイモなどが食用とされている。食用とする主なイモ類の成分を表3-35に示す。イモ類の主成分は炭水化物のデンプンであり，主食，副食，デンプン製造原料，飼料としても重要である。なお，キクイモは難消化性の炭水化物であるグルコマンナンを含んでいる。一般的にイモ類は穀類や豆類に比べて水分を多く含むため長期の貯蔵性に向かない。しかし，加熱するだけで消化のよい食品となる利点をもっている。

イモ類の水分含量は表3-35に示すように66〜84％と多く含まれるため，貯蔵性に劣るがデンプンの糊化には最適である。炭水化物は13〜32％含まれ，その主成分はデンプンである。タンパク質は1.2〜2.2％，脂質は0.1〜0.4％で含有量は少ない。ミネラルはカリウム410〜640mg/100g，ビタミンCは6〜29mg/100gを含有する。ジャガイモやサツマイモのビタミンCは加熱による損失も少なく，ミネラルではカリウム含量が高く，これらのよい給源となっている。また，サツマイモやサトイモには食物繊維が2.3％程度含有され，不溶性のセルロースや，ヘミセルロースが多く含まれている。

1　ジャガイモ

ジャガイモは別名バレイショ（馬鈴薯），ジャガタライモ，オランダイモといい原産地は中南米である。ジャガイモの主成分は炭水化物のデンプンであるが，サツマイモよりも，ブドウ糖，果糖，ショ糖などの甘味をもつ糖類の含量が少ないため，味が淡白で調理性に富み，

表3-35　主なイモ類の一般成分（100gあたり）

種　類	水分 (g)	タンパク質 (g)	脂質 (g)	炭水化物 (g)	カリウム (mg)	ビタミンC (mg)
じゃがいも（塊根，皮なし，生）	79.8	1.8	0.1	17.3	410	28
さつまいも（塊根，皮なし，生）	65.6	1.2	0.2	31.9	480	29
さといも（球茎，生）	84.1	1.5	0.1	13.1	640	6
ながいも（塊根，生）	82.6	2.2	0.3	13.9	430	6
きくいも（生）	81.7	1.9	0.4	14.7	610	10

出典）文部科学省「日本食品標準成分表2020年版（八訂）」より抜粋

連食できるので世界各国で多く消費されている。

　現在，市場で流通している品種を大きく分けると，寒冷地で栽培されるタイプと温暖地で栽培されるタイプの2種類がある。寒冷地で栽培されるジャガイモは，デンプン含量が多く，形が球状で，ほくほくした粉質状のタイプで，マッシュポテトに適した男爵や農林一号などがある。温暖地で栽培されるジャガイモはデンプン含量が少なく，形が細長く内部の色が黄色で緻密な粘質性の，煮崩れしないタイプで，メークイーンや紅丸などがある。

　ジャガイモはゆで，蒸し，焼く，汁物，煮物，炒め物，揚げ物，サラダ，マッシュポテトに幅広く調理され，またポテトチップ，フライドポテト，はるさめなどの加工品にも利用されている。

　ジャガイモを調理する際，切ったあとに水に浸漬する場合が多いが，ジャガイモを切ると，含有するチロシンやポリフェノールが酸化酵素のチロシナーゼやポリフェノラーゼにより酸化され，褐色のメラニンを生成するのを防ぐためである。また，ポテトチップ[*1]に加工する際，切り口の糖を除去する目的もある。ジャガイモを水煮すると内部が褐変することがある。これは鉄とフェノール化合物の反応である。この褐変は有機酸のクエン酸や酒石酸などを加え，酸性にすると防止することができる。

　ジャガイモは発芽部や，太陽が当たり緑化した皮の部分に，有毒のアルカロイド配糖体のソラニンとチャコニンを生成する。ソラニンは25mg以上摂取すると，食後，数時間以内に嘔吐，腹痛，下痢などの胃腸症状や頭痛，めまい，悪寒などの神経症状を伴った中毒を起こすことがある。発芽部に100mg/100g，緑色部分に50mg/100g含まれるため，十分に除去する必要がある。これらのアルカロイドは熱に強く（ソラニンの融点は218〜219℃）通常の調理では除去することはできない。

　ジャガイモの発芽抑制温度は5℃以下であるが，発芽開始前にコバルトの放射性同位体（^{60}Co）のγ線を照射（7〜15krad[*2]）すると，常温で8ヶ月以上貯蔵しても発芽を抑えることができる。わが国では放射線照射食品としてはジャガイモのみに許可されており，照射されたジャガイモはその旨を表示する義務がある。食品衛生法では150Gy[*3]まで許可されている。

2　サツマイモ

　サツマイモの原産地は中央アメリカで，わが国には17世紀に鹿児島県（当時の薩摩藩）に伝えられサツマイモという名称がつけられた。カンショ（甘藷）や琉球イモ，カライモ（唐芋）とも呼ばれている。

　デンプンが多いためジャガイモと同じように食用や，加工原料，飼料などに利用されているが，ブドウ糖，果糖，ショ糖を2〜8％含むため甘味が強く，焼きイモ，蒸しイモ，蒸し切り干しなどの副食に適している。サツマイモはβ-アミラーゼの活性が強く，加熱すると，この酵素の働きにより，デンプンがデキストリンや麦芽糖になるのでさらに甘味が増加する。β-アミラーゼは糊化したデンプンに作用し，最適温度は50〜55℃で，70℃くらいにな

第3章

[*1] ジャガイモの褐変
ポテトチップやフライドポテトをつくる際，褐変する場合がある。これはイモ中のアミノ酸と糖が反応するアミノカルボニル反応である。予防するには揚げる前に水に浸し，可溶性のアミノ酸や糖を溶出させるとよい。

[*2] rad
生体の組織に放射線を吸収させ，組織1gにつき100エルグのエネルギーを失う時，その線量を1radといい1,000radを1kradとする。エルグとは，エネルギーのCGS単位で，ギリシア語で「仕事」の意味がある。1エルグは，1ダインの力が物体に作用して，その力の方向に1cm動かす仕事で，1,000万分1ジュール。

[*3] Gy（グレイ）
Gyは放射線が1kgの物質に与える1Jのエネルギー量を示す単位（J/kg）。FAO/WHOコーデックス委員会では食品に10kg（キログレイ）まで許可している。

るまで作用する。イモを焼いたり蒸したりすると，可食状態になるまでゆっくりと加熱されるため，デンプンは麦芽糖になり甘味を増す。しかし，電子レンジで加熱を行うと，短時間で高温になるため糊化した時点で酵素が熱失活し甘味が低くなる。

サツマイモの切り口から，ヤラピンという乳白色の粘液が出るが，空気に触れると黒くなる。また，切り口が褐変するのはポリフェノールオキシダーゼの働きでキノン体を生じるためである。サツマイモの色には白，黄，橙，紅，紫と多様でカロテンを多く含むオレンジ色のベニハヤトやアントシアンを含む紫色の山川紫などがある。カロテンは調理による損失も少なく，ビタミンAのよい給源になる。

サツマイモを0.5%のミョウバン溶液でゆでると，ミョウバン中のアルミニウムイオンにより，サツマイモ中のフラボノイド色素が黄色く鮮やかになる。また，ゆで汁の浸透圧が高くなるため，煮崩れを防ぐこともできる。サツマイモの加工品には，蒸し切り干し[*4]，デンプン，焼酎などがある。

3　サトイモ

サトイモはアジア原産でイエイモやイエツイモ，タイモとも呼ばれ，古くからわが国で栽培されている。炭水化物の大部分はデンプンであり，粘質物はガラクタンにタンパク質が結合したもので，加熱すると組織から溶出し，泡立ちや，吹きこぼれの原因となる。ぬめりを除くには，煮る前に塩もみするか1%食塩水あるいは5%酢酸でゆでると，粘質物が凝固沈殿し，煮汁が粘らなくなる。1%ミョウバン，または0.2～0.3%重曹でゆでても効果は同じである。

一般的に，親イモのまわりに肥大した，子イモの塊茎を食用にしている（表3-36参照）。また，葉柄は「ずいき」として生食や和え物として食されている。

サトイモの肉質は粘質で，煮たり，皮のままゆでて「きぬかつぎ」としても利用されている。

皮をむいた時手がかゆくなったり，食した時に口のまわりがかゆくなったり，えぐ味を感じたりする場合がある。これは針状結晶のシュウ酸カルシウムが含まれているためである。また，葉柄にはシュウ酸が含まれるので，かゆみを感じる場合がある。調理時に皮をむくとジャガイモと同様に切り口が褐変するが，これはチロシナーゼによりメラニンができるためである。水に浸漬すると防止することができる。

*4 蒸し切り干し
サツマイモを水洗後，十分に蒸し，酵素のβ-アミラーゼを熱失活させたあと皮をむいて6～7mmの厚さにして，風通し，日当たりのよい場所で天日乾燥を行うと，イモがべっ甲色になり，硬くなる。表面の白い粉は大部分が麦芽糖である。一般には「干しイモ」と呼ばれる。

表3-36　サトイモの食用部位による種類

食用部位	種　類
親イモを食するもの	唐芋，八つ頭，セレベス，たけのこイモ，京イモなど
子イモを食するもの	石川早生，豊後，土垂など
両方食するもの	赤イモ，エビイモなど

4　ヤマノイモ

　ヤマノイモはサトイモと同様，日本で古来より栽培されてきた。ヤマノイモはその形態の違いにより，長形のナガイモ，扁平形のイチョウイモ，球形のツクネイモに分けることができる。ヤマノイモは他のイモ類と異なり生食できるのが特徴である。これは，繊維がやわらかいことと，β-アミラーゼを含み消化がよいためである。「とろろ」は自然薯（じねんじょ）や，イチョウイモ，ツクネイモなどを生ですりおろして食すが，この粘質物は糖タンパク質や多糖類のマンナンであり60℃以上に加熱すると粘性は失われる。また，粘質物は"つなぎ性"[*5]もあるため日本そばの製造に用いられている。さらに粘質物は起泡性ももつので，かるかん，じょうよまんじゅう，はんぺんの膨化剤としても利用されている。

　ヤマノイモ[*6]の主成分はデンプンであるがサトイモと同様に，針状結晶のシュウ酸カルシウムが含まれるため，皮をむく際に，結晶が皮膚に刺さり，かゆみの原因や，とろろにした場合"えぐ味"を感じさせる原因にもなる。他のイモと同様に皮をむくとメラニン色素を生じる。とろろ料理の場合，磨砕する前に酢水に浸漬して，アク抜きすることが好ましい。

5　コンニャクイモ

　コンニャクイモはわが国に10世紀頃中国より伝わり，コンニャクの原料となっている。主成分は炭水化物のグルコマンナン[*7]（コンニャクマンナン）で，グルコースとマンノースから構成され，その割合は2：3である。グルコマンナンは水を吸収させると膨潤し粘性の強いコロイドになる。さらにアルカリ（水酸化カルシウム）を加え，加熱すると半透明のゲルになる。コンニャクの大部分は水分で，グルコマンナンは消化酵素でほとんど分解されないため，栄養価は期待できないが，「砂払い（砂おろし）」と名付けられ，昔から整腸作用があるとされてきた。

　ゲル化していないグルコマンナンには，食物繊維（ダイエタリー・ファイバー）として，血液や肝臓のコレステロール濃度を低下させる作用や，血糖値上昇を抑制することが知られている。しかし，グルコマンナンがゲル化した状態のコンニャクになると，これらの働きはほとんどない。

参考・引用文献
1) 明治屋本社編集室 編『明治屋食品辞典』明治屋，1995
2) 菅原龍幸ほか『食品学各論』建帛社，p.41，2004
3) T. Kada, K. Moria and T. Inoue: *Mutat pes.*, 53, p.35, 1978
4) 文部科学省「日本食品標準成分表2020年版（八訂）」

*5 **つなぎ性**
そば粉と水だけで打つそばを十割，または生粉打ちと呼ぶ。そばの粘着性はタンパク質からきており，これは水に溶けやすいため，時間の経過とともに麺が切れやすくなる。これを補う「つなぎ」としては一般的に小麦粉が用いられるが，地域により海藻の一種であるフノリ，自然薯やヤマノイモなどが利用される。

*6 **ヤマノイモ**
肉や魚などのこげた部分には，変異原性物質のTrp-P-1が含まれるが，ヤマノイモには変異原性を失活させる働きがあると報告されている。

*7 **グルコマンナン**
コンニャクの成分は，グルコマンナンである。グルコマンナンは人の消化酵素で分解されないため，食物繊維である。しかし，グルコマンナンは大腸内の微生物により利用され，短鎖脂肪酸の酢酸やプロピオン酸，酪酸などに変換されたあと，大腸から吸収されるので，エネルギー源となる。

第3章

6 キノコ類

1 キノコの分類

キノコ[*1]はカビの仲間で，真菌類の担子菌類と子嚢菌類のうち，食用キノコの大部分が前者に属し，トリュフやアミガサタケなどは後者に属す。

キノコはその栄養成分の摂取法の違いから，腐生菌（死物寄生菌）[*2]と菌根菌（活物寄生菌）の2つに大別できる。腐生菌は枯れた樹木や枝，落ち葉，動物の糞や死骸などに菌糸を伸ばし，その養分を吸収して成長する。シイタケ，エノキタケ，ナメコ，ヒラタケ，ブナシメジ，マイタケ，マッシュルーム，エリンギなどがこれに属す。これらのキノコの多くは，おが屑に米糠を混ぜた菌床に純粋培養した菌を摂取し生育させる人工栽培技術が確立している。

菌根菌は土の中に広く伸びた菌糸で養分を吸収し，それを植物に与える働きをもち，樹木の健全な成長に重要な役割を果たしながら共生している。菌根菌は共生相手の植物と同じペースでゆっくり成長し，根の細胞から直接与えられる栄養分しか利用できない。このため人工栽培が難しい。マツタケ，ホンシメジ，トリュフ，アミガサタケなどがこれに属す。

2 キノコの成分

日本食品標準成分表2020年版（八訂）には19種類のキノコの栄養成分が記載されている。その一部を表3-37に示す。

生キノコの栄養成分は野菜類に類似している。その特徴は低エネルギーで食物繊維に富む傾向をもつことである。水分約90％，タンパク質1〜3％，脂質0.2〜0.6％，炭水化物2.1〜8.2％（うち食物繊維約2〜5％）である。

[*1] キノコの種類
日本では4〜5千種あるといわれ，そのうち学名がついているものが約2千種ある。このうち食用キノコは300種程度で，一般市場に流通しているものは20種程度である。その多くの種類が栽培舎で人工的に生産されている。

[*2] 腐生菌
腐朽菌とも呼ばれ，何を栄養源とするかによってさらに細かく分類される。例えば，シイタケやエノキタケのように枯れた木材のセルロースやヘミセルロース，リグニンを栄養成分とするキノコを木材腐朽菌と呼び，マッシュルームのように動物の排泄物を栄養源とするキノコを糞生菌，ムラサキシメジのように落ち葉や枯れ枝に寄生するキノコを落葉落枝分解菌などと呼ぶ。

表3-37　主なキノコ類の一般成分値 (g/100g)

種　類	水　分	タンパク質	脂　質	炭水化物	灰　分
えのきたけ（生）	88.6	2.7	0.2	7.6	0.9
きくらげ（ゆで）	93.8	0.6	0.2	5.2	0.2
生しいたけ（菌床栽培，生）	89.6	3.1	0.3	6.4	0.6
乾しいたけ（ゆで）	86.2	3.1	0.3	9.9	0.5
ぶなしめじ（生）	91.1	2.7	0.5	4.8	0.9
ほんしめじ（生）	93.6	2.5	0.4	2.8	0.6
なめこ（株採り，生）	92.1	1.8	0.2	5.4	0.5
エリンギ（生）	90.2	2.8	0.4	6.0	0.7
ひらたけ（生）	89.4	3.3	0.3	6.2	0.8
まいたけ（生）	92.7	2.0	0.5	4.4	0.6
マッシュルーム（生）	93.9	2.9	0.3	2.1	0.8
まつたけ（生）	88.3	2.0	0.6	8.2	0.9

出典）文部科学省「日本食品標準成分表2020年版（八訂）」より抜粋

表3-38　キノコ類の生理機能と有効成分

キノコ名	有効成分	作用機序
シイタケ	レンチナン（β-1,3グルカン，医薬品として認可）	免疫活性の賦活
カワラタケ	クレスチン（PS-K (polysaccharide-Kureha)，β-1,4グルカン，医薬品として認可）	免疫活性の賦活
スエヒロタケ	シゾフィラン（β-1,3グルカン，医薬品として認可）	免疫活性の賦活
マイタケ	グリホラン（β-1,3グルカン）	免疫活性の賦活
ヒメマツタケ	β-1,6グルカン	免疫活性の賦活
霊芝	β-1,3グルカン	免疫活性の賦活
エノキタケ	プロフラミン（糖タンパク質	免疫活性の賦活
シイタケ	エリタデニン（アデニン誘導体）	コレステロール代謝の促進
ニンギョウタケ	グリフォリン　ネオグリフォリン	コレステロールの体内への吸収阻害
シイタケ	胞子から分離された二本鎖RNA	インフルエンザウイルス感染予防
ヤマブシタケ	ヘリセノン　エリナシン	ニューロトロフィン因子の合成促進

出典）大森清寿・小出博志 編『キノコ栽培全科』農山漁村文化協会，2001
　　　大賀祥治 編『キノコ学への誘い』海青社，2004
　　　檜垣宮都 監修『キノコを科学する』地人書館，2001
　　　小川　眞 編『きのこハンドブック』朝倉書店，2000　より抜粋

うま味に関係する二糖類のトレハロースを0.7〜7.5%（乾物換算），糖アルコールのマンニトールを2.5〜10.5%（乾物換算）含む。おいしいといわれるキノコではこれらの含有量が2〜3倍になっている。プロビタミンD_2のエルゴステロール含有量が高く，乾燥キノコに20〜650mg/100g含まれる。ビタミンB_1, B_2, B_6, ナイアシンのやや多いものもある。

キノコ類は風香味に優れている。呈味成分の主体はRNAから酵素的分解で生じる5'-グアニル酸と数種の遊離アミノ酸（グルタミン酸, グルタミン, アラニンなど）である。芳香成分はよく知られているものに，シイタケのレンチオニン，マツタケの1-オクテン-3-オール（マツタケオール），メチルシンナメート（桂皮酸メチル）などがある。

キノコ類の生理機能については抗腫瘍作用をはじめコレステロール低下作用，抗ウイルス作用などがあることが古くから知られていたが，最近になってこれらの有効成分に関する科学的な解明が進んでいる（表3-38参照）。

3　主なキノコの特徴

1）シイタケ（*Lentinus edodes*）

広葉樹の原木（クヌギ，ナラ，カシ，シイなど）やおが屑を固めた菌床を利用して全国的に栽培されている。原木栽培*3の方が肉質にしまりがある。わが国で最も生産量の多いキノコである。

2）マツタケ（*Tricholoma matsutake*）

独特の芳香をもち日本のキノコの王様といわれる。主にアカマツ，他にクロマツやコメツガなどの根に寄生し樹木と共生する「菌根菌」であり，人工栽培が難しい。傘が中開きで柄が短く太いものがよいとされる。国内産は少なく，主に値段の安い海外産（カナダ，韓国など）が流通している。

*3 原木栽培
針葉樹には樹脂に菌の生育を阻害する成分が含まれるので，一般に広葉樹が用いられる。日陰に1ヶ月ほど放置して，水分が35〜45%に減少したところで植菌する。

3) エノキタケ（*Flammulina velutipes*）

市場に流通しているもののほとんどがおが屑を用いた菌床栽培[*4]でつくられており，暗い室内で生育させるために茎が長い。長野県が主産地である。小さな傘，細長い茎，白い色，しゃきしゃきした歯ごたえが特徴である。シイタケに次いで生産量が多い。γ-アミノ酪酸（GABA）を多く含む。

4) ナメコ（*Pholiota nameko*）

主に菌床栽培でつくられる。独特のぬめり（ムコ多糖）と歯切れが特徴である。栽培ものと天然ものとでは形状が大きく異なる。

5) ブナシメジ（*Hypsizygus marmoreus*）

ブナなどの倒木に生え菌床栽培品が流通している。味・食感ともにホンシメジに似ている[*5]。品種によってはテルペンの一種が独特の苦味を呈する。

6) ホンシメジ（*Lyophyllum shimeji*）

"香りマツタケ，味シメジ"とその味が賞賛されているキノコである。広葉樹や松の根に寄生する「菌根菌」であり，困難とされていた人工栽培技術がようやく確立されたものの市場には普及していない。

7) ヒラタケ（*Pleurotus ostreatus*）

主に菌床栽培でつくられ，発生初期の形状がホンシメジに似ている。またカキ（牡蠣）の形状に似ていることから，欧米ではオイスター・マッシュルームと呼ばれる。

8) エリンギ（*Pleurotus eryngii*）

ヒラタケの一種で菌床栽培されたものが流通している。原産は地中海沿岸のアフリカ及び南ヨーロッパ，アジアの乾燥地帯である。香りは薄いが，味がよく，また肉質が厚くマツタケやアワビに似た食感が特徴である。

9) マイタケ（*Grifola frondosa*）

広葉樹のクリ，ミズナラ，シイの老木の根元に自生する。独特の歯触り，味ともに優れ，天然物は高価である。主に傘の色の薄い人工栽培品が流通している。

10) マッシュルーム（*Agaricus bisporus*）

欧米諸国の代表的なキノコであり，西洋マツタケやハラタケ科のツクリタケとも呼ばれる。別名ではフランス語のシャンピニオンがよく用いられる。稲わら[*6]の堆肥に菌糸を蔓延させた菌床に覆土する方法で，全国的に栽培されている。ブラウン，クリーム，ホワイトの3系統がある。

11) 姫マツタケ（*Agaricus brazei murrill*）

ブラジル原産のキノコで，わが国でも稲わらの堆肥を用いて栽培されている。抗ガン作用があることで注目されており，一般にはアガリクスと呼ばれる。

12) キクラゲ（*Auricularia auricula*）

わが国で流通しているもののほとんどが中国,台湾での原木栽培品である。キクラゲというのは総称で，主にあらげキクラゲ，白キクラゲ，黒キクラゲの干物が流通している。クラゲに似た独特の食感が特徴であり，食物繊維を豊富に含む。

[*4] **菌床栽培**
広葉樹のおが屑と米糠を10：1～2の割合で混ぜて，これを耐熱性の容器（びんや袋状のもの）に詰めて殺菌する。純粋培養したおが屑種菌を接種後，適度な温度に置いて菌を蔓延させる。発茸刺激（低温刺激や培養基の表面の菌塊を掻きとるなど）を与え子実体の形成を促し，温度，湿度，光など適切な環境下でキノコを生育させる。

[*5] **ブナシメジ**
1992年に適性表示の指導が行われるまでは，長い間，ブナシメジの栽培品がホンシメジとして市販されていた。

[*6] **稲わら栽培**
陸稲や麦わらに比べ，稲わらはやわらかく堆肥化しやすいのでキノコ栽培に適する。

13) トリュフ (*Tuber melanosporum*)

子嚢菌類のキノコで，和名は黒松露と呼ばれる。海岸の松林の地中にジャガイモのような形状で生える。特有の強い芳香成分はα-アンドロステロールである。世界の三大珍味（キャビア，フォアグラ，トリュフ）の一つとされる。

14) 冬虫夏草 (*Cordyceps militaris*)

セミ，カメムシ，クモ，ハチなどの昆虫の幼虫やさなぎ，成虫に寄生して，宿主を殺してキノコ[*7]を発生させる。さまざまな菌種があり，宿主特異性が高い。滋養強壮や美容に効果があるとされ，高値で取り引きされる。

> [*7] 冬虫夏草
> 中国で薬膳に利用される。コウモリ蛾の幼虫に寄生するもので，中国奥地の四川や雲南，ネパール，東チベット高原，ヒマラヤの海抜3,000〜5,000mの高山に産する。

4 キノコの加工品

キノコ類は水分含量が高く，品質劣化を引き起こす酵素類（オキシダーゼ類，自己消化酵素類，アスコルビナーゼ）などを多く含むので，貯蔵性を向上させるために乾燥，塩蔵，びん詰，缶詰などに加工して流通している。

1) 素干品

シイタケは天日乾燥もしくは熱風乾燥によって水分含量を10％程度までに下げて，干しシイタケに加工される。乾燥方法は熱風乾燥が主体である。製品には肉厚で菌傘が開かず内側に巻き込んだ冬茹（70〜90％開傘）と肉薄で菌傘が開いた香信（90％以上開傘）がある[*8]。

乾燥時に5'-グアニル酸が生成され，これがうま味の中心をなす。このうま味成分とコンブのグルタミン酸の相乗効果を利用してつくだ煮の「椎茸昆布」がつくられる。天日乾燥した干しシイタケでは，太陽光の紫外線（290〜320nm）によってエルゴステロールから変化したビタミンDの含有量が100gあたり，生で0.4μg，乾物で12.7μgと多くなる。

> [*8] 冬茹と香信
> 冬茹の方が高級品とされる。なかでも傘の表面にすじ割れができ，白い線が縦横についたものは花冬茹と呼ばれ，最高級品である。

2) びん詰

エノキの根を切断して除去し茎をほぐしたものに，醤油，砂糖，クエン酸，食塩などを加えて煮込み，固形分60〜70％にしたものをびん詰めにする。

3) 水煮缶詰

主にナメコとマッシュルームでつくられる。ナメコは，傘が開かず小粒で粘質物で覆われているものを用いる。マッシュルームの水煮缶詰にはホワイト種が用いられるが，酸化酵素活性（ポリフェノールオキシダーゼ）が強く褐変しやすいので，採取後すぐにブランチング処理（p.129参照）を施して加工する。

参考・引用文献
1) 大森清寿・小出博志 編『キノコ栽培全科』農山漁村文化協会，2001
2) 大賀祥治 編『キノコ学への誘い』海青社，2004
3) 檜垣宮都 監修『キノコを科学する』地人書館，2001
4) 小川 眞 編『きのこハンドブック』朝倉書店，2000

7 海 藻 類

海に生育している"かいそう"は漢字で海草と海藻^{*1}に書き分ける。海草は顕花植物の茎葉植物で一般に食用には不向きである。一方、海藻は隠花植物の葉状植物に属し食用に適している。日本沿岸には"かいそう"の種類が多く1,500種ほど存在し太古から食用や肥料などに利用してきたが、一部の地方を除いて昭和初期以降から海藻のみを食用にしている。

1 海藻の分類と種類

海藻はその色により緑藻類、褐藻類、紅藻類の3つに分類する。海藻の種類は世界で25,000種ほどあるが、日本近海では緑藻類250種、褐藻類380種、紅藻類900種ほどが生育している。現在、食用としている海藻は20種程度であり、表3-39にその種類、利用方法、産地を記載した。なお、一部の海藻は養殖が盛んに行われている。

表3-39 海藻の種類、利用方法と産地

分 類	種 類	利用方法	産 地
緑藻類	アオノリ（スジアオノリ, ボウアオノリ, ウスバアオノリ, ヒラアオノリ）	酢の物、つくだ煮、ふりかけ、汁物、天ぷら	主に暖海域（養殖が盛ん、寒海域でも採取できる）
	ヒトエグサ	つくだ煮	主に暖海域（養殖が盛ん）
褐藻類	コンブ（マコンブ, リシリコンブ, ミツイシコンブ, ナガコンブ, ホソメコンブ, ラウスコンブ）	煮物、つくだ煮、昆布巻き、昆布茶、トロロ昆布、オボロ昆布、酢昆布、塩昆布	主に寒海域（一部養殖）
	ワカメ（素干しワカメ, のしワカメ, 灰干しワカメ（鳴門ワカメ）, 塩蔵ワカメ, 湯抜きワカメ, 茎ワカメ）	酢の物、味噌汁、和え物	主に暖海（養殖が盛ん）
	ヒジキ	煮物、ふりかけ	北海道南部、本州沿岸、四国沿岸、九州沿岸
	モズク（ホソモズク, フトモズク）	酢の物、天ぷら、味噌汁、モズク粥	沖縄沿岸（養殖が90%以上）本州沿岸
	アラメ	煮物、酢の物	日本海沿岸、本州沿岸
紅藻類	ノリ（マルバアマノリ, オニアマノリ, ウップルイノリ, クロノリ, スサビノリ, アサクサノリ）	板ノリ、焼きノリ、味つけノリ、つくだ煮	本州沿岸（養殖が盛ん）
	テングサ	寒天原料、トコロテン	日本各地沿岸
	エゴノリ	刺し身のツマ、寒天原料	日本各地沿岸
	オゴノリ	寒天原料	日本各地沿岸

2 海藻の色素

主要な色素は脂溶性のクロロフィルaで緑藻類、褐藻類、紅藻類のすべてに存在し、陸上植物と同様光合成を行っている。水中植物のクロロフィルに

はa，b，c，dがあり，Mgを配置したポルフィリン色素である。b，c，dのクロロフィルは補助色素となり，クロロフィルaに光エネルギーを吸収し伝達している。このほか，フィコエリトリン，フィコシアニンのような色素タンパク質も含み光合成の補助色素としての役割をもっている。緑藻類，褐藻類，紅藻類[*2]に含まれる主な色素は次の通りである。

1）緑藻類

クロロフィルaとb[*3]，カロテノイド系色素のβ-カロテン，ルテイン，ビオラキサンチン，ゼアキサンチン，ネオキサンチンなどで陸上植物と同じ色素類を含む。

2）褐藻類

クロロフィルaとc，β-カロテン，ビオラキサンチンを含む。さらにカロテノイド系のフコキサンチンを多量に含むため褐色に見える。

3）紅藻類

クロロフィルaとd，β-カロテン，多量のルテインと，ゼアキサンチン，キサントフィルを含む。色素タンパク質で鮮紅色を呈すフィコエリトリン，青色のフィコシアニン，青藍色のアロフィコシアニンを含む。フィコエリトリンは酸性で赤色を示すが，アルカリでは青くなる。干しノリ（板ノリ）を火であぶるとフィコエリトリンは減少し，クロロフィルaとフィコシアニンは変化しないため緑色になる。なお，カロテノイド系色素は水分，温度，酸素に対して不安定なため退色して赤紫色になる。

[*2] **海藻の色素**
淡水産で食用にしているのは藍藻類に属するスイゼンジノリで，板ノリ，ふりかけ，つくだ煮として利用する。クロロフィルaとフィコシアニンを含むため，藍色に見える。なお，クロレラは淡水産の単細胞でクロレラ科に属す藻類で，光合成が盛んで乾燥藻体にタンパク質が65％程度含まれ，健康食品として注目されている。

[*3] **クロロフィル**
加熱あるいは酸性にするとフィオフィチンとなって褐色化する。クロロフィルの分子にあるMg^{2+}をCu^{2+}に置換すると，安定な緑色の銅クロロフィルとなり緑色が保持できる。

3　海藻の成分

1）海藻の一般成分

主な海藻類の一般成分を表3-40に示す。モズク以外は素干しや乾燥品の値である。

2）タンパク質

主な海藻中の粗タンパク質は乾物あたり約8～29％である。紅藻類のアマノリ属は39～41％も含み，大豆より高含量である。しかし，その摂取量が少ないためタンパク質源になるとはいえない。また，海藻中のタンパク質含量は海水中の栄養成分，温度，生育場所，時期などにより異なる。なお，海藻のアミノ酸スコア（アミノ酸評点パターン2007年）はアマノリ100，マコンブ90（Lys），干しヒジキ81（Lys），ワカメ（カットワカメ）100である。

表3-40　主な海藻類の一般成分値 (g/100g)

種　類	水　分	タンパク質	脂　質	炭水化物	灰　分	備　考
あおのり	6.5	29.4	5.2	41.0	17.8	素干し
あまのり	8.4	39.4	3.7	38.7	9.8	ほしのり
まこんぶ	9.5	5.8	1.3	64.3	19.1	素干し，乾
ひじき	6.5	9.2	3.2	58.4	22.7	ステンレス釜，乾
もずく	97.7	0.2	0.1	1.4	0.6	塩蔵，塩抜き
わかめ	12.7	13.6	1.6	41.3	30.8	乾燥，素干し

出典）文部科学省「日本食品標準成分表2020年版（八訂）」より抜粋

3）脂　質

海藻中の脂質含量は0.2～5.2％と低含量であるが，脂質を構成する脂肪酸は陸上植物と異なり高度不飽和脂肪酸を含むという特徴をもっている。代表的な海藻の脂肪酸含量を表3-41に示す。干しノリ[*4]は他の海藻に比較してイコサペンタエン酸（$C_{20:5}$）含量がきわめて高い。

[*4] **干しノリ（板ノリ）**
2018（平成30）年の生産量は年間約72.8億枚である。なお，板ノリの大きさは横19cm，縦21cmという規格がある。一般に“クロ”と呼ぶ。（農林水産省HP「2018年漁業センサス報告書」より引用）

表3-41　海藻中の主な脂肪酸含量 (mg/可食部100g)

海　藻	脂　質 (g/100g)	C$_{16:0}$	C$_{18:0}$	C$_{18:2}$ n-6	C$_{20:2}$[※1] n-6	C$_{20:3}$[※2] n-6	C$_{20:4}$[※3] n-3	C$_{20:4}$[※4] n-6	C$_{20:5}$[※5] n-3
あまのり（ほしのり）	3.7	500	14	39	20	41	18	98	1,200
まこんぶ（素干し）	1.3	220	21	77	1	5	5	110	51
干しひじき（ステンレス釜, 乾）	3.2	480	18	82	–	7	15	220	110
わかめ（素干し）	1.6	(75)[※6]	(5)	(46)	(0)	(4)	(0)	(98)	(93)

※1 イコサジエン酸　※2 イコサトリエン酸　※3 イコサテトラエン酸　※4 アラキドン酸
※5 イコサペンタエン酸　※6 （　）は推計値を示す。
出典）文部科学省「日本食品標準成分表2020年版（八訂）脂肪酸成分表編」より抜粋

4）炭水化物

　主な海藻中の炭水化物は乾物中に41〜64％含まれる（表3-40参照）。炭水化物のほとんどは食物繊維で難消化性多糖類である。表3-42に各種海藻類の食物繊維含量を示す。

　海藻中の多糖類は粘性多糖類が多く含まれ，また，硫酸基を有するという特徴をもつ。特にワカメ，コンブ，モズクなどの褐藻類は，アルギン酸，フコイダン，ラミナランなどの多糖類を含み，テングサ，オゴノリなどの紅藻類は，寒天，カラゲナン，ポルフィランなどを含有する。

5）無機質（ミネラル）

　海藻中の無機質は海水中のミネラルを，その藻体が必要とする量を吸収して利用する。ほとんどの海藻は甲状腺ホルモンの構成成分であるヨウ素[※5]含量が高い。このほかNa, K, Mg, Ca, Pの含量も高い。海藻中のこれらミネラルの含量を表3-43に示す。なお，海藻を20分間水戻しすると，ヨウ素はコンブで90％，ワカメやヒジキで約30％溶出されるとの報告がある。

6）ビタミン

　海藻中にはビタミンA, E, B$_1$, B$_2$, B$_6$, B$_{12}$, ナイアシン，葉酸，Cなど脂溶性及び水溶性ビタミンが多数含有される。アマノリの干しノリはA（レチノール活性当量），B$_1$, ナイアシン，B$_{12}$が100gあたり，それぞれ3,600μg, 1.2mg, 12.0mg, 78.0μgと他の海藻よりきわめて含量が高い。

*5 ヨウ素（I）
甲状腺ホルモンの構成成分であるが，過剰に摂取すると甲状腺腫が起きる。また，バセドウ病の患者はヨウ素を摂取すると症状が悪化する。中国やアフリカ内陸部，また，スイスなどの国ではヨウ素が不足するため食塩にヨウ素を入れている。

表3-42　海藻中の食物繊維 (g/100g)

海　藻	食物繊維総量
緑藻類	
あおのり（素干し）	35.2
あおさ（素干し）	29.1
かわのり（素干し）	41.7
褐藻類	
わかめ（乾燥, 素干し）	32.7
ひじき（ほしひじき, ステンレス釜, 乾）	51.8
がごめこんぶ（素干し）	34.2
まこんぶ（素干し）	32.1
ながこんぶ（素干し）	36.8
みついしこんぶ（素干し）	34.8
りしりこんぶ（素干し）	31.4
紅藻類	
えごのり（素干し）	53.3
おごのり（塩蔵, 塩抜き）	7.5
あまのり（ほしのり）	31.2

出典）文部科学省「日本食品標準成分表2020年版（八訂）」より抜粋

表3-43　海藻中の数種ミネラル含量 (100gあたり)

種　類	Na (mg)	K (mg)	Ca (mg)	Mg (mg)	P (mg)	I (μg)
まこんぶ（素干し）	2,600	6,100	780	530	180	200,000
わかめ（素干し）	6,600	5,200	780	1,100	350	—
わかめ（素干し, 水戻し）	290	260	130	130	47	1,900
ひじき（ステンレス釜, 乾）	1,800	6,400	1,000	640	93	45,000

出典）文部科学省「日本食品標準成分表2020年版（八訂）」より抜粋

表3-44　海藻の遊離アミノ酸含量 (mg/乾物100g)

アミノ酸 ＼ 海藻	ウスバアオノリ	マコンブ（1等品）	ワカメ	スサビノリ
アラニン	24	150	617	1,530
アスパラギン酸	14	1,450	5	322
グルタミン酸	55	4,100	90	1,330
グリシン	5	9	455	24
プロリン	51	175	156	4
タウリン	2	1	12	1,210

出典）大石圭一 編『海藻の科学』朝倉書店, p.25, 1993

7）遊離アミノ酸

　海藻のうま味には遊離アミノ酸が大きく関与している。表3-44に主な遊離アミノ酸の含量を示す。

　マコンブはグルタミン酸，アスパラギン酸の含量が高く，スサビノリはアラニン，グルタミン酸，タウリンの含量が高いという特徴をもっている。海藻のうま味は遊離アミノ酸以外に，ヌクレオチド，有機酸，糖アルコールなどが複雑に混在して独特の味を形成している。なお，コンブの表面の白い粉はマンニット[*6]であり甘味をもった糖アルコールである。

> [*6]**コンブの品質**
> 白いマンニットが表面に出るものより，表面が黒い方が品質はよい。乾燥する時の条件が影響する

4　海藻の品質と機能成分

　海藻類の品質は生育場所，生育環境，海水の栄養状態，気候，採取時期，乾燥状態などに大きく左右される。なお，海藻の等級づけは専門家が肉眼的に判定している。

　海藻類は表3-42に示したように食物繊維の含量がきわめて高いため，そのよい供給源になる。近年，海藻に含まれる機能成分が注目されているので，その概要を簡単に記載する。

1）フコイダン

　褐藻類に含まれ，水や希酸溶液で抽出される食物繊維で，L-フコースと硫酸基を主成分にする。腫瘍細胞を攻撃するヘルパーT細胞，NK細胞，マクロファージを活性化し，免疫増強作用が期待されている。

2）アルギン酸

　ワカメやコンブなどの褐藻類に多量に含まれる酸性多糖類で，α-L-グルロン酸とβ-D-マンヌロン酸からなる[*7]。血中コレステロール低下作用や整腸作用がある。加工食品では安定剤，増粘剤，ゲル化剤として使用する。

3）カラゲナン

　κ-，ι-，λ-カラゲナンが主なもので硫酸基がついている。加工食品のゲル化剤や安定剤として使用される。機能性としては血中コレステロール低下作用がある。

4）フノラン

　紅藻類のフクロノリやマフノリに存在する硫酸多糖類で，乾物中に50%

> [*7]**アルギン酸**
> Naと結合しやすいため，Naの排泄効果（血圧低下作用）が期待されている。アルギン酸の構造式の一部は次の通りである。
>
>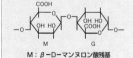
>
> M : β-D-マンヌロン酸残基
> G : α-L-グルロン酸残基

も含まれる。動物実験では抗腫瘍効果が認められている。

5) ポルフィラン

紅藻のアマノリに存在するガラクタン硫酸でゲル化能があるほか抗腫瘍効果も期待されている。

6) ラミナラン

褐藻類, 特にコンブに多く含まれる多糖類の一種で, グルコースがβ-1,3結合したもので, 硫酸基がつくと抗腫瘍効果がある。

7) タウリン

含硫アミノ酸の一種で血中コレステロール低下作用, 中性脂肪低下作用, 視力の向上, 脳の発達, 肝臓機能の向上などの効果がある。毒性はほとんどなく多量摂取しても害はない。スサビノリ（乾物）に1,210mg/100gと多く含まれる。

8) ラミニン

褐藻類に含まれるアミノ酸の一種で血圧低下作用がある。

9) ホモベタイン（β-アラニンベタイン）

紅藻や褐藻に含まれ, コレステロール低下作用がある。

10) カイニン酸

海人草（紅藻類のマクリ）に含まれ, 駆虫作用がある。

11) ドウモイ酸

紅藻類のハナヤナギに含まれ駆虫作用があるほか, 麻痺作用や記憶喪失作用もあるため, その摂取には注意が必要である。

12) IPA（EPA）

イコサペンタエン酸（またはエイコサペンタエン酸）はn-3系多価不飽和脂肪酸の一種で, 血中コレステロール低下作用がある。アマノリ（干しノリ）には1,200mg/100gも含まれる（表3-41参照）。

13) ジメチルサルファイド

主に緑藻類に前駆体としてジメチルβ-プロピオテチンとして存在する。これが酵素で分解されてジメチルサルファイドになると抗胃潰瘍作用がある。磯臭の主成分である。

参考・引用文献
1) 今田節子『海藻類の食文化』成山堂書店, p.38, 2003
2) 山田信夫『海藻利用の科学』成山堂書店, 2001
3) 岩城美智代ほか「日水誌」49, p.933, 1983
4) 文部科学省「日本食品標準成分表2020年版（八訂）」
5) 國崎直道・佐野征男『食品多糖類』幸書房, p.94, 2001
6) 関本邦敏ほか「栄養と食糧」36, p.21-24, 1983
7) 大石圭一 編『海藻の科学』朝倉書店, p.25, 1993
8) 酒井 武・加藤郁之進, *New Food Industry*, 43（8）, 2001
9) 辻 啓介ほか「栄養と食糧」31, p.485-489, 1978
10) 辻 悦子ほか「栄養学雑誌」33, p.273-281, 1975

8 食肉・食肉加工品

　食肉とは一般に食用に供する家畜肉，家兎肉，野生鳥獣肉（ジビエ）などの総称であり，各動物の筋肉，肝臓などの可食部分をいう[*1]。食品衛生法では鳥獣の生肉（骨及び臓器を含む）としている。トンカツなどの材料となる食肉含有量50%を超える食肉加工品も食肉としている。日本農林規格では食用に供する肉を食肉としているが，一般的には食品衛生上，家畜として飼育された牛，馬，豚，めん羊及び山羊の肉を家畜肉といい，鶏，あひる，七面鳥を食鳥肉としている。

　日本食品標準成分表2020年版（八訂）は食肉を畜肉類，鶏肉類及びその他の肉類に分類している。畜肉類の中で牛肉[*2]は和牛肉，乳用肥育牛肉，交雑牛肉，輸入牛肉及び子牛肉に分け，また，豚肉[*3]は大型種と中型種に分けている。家畜以外の肉として猪，猪豚，兎，鯨，鹿が含まれる。また，鳥肉類では鶏肉[*4]，鶉，鵞鳥，家鴨，鴨，雉，七面鳥，雀，はと，ほろほろちょうの肉が記載されている。一方，その他の肉類として，いなご，かえる，すっぽん，蜂，蜂の子缶詰などが記載されている。

1　食肉の処理

　食肉類の処理工程を図3-14に示す。食用を目的にと畜場でと殺し，検査，解体処理される家畜は，牛，馬，豚，めん羊及び山羊に限られている（と畜場法）。鹿，熊などの野生獣は対象外となっており，また，食鳥（鶏，あひる，七面鳥，その他政令で定めるもの）は食鳥処理場で検査されている（食鳥検査法）。

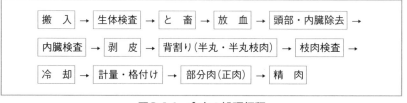

図3-14　食肉の処理行程

　と畜場では一頭ずつ家畜の健康状態，疫病の有無，抗生物質や残留農薬などの検査を行い，基準を超えた食肉は廃棄される[*5]。また，牛では月齢によりBSEの検査も行われ延髄など特定危険部位[*6]は除去される。

　猪や鹿など狩猟の対象となり食用とする野生鳥獣類（ジビエ）は一般の家畜と異なり，解体時に病気の有無などの検査は義務づけされていないため食品衛生上のリスクが高くなる。そのため厚生労働省は野生鳥獣肉の衛生管理に関するガイドラインを策定し安全性を確保している。家畜並びに食鳥と野生鳥獣（ジビエ）の処理の違いを表3-45に示す。家畜，食鳥以外の鳥獣類をと殺・解体する場合は，食肉処理業などの営業許可が必要である。なお，

[*1] 食肉の表示に関する公正競争規約
「食肉」とは食用に供する獣鳥（海獣を除く）の生肉（骨，臓器を含む）とある。日本食品標準成分表にはクジラは肉類に記載される。

[*2] 牛 肉
「和牛」は牛の種類をいい「国産牛」とは異なる。「和牛」と表示できるのは，黒毛和種，褐毛和種，日本短角種，無角和種及びこれらの交雑種をいう。食肉用乳牛は「乳用肥育雄牛」と呼ばれる。「原産地」表示は，肥育期間が最も長い場所（国）となる。

[*3] 豚 肉
「黒豚」と表示できるのは，バークシャー純粋種の豚肉だけ。
SPF豚
（Specific Pathogen Free）「無菌豚」と呼ばれるが，特定の病原菌（トキソプラズマ病等に罹患していない）がいないことが立証された豚で「無菌」ではない。
PSE豚
（Pale, Soft, Exudative）淡い，やわらかい，水っぽい豚肉のこと。ふけ肉，むれ肉と呼ばれる。

表3-45　家畜，食鳥及び野生鳥獣の処理の違い（厚生労働省HP）

	牛・馬・豚・めん羊・山羊	鶏・あひる・七面鳥	野生鳥獣（ジビエ*）
生産（狩猟）	畜産農家	養鶏農家	狩猟者
解　体	と畜場法 と畜場におけると畜検査	食鳥検査法 食鳥処理場における食鳥検査	食品衛生法 解体・加工・販売に必要な営業許可を取得した施設
加工販売	食品衛生法 加工・販売に必要な営業許可を取得した施設	食品衛生法 加工・販売に必要な営業許可を取得した施設	
消　費	消費者・飲食店	消費者・飲食店	消費者・飲食店

＊農林水産省及び一部の自治体では取り扱いについてマニュアルを作成。
　一般社団法人日本ジビエ振興協会，小規模ジビエ処理施設向けHACCPの考え方を取り入れた衛生管理のための手引書
　https://www.mhlw.go.jp/content/11135000/000513248.pdf　（2021.07.28）

食肉の消費・賞味期限の表示は加工日を基準として，加工者が衛生管理などを考慮したうえで独自の期限表示フレームをもとに表示期限を決めている。
　一方，輸入食品は動物検疫所で食品衛生検査が行われる。検疫所では牛や豚などの動物検疫のほか，ハム，ソーセージなどの食肉加工品についても病原菌や残留有害物質などの検査が行われている。

2　食肉処理後の肉食変化

　通常，食用とされる牛，豚は前述の図3-14に示した方法で処理された後，枝肉に分割される。枝肉は日本食肉格付協会により，脂肪交雑，肉の色沢，脂肪の色，歩留まりと肉質により等級づけされる。枝肉はさらに背中の中央に沿って左右に分割（半丸という）された後，冷蔵保存される。その後，さらに分割，整形されて部分肉（精肉）となり，販売される。なお，分割方法は諸外国で多少異なる。わが国では日本食肉格付協会が定めた方法で豚と牛の分割を行っている。豚と牛の主な分割部位の名称を図3-15に示す。
　と畜した肉は筋肉への酸素の供給が断たれるため，筋肉中のグリコーゲンが解糖作用により主に乳酸を生成しpHが低下すると同時に保水性も低下する。生きている筋肉のpHは7.4程度であるが，生成した乳酸によりpHは5.6程度にまで低下する。

　肉が酸性になると酸性ホスファターゼが作用し，ATPが分解し，これに伴い主に筋原線維を構成するタンパク質のアクチンとミオシンが結合してアクトミオシンとなり筋肉の硬直が始まる。これを死後硬直という。硬直中の肉は加熱しても硬く，食用に適さないばかりでなく，保水性や結着性に欠けるため加工用にも適さない。

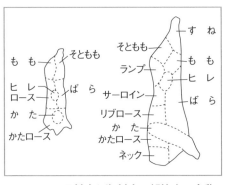

図3-15　豚（左）と牛（右）の部位肉の名称

*4 鶏　肉
鶏肉として市場に流通する9割は，ブロイラーと呼ばれる白色プリマスロックの雌とコーニッシュの雄との1代雑種などの肉用に改良した交雑種であり，生後8週間，2.5kg程度に育てて出荷する「若鶏」をいう。
食鶏小売規約では，3ヶ月齢未満の食鶏を「わか鶏」，5ヶ月齢以上を「親」と定めている。
比内鶏，軍鶏，コーチン，薩摩鶏など在来種で飼育期間が80日以上，孵化後28日以降は地面飼育であることなどの飼育法を遵守した鶏のみに「地鶏」もしくは特定JASマークの表示が可能である。

*5 食肉の廃棄
高病原性鶏インフルエンザウィルスに感染した養鶏はすべて廃棄され食用にはできない。検査に合格したもののみが食用として販売される。

*6 特定危険部位
BSE：牛海綿状脳症（Bovine Spongiform Encephalopathy）の原因といわれる異常プリオンタンパク質は特定危険部位といわれる頭部（舌，頬肉を除く），脊髄及び回腸遠位部（小腸末端）に多く存在することから，と畜，解体時にすべて廃棄される。

　死後硬直の開始は動物の種類，大小，と畜前の飼育状態，温度など種々の条件で異なるが，一般に鶏は死後，2〜3時間，豚は12時間前後，牛は24時間前後に始まる。市販用途の肉にするには枝肉を低温下で保存して死後硬直を解硬する。これを肉の熟成（または軟化）というが，この間に肉の味やフレーバー（風味）がよくなり，保水性もよくなる。

　肉の熟成中に筋肉自身がもつ種々の自己消化酵素によって分解が進み高分子のものが低分子の状態になっていく。ATP は AMP に変化し AMP デアミナーゼが作用してうま味成分のイノシン酸（IMP）が生成する。また，タンパク質は種々の自己消化酵素（カテプシンやカルパイン，ペプチダーゼなど）により呈味のあるペプチド類やアミノ酸にまで分解されることで，肉に"うま味"がでてくる。熟成には2〜4℃の貯蔵で，鶏は1〜2日，豚は3〜5日，牛で10〜15日程度必要といわれている。熟成の時間は貯蔵温度，肉類の種類，状態などにより大きく左右される。食肉類の熟成は冷蔵保存により遅延するが，進むと微生物の繁殖も盛んになり，時間が経過すると肉は腐敗へと進む。

第3章

3　食肉の成分

　食肉は良質のタンパク質を含む。脂質成分は品種，飼料，部位により差がある。牛脂，豚脂には飽和脂肪酸のパルミチン酸（$C_{16:0}$）と一価不飽和脂肪酸のオレイン酸（$C_{18:1}$）を多く含むという特徴がある。また，牛などの反芻動物[*7]の食肉は共役リノール酸[*8]を多く含み，抗変異原作用などの生理機能が知られている。主な食肉の一般成分を表3-46に示す。

表3-46　各種食肉部位の一般成分 (g/100g)

食　肉	部　位	エネルギー(kcal)	水　分	タンパク質	脂　質	炭水化物	灰　分
う　し(和牛，赤肉，生)	リブロース	395	47.2	14.0	40.0	0.2	0.6
	サーロイン	294	55.9	17.1	25.8	0.4	0.8
	ヒ　レ	207	64.6	19.1	15.0	0.3	1.0
ぶ　た(大型種，赤肉，生)	かたロース	146	71.3	19.7	7.8	0.1	1.1
	も　も	119	73.0	22.1	3.6	0.2	1.1
	ヒ　レ	118	73.4	22.2	3.7	0.3	1.2
にわとり(若鶏肉，生)	ささみ	98	75.0	23.9	0.8	0.1	1.2
	むね(皮なし)	105	74.6	23.3	1.9	0.1	1.1

出典）文部科学省「日本食品標準成分表2020年版（八訂）」より抜粋

　食肉のタンパク質は筋肉の収縮・弛緩，死後硬直や軟化に関与する筋原線維を構成するミオシン，アクチンなどが大部分を占める。食肉の色調に関与する色素タンパク質のミオグロビンや結合組織に存在するコラーゲン[*9]，エラスチンなどがある。アミノ酸スコア（アミノ酸評点パターン2007年）は食肉で100であり，小麦（強力粉）42，精白米81を大きく上回る。調理による損失は少なく体内の吸収はよい。食肉・内臓中のタンパク質は，部位によって違いはあるが，おおむね100g中17〜23g含まれる。

*7 反芻動物
一度胃の中に飲み込んだ食べ物（草など）を再度口に戻し咀嚼し，改めて飲み込み消化吸収する摂食行動をとる牛，山羊，羊などを反芻動物という。4つの胃をもち，第一胃内に共生する微生物の働きにより，胃を1つしかもたないヒトや豚ではほとんど消化されない牧草などの繊維質の主成分セルロースもエネルギーに変えることができる。

*8 共役リノール酸
共役リノール酸（Conjugated Linoleic Acid，CLA）とは共役した二重結合を含むリノール酸の異性体の総称。

*9 コラーゲン
肉質は筋基質タンパク質のコラーゲンやエラスチン含有量が多いほど硬くなる。

食肉中の炭水化物は少量存在するが，グリコーゲンはと殺後，次第に分解され食肉中にはあまり残らない。

霜降り肉は赤身の中に「さし」，すなわち脂肪が入った状態をいう。食肉の脂質の大部分はトリアシルグリセロール（トリグリセリド）で占められ，構成脂肪酸は主にオレイン酸（$C_{18:1}$），パルミチン酸（$C_{16:0}$），ステアリン酸（$C_{18:0}$）である。脂身を除いた豚肉はリノール酸（$C_{18:2}$）が牛肉より高い含量であるが，エゴマ豚[*10]のようにその組成は飼料による影響も大きい。

脂肪酸が体内で利用される場合，脂肪酸は CoA エステルに変えられ活性化する（アシル -CoA）。アシル -CoA はミトコンドリアの内膜を透過できず（ペルオキシソームでは膜を通過），カルニチン[*11]のエステルに変えられ膜を通過し，再び CoA エステルに変換される。β酸化によりアシル -CoA はアセチル -CoA となり，クエン酸回路に入り水と二酸化炭素に分解される。

食肉のビタミンは B 類の含量が高く，特に豚肉は糖質のエネルギー代謝に関与するビタミン B_1 が高い。ブドウ糖だけをエネルギー源にする脳細胞，神経細胞では必要な成分である。内臓，特にレバーは B_1 や B_2 をはじめ，各種ビタミンの種類と含量が高いことが特徴である。また，牛，豚のレバーはミネラル含量が高く骨，歯などの組織形成や体内の浸透圧，pH などの生体調節に関与する成分として鉄，亜鉛，銅，マンガンなどの微量元素を含む。亜鉛は味覚に関わる細胞，特に味蕾の新陳代謝を助ける重要なミネラルで，食肉の内臓はその含量が高い。

4　食肉加工品の種類と食品衛生法による分類

食肉加工品にはハム類，ベーコン類，ソーセージ類のほか，ビーフジャーキー，ローストチキン，コンビーフなどがある。また，食肉を 50% 以上含むハンバーグ，ミートボールなども食肉加工品に含まれる。しかし，生ハンバーグ，焼き鳥，トンカツ，肉の佃煮，シュウマイ，コロッケ，ギョウザなどは，食肉加工品ではなく惣菜として取り扱われる。

食肉加工品には食品衛生法や JAS 法で製造方法や規格基準が細かく設けられている。また，各加工品には名称，原料肉名，消費期限または賞味期限，保存方法，製造者名などを一括表示することが定められている。食品衛生法による食肉加工品は，以下の 4 つに分類される。

1）乾燥食肉製品

乾燥させた食肉製品であって，乾燥食肉製品として販売するものをいう。製品の水分活性は 0.87 未満となっている。サラミソーセージ，ビーフジャーキー，ドライドビーフなどがある。

2）非加熱食肉製品

食肉を塩漬[*12]した後，燻煙または乾燥させ，かつ，その中心部の温度を 63℃ で 30 分間加熱する方法，またはこれと同等以上の効力を有する加熱殺菌を行っていない食肉製品であって，非加熱食肉製品として販売するものをいう。ただし，乾燥食肉製品は除く。生ハム，ラックスハム，セミドライソー

表3-47 食肉製品の微生物規格一覧（食品衛生法）

種　類		大腸菌群[※1]	E.coli[※2]	クロストリジウム属菌[※3]	黄色ブドウ球菌[※4]	サルモネラ属菌[※5]
乾燥食肉製品			陰　性			
非加熱食肉製品			100/g≧		1,000/g≧	陰　性
特定加熱食肉製品			100/g≧	1,000/g≧	1,000/≧	陰　性
加熱食肉製品	包装後加熱	陰　性		1,000/g≧	1,000/g≧	
	加熱後包装		陰　性			陰　性

[※1] 63℃で30分間またはこれと同等以上の加熱殺菌がなされたことの指標
[※2] 製造時におけるふん便汚染がなかったことの指標
[※3] 加熱後の冷却が適正であったことの指標
[※4] 製造時における手指及び器具からの汚染がなかったことの指標
[※5] 食肉製品に関連の高い食中毒菌汚染がなかったことの指標

第3章

セージなどがある。一般的に燻煙は冷燻法(10〜30℃）を使用するが，燻煙または乾燥は肉塊のままで，製品温度を20℃以下に保持しながら行い，水分活性が0.95未満になるまで行わねばならない。保存方法は水分活性が0.95以上は4℃以下で，0.95未満は10℃以下と定められている。

3）特定加熱食肉製品

　食肉の中心温度を63℃ 30分またはこれと同等以上の加熱殺菌を行ったもので，乾燥食肉製品及び非加熱食肉製品は含まれない。原料食肉はと殺後24時間以内に4℃以下に冷却し，肉塊のpHは6.0以下でなければならない。また，冷凍原料食肉の解凍は，食肉温度が10℃を超えてはならない。製品には特定加熱食肉製品である旨や水分活性の表示も義務づけられている。製品にはローストビーフがある。

4）加熱食肉製品

　乾燥食肉製品，非加熱食肉製品及び特定加熱食肉製品以外の食肉製品をいう。容器包装した後に加熱殺菌する製品と殺菌後に容器包装する製品の2つがある。製造方法の概略は食肉を塩漬した後，燻煙を行う。燻煙は熱燻法(120〜140℃）で行うのが一般的である。ロースハムの場合は燻煙では十分な加熱ができないため，燻煙後湯煎や蒸気で十分加熱し，その後直ちに急速冷却する。ベーコンは燻煙中に食肉の中心温度が63℃以上になり殺菌されるため，燻煙後直ちに急速冷却する。製品にはボンレスハム，ロースハム，プレスハム，ウインナーソーセージ，フランクフルトソーセージ，ベーコンなどがある。スライスしたハムやベーコンは冷却後，直ちに真空包装して出荷する。なお，加熱食肉製品には微生物（大腸菌，E.coli，クロストリジウム属菌，黄色ブドウ球菌，サルモネラ属菌）に対して規格基準が設けられている。その基準の一覧を表3-47に示す。また，成分規格の一つである残存亜硝酸根はすべての食肉加工品で0.070g/kg以下と定められている。

　食肉加工品の表示例（スライスロースハム）を図3-16に示す。包装容器

名　称	ロースハム（スライス）
原材料名	豚ロース肉，卵たん白，還元水あめ，食塩，大豆たん白，砂糖，豚コラーゲン，乳たん白／調味料（アミノ酸等），リン酸塩（Na），増粘多糖類，カゼインNa，酸化防止剤（ビタミンC）発色剤（亜硝酸Na），香辛料，コチニール色素，（一部に卵・乳成分・大豆・豚肉を含む）

内容量	38g	賞味期限	表面右上に記載
保存方法	10℃以下で保存		
製造者	○○会社　住所		

栄養成分 1 パック（38g）当たり	
熱　量	41kcal
タンパク質	6.0g
脂　質	1.3g
炭水化物	1.6g
糖　質	1.0g
食物繊維	0.6g
食塩相当量	1.2g

本製品に含まれるアレルギー物質
卵・大豆・豚肉

図3-16　スライスロースハムの表示例

には食品衛生法及びJAS規格で定められた表示基準に従って一括表示されている。製品名称，賞味期限，原材料名，保存方法，製造者名，栄養成分，アレルギー物質名，容器の種類（プラマーク，紙）等は食品表示法に準拠して表示されている。

5　JAS法による食肉加工品の分類

　日本農林規格（JAS）ではベーコン類（5種類），ハム類（5種類）[*13]，ソーセージ類（9種），プレスハム（1種類），混合プレスハム（1種類），熟成ベーコン類，熟成ハム類及び熟成ソーセージ類などに分類し，それぞれに品質規格を定めている。使用する豚の部位を図3-17に示す。各加工品についての説明を簡単に下記に示すが，詳細はJAS規格書などで確認されたい。

1）ベーコン

　ベーコン，ロースベーコン，ショルダーベーコン，ミドルベーコン，サイドベーコンの5種類がある。JAS法から抜粋した定義を表3-48に示す。

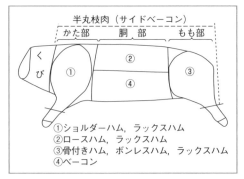

①ショルダーハム，ラックスハム
②ロースハム，ラックスハム
③骨付きハム，ボンレスハム，ラックスハム
④ベーコン

図3-17　ハム類の豚の部分肉図

*13 ハ　ム
2005（平成17）年のJAS法改正により6種類から5種類に改められた。JAS法では，ラックスハムに限らずハム類の品質表示基準に水分活性の表示項目の定めはないが，食品衛生法では非加熱食肉製品についてpHまたは，水分活性・保存方法を表示しなければならないとある。

表3-48 ベーコンの種類

種　類	使用部位と製法
ベーコン	1 豚のばら肉（骨付のものを含む）を整形し，塩漬し，及び燻煙したもの 2 ミドルベーコンまたはサイドベーコンのばら肉（骨付のものを含む）を切り取り整形したもの 3 1または2をブロック，スライスまたはその他の形状に切断したもの
ロースベーコン	1 豚のロース肉（骨付のものを含む）を整形し，塩漬し，及び燻煙したもの 2 ミドルベーコンまたはサイドベーコンのロース肉（骨付のものを含む）を切り取り整形したもの 3 1または2をブロック，スライスまたはその他の形状に切断したもの
ショルダーベーコン	1 豚の肩肉（骨付のものを含む）を整形し，塩漬し，及び燻煙したもの 2 サイドベーコンの肩肉（骨付のものを含む）を切り取り整形したもの 3 1または2をブロック，スライスまたはその他の形状に切断したもの
ミドルベーコン	1 豚の胴肉を塩漬し，及び燻煙したもの 2 サイドベーコンの胴肉を切り取り整形したもの
サイドベーコン	豚の半丸枝肉を塩漬し，及び燻煙したもの

出典）一般社団法人 食肉科学技術研究所，一般 JAS 規格（ベーコン類）
　　　http://www.shokunikukaken.jp/topics/1358/ （2021.07.28）

表3-49 ハムの種類

種　類	使用部位と製法
骨付きハム	1 豚のももを骨付きのまま整形し，塩漬し，及び燻煙し，または燻煙しないで乾燥したもの 2 1を湯煮し，または蒸煮したもの 3 サイドベーコンのももを切り取り，骨付きのまま整形したもの 4 1，2または3をブロック，スライスまたはその他の形状に切断したもの
ボンレスハム	1 豚のももを整形し，塩漬し，骨を抜き，ケーシング等で包装した後，燻煙し，及び湯煮し，もしくは蒸煮したものまたは燻煙しないで，湯煮し，もしくは蒸煮したもの 2 豚のもも肉を分割して整形し，塩漬し，ケーシング等で包装した後，燻煙し，及び湯煮し，もしくは蒸煮したものまたは燻煙しないで，湯煮し，もしくは蒸煮したもの 3 1または2をブロック，スライスまたはその他の形状に切断したもの
ロースハム	1 豚のロース肉を整形し，塩漬し，ケーシング等で包装した後，燻煙し，及び湯煮し，もしくは蒸煮したものまたは燻煙しないで，湯煮し，もしくは蒸煮したもの 2 1をブロック，スライスまたはその他の形状に切断したもの
ショルダーハム	1 豚の肩肉を整形し，塩漬し，ケーシング等で包装した後，燻煙し，及び湯煮し，もしくは蒸煮したものまたは燻煙しないで，湯煮し，もしくは蒸煮したもの 2 1をブロック，スライスまたはその他の形状に切断したもの
ラックスハム	1 豚の肩肉，ロース肉またはもも肉を整形し，塩漬し，ケーシング等で包装した後，低音で燻製し，または燻煙しないで乾燥したもの 2 1をブロック，スライスまたはその他の形状に切断したもの

出典）一般社団法人 食肉科学技術研究所，一般 JAS 規格（ハム類）
　　　http://www.shokunikukaken.jp/topics/1360/ （2021.07.28）

2）ハ　ム

　骨付きハム，ボンレスハム，ロースハム，ショルダーハム，ラックスハムの5種類がある。JAS法から抜粋した定義を表3-49に示す。

3）ソーセージ

　ソーセージは塩漬した原料をひき肉にして，香辛料，調味料，結着材

料[*14]などを添加し，サイレントカッターでカットし混合する。次に練り合わせを十分に行ってケーシングに充填し，一定間隔で結紮し，表面を乾燥させて燻煙する。通常，燻煙は温燻法で行い，加熱殺菌したのち，冷却して製品とする[*15]。ソーセージは加圧加熱ソーセージ，セミドライソーセージ，ドライソーセージ，無塩漬ソーセージ，ボロニアソーセージ，フランクフルトソーセージ，ウインナーソーセージ，リオナソーセージ，レバーソーセージの9種類に分けている。ドライソーセージは加熱殺菌を行わない。ボロニア，フランクフルト，ウインナーの三種類のソーセージには使用原料の相異によって特級，上級，標準がある。リオナ，セミドライ，ドライは上級と標準の二種類があるが他は一種類である。なお，ソーセージの製造工程の概略を図3-18に示す。

＊14 結着材料
結着剤にポリリン酸塩が使用される。とり過ぎるとカルシウムの骨への沈着を阻害することから，代替としてカゼインナトリウムや大豆タンパク質を使用する製品がある。

＊15 生ソーセージ
ひき肉に味つけしてケーシングに充填しただけの製品。塩漬しない場合が多い。クックドソーセージはスモークしないでボイルだけで仕上げる製品をいう。

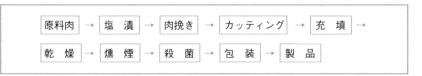

図3-18　ソーセージの製造工程

4）プレスハム

プレスハムは，肉塊（豚，牛，馬，めん羊，山羊の肉塊）を塩漬したものに，つなぎを加え調味料，香辛料で味つけし，結着補助剤，酸化防止剤，保存料などを加え，あるいは加えないで混合しケーシングに充填したのち，燻煙し，及び湯煮しもしくは蒸煮したものまたは燻煙しないで湯煮し，もしくは蒸煮したものをいい，つなぎ（畜肉，家兎肉，家禽肉，デンプン，小麦粉，コーンミール，植物タンパク質，卵タンパク質，乳タンパク質，血液タンパク質）は20％以下と決められている。ブロック状，スライスしたもの，その他の形状にしたものでも上記基準に合致するとプレスハムと表示できる。豚肉の含有率とつなぎの量によって，特級，上級，標準に分類されている。

5）混合プレスハム

混合プレスハムの品質に関して，プレスハムと定義はほぼ同じであるが，肉塊とつなぎに魚肉を加えてもよい点が異なる。なお，魚肉の混合割合は50％以下でなければならない。

6　食肉加工品の製造

食肉加工品の中でハム・ベーコンの製造概略を図3-19に，また，表3-50にハム・ベーコンの使用部位と加工法の違いを示す。このうち製造工程で重要な項目を簡単に記載する。

1）塩　漬

原料肉を塩漬剤に漬けて，肉の保存性，肉の保水性及び結着性の向上，風味の付与，発色促進などを目的とし食肉製品工程で最も重要である。塩漬剤には，食塩，発色剤（亜硝酸塩類），発色補助剤及び酸化防止剤（アスコル

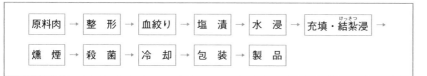

図3-19　ハム・ベーコンの製造工程

表3-50　JASによるハム・ベーコンの加工法の部位

品名		加工法				等級	主な部位
		塩漬	ケーシング	燻煙	加熱		
ハム類	骨付きハム	○	×	△	○		豚のもも肉骨付き
	ボンレスハム	○	○	△	○	特級, 上級, 標準	豚のもも肉
	ロースハム	○	○	△	○	特級, 上級, 標準	豚のロース肉
	ショルダーハム	○	○	△	○	特級, 上級, 標準	豚の肩肉
	ラックスハム	○	○	△	×		豚の肩, ロース, もも肉
ベーコン類	ベーコン	○	×	○		上級, 標準	豚のばら肉（骨付きを含む）
	ロースベーコン	○	×	○			豚のロース肉（骨付きを含む）
	ショルダーベーコン	○	×	○			豚の肩肉（骨付きを含む）
	ミドルベーコン	○	×	○			豚の胴肉
	サイドベーコン	○	×	○			豚の半丸枝肉

○　する　×　しない　△　どちらでも良い

ビン酸塩, エリソルビン酸塩), 結着補強剤（重合リン酸塩）, 調味料, 香辛料, 合成保存料などを用いる。亜硝酸塩は食肉の発色保持効果とともに, 食中毒菌のボツリヌス菌の発育阻止効果もある。

　塩漬方法は, 湿塩漬法（Wet curing）, 乾塩漬法（Dry curing）及び注射法が使用されている。湿塩漬法はピックル（Pickle）と呼ぶ塩漬液に肉を低温化で漬け込む方法で, 3～5℃で4～5日漬け込むが, 主にハムやベーコンを製造する時に使用する。乾塩漬法は肉の表面に塩漬液をすり込む方法で, ベーコンやソーセージを製造する時に使用する。特にソーセージのようなひき肉製品では, 原料肉と各種副原料を混合・練り合わせる時に使用する。また注射法は, ピックルを多数の孔をもった特殊な注射針で直接注射する方法であり, 塩漬効率がよく, 漬け込む時間が短縮されるため大量処理に向いている。

2）発　色

　筋肉の色はほとんどミオグロビン（Mb）と呼ばれる色素タンパク質で, ピンク色を呈している。肉に含まれるミオグロビンは酸素と結合していないデオキシミオグロビン（Fe^{2+}, デオキシ Mb）であるが, 空気中の酸素と結

合するとオキシミオグロビン（Fe^{2+}，オキシ Mb）となり，さらに酸化が進むとメト化してメトミオグロビン（Fe^{3+}，MetMb）となって褐色になる。

肉を煮たり焼いたりするとこの反応が瞬時に起こり，メトミオクロモーゲン（Fe^{3+}）となるため，肉の褐色化が早い。

食肉加工品ではこの褐色[*16]を防ぐ目的で発色剤の亜硝酸塩（亜硝酸ナトリウム，硝石）を添加している。亜硝酸塩由来の一酸化窒素が還元されてニトロソミオグロビン（Fe^{2+}，NO-Mb）となり発色する。肉色は特有の鮮赤色を発現し食肉の色が安定する。これを"肉色の固定"ともいう。加熱後も肉本来がもっているピンク色（Fe^{2+}，ニトロソミオクロモーゲン）は失われない。そのため発色剤の添加は食肉加工品には欠くことのできない工程となっている。

3）充填

ハムやソーセージはケーシングと呼ぶ包装素材に充填している。ソーセージ類のケーシングは主に羊，豚，牛の小腸が使われているが，ハムやベーコン類ではセルロース系の人工ケーシング素材を使用し，これに充填している。

4）乾燥・燻煙

塩漬した肉塊をスモーキングハウスと呼ばれる燻煙室に入れ，内部温度が一定になるまで乾燥し，次に燻煙をかけるのが一般的である。乾燥ならびに燻煙の工程で，食肉製品の水分活性が低下し，また，燻煙中に含まれるフェノール類，ケトン類，アルデヒド類，有機酸，アルコールなどによって防腐効果，抗酸化性，特有のフレーバーが付与される。

燻煙方法は冷燻法，温燻法，熱燻法の3つの方法がある（第2章1の6.燻煙，p.82参照）。また，液燻法と呼び，燻煙成分を含んだ液を非通気性ケーシングに充填した製品に直接燻液を入れて，燻煙効果をもたせる方法もある。食肉製品の燻煙は通常，温燻法が多用されている。非加熱食肉製品は冷燻法を用いている。

5）加熱

生ハム，骨付きハム（一部），ベーコン，サラミソーセージなどを除き，ほとんどの食肉製品は燻煙後，湯煮・蒸煮工程で加熱殺菌を行う。食品衛生法では「63℃で30分もしくはこれと同等以上の効力を有する方法で加熱殺菌すること」と定めている。

塩漬された原料肉は加熱することで，発色反応が進み，熱に安定なニトロソミオクロモーゲンが生成され食肉製品の色も安定する。また，加熱によるタンパク質変性が起き，保水性と結着性が高まって，弾力のある組織になり食感もよくなる。

7　その他の食肉製品

1）熟成ハム・ベーコン・ソーセージ

原料肉を一定期間塩漬し，肉中の色素を固定させ特有の風味を醸成させた熟成ハム類，熟成ソーセージ類，熟成ベーコン類がある。熟成ハム類[*17]は

*16 肉の褐色
メトミオクロモーゲンを変性グロビンヘモクロムともいう。ニトロソミオクロモーゲンを変性グロビンニトロシルヘモクロムともいう。

*17 熟成ハム類の JAS 規格
赤肉中の水分含量は72％以下，熟成ソーセージは65％以下，熟成ベーコンは70％以下，熟成ロースハム及び熟成ショルダーベーコンは75％以下である。表示名称は以下のようにする。例「熟成ロースハム」「熟成ボンレスハム」など。

原料肉を低温（0℃以上10℃以下）で7日間以上，熟成ベーコン類は5日間以上，熟成ソーセージ類は3日間以上の塩漬が必要である。

2）コンビーフ

脂肪分の少ない牛肉を食塩，亜硝酸塩類をすり込んで数日間塩漬し，煮熟後，肉をほぐして調味料，香辛料，食用油脂類を添加して缶に詰めて殺菌したものである。本来は原料に牛肉のみを使用していたものであるが，JAS規格では牛肉または牛肉と馬肉を合わせて塩漬したものを原料にしたものとされている。

3）乾燥肉

生肉または軽く塩漬した肉を天日乾燥，熱風乾燥，凍結乾燥したものであり，ビーフジャーキーが有名である。ビーフジャーキーは牛の赤肉を調味液に漬け込んでから燻煙したものである。

4）レトルト食肉製品及び冷凍食肉製品

食肉（原料肉50％以上）と副原料で生産されたハンバーグ，ミートボール，コロッケ，ギョウザ，シューマイ，ソーセージ，カレー，ソース，シチューなどの製品がレトルト食品あるいは冷凍食品として製造されている。簡便で保存性も高いためその利用が高まっている。

5）缶　詰

食肉を水煮，味つけ，または他の食品と一緒に味つけして缶詰にしたものが多い。牛肉では大和煮，水煮，コンビーフなど，豚肉ではスライスベーコン，鶏肉では水煮などがある。また，シチューやカレーを缶詰にしたものもある。

参考・引用文献
1）畜産物のはたす役割，日本学術会議食料科学委員会　畜産学分科会，2010
2）福島県畜産試験場研究報告，10，p.45〜51，2003
3）林　典夫『シンプル　生化学』南江堂，p.128，2003
4）沖谷明紘『食肉の知識』(財) 日本食肉消費総合センター，p.52，2004
5）熟成ベーコン類の日本農林規格（農林水産省）
　　https://www.maff.go.jp/j/jas/jas_kikaku/attach/pdf/kikaku_itiran2-313.pdf
　　（2021.07.28）
6）文部科学省「日本食品標準成分表2020年版（八訂)」
7）JAS 一覧（農林水産省）
　　https://www.maff.go.jp/j/jas/jas_kikaku/kikaku_itiran2.html　（2021.07.28）

9　乳・乳製品

　乳は哺乳動物の発育には欠かせないものである。良質のタンパク質，脂質
糖質（乳糖），カルシウム，ビタミンB群などの供給源である。

　飲用乳は表3-51のように牛乳，加工乳，低脂肪牛乳，乳飲料などに分か
れるが，成分規格が厚生労働省令第31号で「乳及び乳製品の成分規格等に
関する省令」（乳等省令）によって定められている。省令による乳製品とは
以下のものをいう。

　クリーム，バター，バターオイル，チーズ，濃縮ホエー，アイスクリーム
類，濃縮乳，脱脂濃縮乳，無糖練乳，無糖脱脂練乳，加糖練乳，加糖脱脂練
乳，全粉乳，脱脂粉乳，クリームパウダー，ホエイパウダー，タンパク質濃
縮ホエイパウダー，バターミルクパウダー，加糖粉乳，調製粉乳，発酵乳，
乳酸菌飲料（乳製品乳酸菌飲料は無脂乳固形分3.0％以上を含むものに限る）
及び乳飲料がある。

表3-51　飲用乳の種類と成分規格

種　類	乳脂肪分	無脂乳固形分	比　重	酸　度	細菌数	大腸菌群	殺菌方法
牛乳 　ジャージー以外 　ジャージー	3.0％以上	8.0％以上	1.028以上	0.18％以下 0.20％以下	5万以下/ml	陰　性	63℃30分の保持式加熱殺菌またはこれと同等以上の方法
加工乳		8.0％以上		0.18％以下	5万以下/ml	陰　性	牛乳と同じ
特別牛乳 　ジャージー以外 　ジャージー	3.3％以上	8.5％以上	1.028以上	0.17％以下 0.19％以下	3万以下/ml	陰　性	殺菌必要なし，殺菌するなら63〜65℃30分の保持式加熱殺菌
成分調整牛乳		8.0％以上		0.21％以下	5万以下/ml	陰　性	牛乳と同じ
低脂肪牛乳	0.5％以上〜1.5％以下	8.0％以上	1.030以上	0.21％以下	5万以下/ml	陰　性	牛乳と同じ
無脂肪牛乳	0.5％未満	8.0％以上	1.032以上	0.21％以下	5万以下/ml	陰　性	牛乳と同じ
乳飲料	乳固形分3％以上 （公正競争規約による）				3万以下/ml	陰　性	殺菌の過程において破壊されるものを除き，牛乳と同じ

出典）厚生労働省「乳及び乳製品の成分規格等に関する省令（乳等省令）」より抜粋
　　　https://www.mhlw.go.jp/content/11121000/000514549.pdf　（2021.07.28）

1　牛乳の栄養

　牛乳の85％以上は水分で約3％は乳脂肪分，残りが無脂肪固形分からなる
（図3-20参照）。

1）タンパク質

　牛乳のタンパク質は約3％である。脱脂乳をpH4.6にすると沈殿が起こる
が，沈殿部分の主成分はカゼインであり，上清部分を乳清（ホエー）と呼ぶ。
カゼインは牛乳タンパク質の主成分であり，α_{S1}-カゼイン（分子量
23,000），α_{S2}-カゼイン（分子量25,000），β-カゼイン（分子量24,000），
κ-カゼイン（分子量19,000）の4種から構成されている。カゼイン成分は

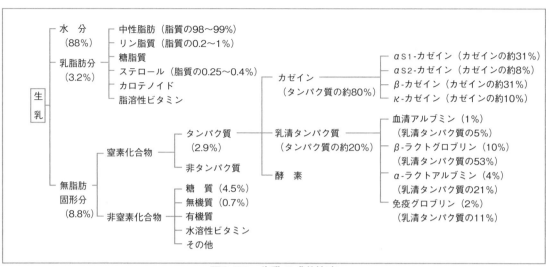

図3-20　生乳の成分比率

出典）瀬口正晴・八田　一編『食品学各論』化学同人，2002

サブミセルを形成しており，さらにカルシウム
イオンと結合して，（図3-21参照）のような凝
集したカゼインミセルを形成していると考えら
れている。

　乳清中のタンパク質には，α−ラクトアルブ
ミン，β−ラクトグロブリン[*1]，血清アルブミン，
ラクトフェリン，免疫グロブリン及び酵素など
が主要成分となっている。α−ラクトアルブミ
ン（分子量14,000）はカルシウムと強固に結合
している金属タンパク質である。分子内にS−S

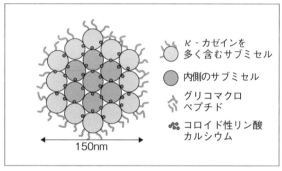

図3-21　カゼインミセルの模式図

出典）仁木良哉「カード形成のメカニズム」『乳業技術』Vol.54，
日本乳業技術協会，2004

結合をもつために β−ラクトグロブリンと比較して，熱安定性をもつ。また，
グルコースとガラクトースを反応させて乳糖を生成する酵素の成分でもある。
β−ラクトグロブリン（分子量18,000）は乳清タンパク質の半分を占めるが，
人乳には含まれていない（表3-52参照）。このタンパク質はビタミンAと強
固に結合したまま小腸に達することから，ビタミンAの吸収に関与するとい
われている。またラクトフェリン（分子量78,000）は糖タンパク質であるが
その含量は牛乳と比較して母乳に多く含まれ，特に初乳に多い。1分子あた
り2個の鉄結合能をもつので，鉄の吸収促進効果とともに，鉄要求性細菌の
生育に対して静菌作用をもつ。

2）脂　質

　牛乳の脂質は中性脂肪が98％を占めている。大部分はエマルション（p.183
参照）の形で平均直径3.4μmの脂肪球が乳中に分散している。脂肪球の膜
にはリン脂質やコレステロールが含まれ，エマルションを安定させている。
脂肪酸はオレイン酸，パルミチン酸，ステアリン酸などが多く含まれる[*2]。

*1 β-ラクトグロブリン
分子内にSH基をもつた
め加熱時に硫黄臭の原因
になると考えられてい
る。

*2 ラムスデン現象
牛乳を40℃以上に加熱
すると表面に薄い膜がで
きるが，これはラムスデ
ン現象といわれ，70％
は脂質，20〜25％はタ
ンパク質（ラクトグロブ
リンとラクトアルブミ
ン）からなる。

3) 糖　質

牛乳中の糖質は99％以上が乳糖である。乳糖はラクターゼによりグルコースとガラクトースに分解される。ラクターゼ活性は乳幼児で高く，成人になるにつれて低下する。ラクターゼ活性の低下もしくは欠損しているヒトが牛乳を摂取すると消化されず腸管内に滞留する。また，乳糖は腸管の蠕動運動を活発化して，腸管内容物の排泄を促し，腸内細菌によって異常発酵するため，下痢に至ることがある。このような症状を乳糖不耐症という。成人の乳糖不耐症は日本人では20％程度存在し，有色人種に多いといわれている。

4) 無機質（ミネラル）

牛乳中にはカリウム，カルシウム，リン，ナトリウムなど多くの無機質が存在し，骨格や歯の形成ならびにその維持に重要な役割を果たしている。特にカルシウム（110mg/100g）含量が高いため優れたカルシウム源となる。また，牛乳には乳糖やビタミンDが含まれるため，ヒトの腸管でカルシウムの吸収率は高くなる。さらにカゼインが分解した時に生成されるカゼインホスホペプチド（CPP）はカルシウムと結合して小腸に達するため，カルシウムの吸収が向上する[*3]。

5) ビタミン

牛乳中には水溶性と脂溶性のほとんどのビタミンが含まれている。脂溶性ビタミンのA，D，Eなどは飼料に依存するため青草を食べる夏期に多く，冬期に少なくなる。水溶性ビタミンのB群は人乳と比較すると，その含量が高く給源として優れている。牛乳中のA，D，E及びB2，ナイアシン，パントテン酸，ビオチンは熱に安定で殺菌処理の影響を受けないが，B群や葉酸，Cは10％程度減少する。

6) 牛乳タンパク質のアレルゲン

牛乳中には多種類のタンパク質が存在している。牛乳アレルギーを引き起こす原因物質は20種類以上にもおよぶが，特に重要なものはαs1－カゼインとβ－ラクトグロブリンである。これらのタンパク質は牛乳中に含まれる割合も高く，また，人乳中には含まれない異種性があるため，アレルギー性の高いことがわかっている（表3-52参照）。

乳幼児期の牛乳アレルギーは，成長に悪影響をおよぼすことが多いため，低アレルゲン化した調製粉乳がつくられている。

7) その他

エンドルフィン類と同様にモルヒネ様鎮痛作用をもつ物質をオピオイドペプチドと呼ぶが，乳タンパク質のβ－カゼイン，αs1－カゼインなどの加水分解物にβ－カゾモルフィン[*4]などのオピオイドペプチドが存在する。

表3-52　牛乳と人乳の主な成分比較
（100gあたり）

成　分	牛　乳	人　乳
タンパク質（g）	3.3	1.1
カゼイン	2.73	0.25
乳清タンパク質	0.58	0.64
β-ラクトグロブリン	0.36	-
α-ラクトアルブミン	0.11	0.26
ラクトフェリン	微　量	0.17
脂　質（g）	3.8	3.5
炭水化物（g）	4.8	7.2
灰　分（mg）	700	200
ナトリウム	41	15
カリウム	150	48
カルシウム	110	27
リン	93	14
マグネシウム	10	3
鉄	0.02	0.04
レチノール活性当量（μg）	38	46
ビタミンD（μg）	0.3	0.3
α-トコフェロール（mg）	0.1	0.4
ビタミンK（μg）	2	1
ビタミンB1（mg）	0.04	0.01
ビタミンB2（mg）	0.15	0.03
ナイアシン（mg）	0.1	0.2
ビタミンC（mg）	1	5

2 牛乳の種類と製造

　牛乳は搾取した牛の生乳を殺菌処理したもので普通牛乳と呼ばれる。わが国の牛乳のほとんどはホルスタイン種（99.5％）から得られたものである。ジャージー種及びガンジー種は乳脂肪が5％以上であるため濃厚な牛乳が得られる。しかし、国内の生産量は少ない。

1）牛乳の製造

　生乳は検査後不純物を濾過し、ホモジナイズ（均質化）する。ホモジナイズとは、機械によって物理的に乳脂肪球を微小化する操作のことで、乳脂肪の浮上を予防できる。その後、殺菌、冷却、充填を行い製品となる。牛乳の殺菌法を表3-53に示す。乳等省令では、63℃30分の保持式加熱殺菌をするか、これと同等以上の殺菌効果を有する方法で加熱殺菌することと定められている。わが国ではほとんどHTSTとUHT殺菌[*5]が行われている（p.94参照）。

2）牛乳の表示

　食品衛生法の乳等省令により乳及び乳製品の規格基準が細密に定められている。また、表示に関しては「食品衛生法第19条第1項の規定に基づく乳及び乳製品並びにこれらを主要原料とする食品の表示の基準に関する内閣府令」（乳等表示基準府令）に基づいて表示が行われている。全国飲用牛乳公正取引協議会は容器表示について確認したり、適切な指導を行い、基準に合致したものに対して公正マーク（図3-22参照）の表示を認めている。

　加工乳は生乳を主原料として粉乳や練乳、クリームなどを加えたもので、ビタミンや無機質添加は許可されていない。また還元牛乳は生乳を使用せずに乳製品に水を加えて均質化し、乳脂肪を3.0〜3.5％に調製したものである。

3 乳製品の種類と製造

1）クリーム（Cream）

　乳をクリームセパレーター（遠心分離機）にかけ、乳脂肪以外の成分を取り除いたもので、乳脂肪分18.0％以上、酸度0.20％以下にした製品のことをいう。市販品には乳脂肪分10〜20％のコーヒークリーム[*6]（オイルオフやフェザーリングを生じないように脂肪酸エステルなどを添加）、30〜40％のホイップクリーム、40〜50％のダブルクリームがある。またクリームを乳酸発酵させたサワークリームなどもある。ホイップクリームには、植物性油脂（ヤシ油、パーム油など）を原料にしたものもある。

2）バター（Butter）

　原料乳を遠心分離し乳脂肪クリームを分離したあと、殺菌冷却し、低温に保持しエージング[*7]（熟成）を行う。その後チャーニング[*8]（撹拌）を行って乳脂肪（バター粒）を凝集させ、脂肪以外の成分（バターミルク）を除き分離したバター粒を練り上げ（ワーキング）、成型包装したものをいう。1〜2％の食塩を添加している加塩バターの乳脂肪分は80.0％以上、食塩を添加して

表3-53　牛乳の殺菌法

種　類	温度(℃)	時　間
低温長時間殺菌（LTLT）	63〜65	30分
高温短時間殺菌（HTST）	72〜85	10〜15秒
超高温殺菌（UHT）	120〜130	2〜3秒
ロングライフ牛乳	135〜150	1〜3秒

第3章

[*5] UHT殺菌を使用したロングライフ牛乳（LL牛乳）
常温でも3ヶ月間は保存可能である。これは超高温殺菌（135〜150℃、1〜3秒処理）を行ったのち、アルミ箔とポリエチレンコーティングされた容器に無菌充填したものである。

図3-22
飲用乳の公正マーク

[*6] クリーム
クリーム中の油脂が融出することをオイルオフ、コーヒーの酸度や高熱によってタンパク質が凝固することをフェザーリングという。

[*7] エージング
クリームをチャーニングする前に3〜10℃、8〜12時間程度冷却することである。この操作によって、脂肪の結晶化が促進され、バターになりやすくなる。

[*8] チャーニング
クリームを振り混ぜることによって、エマルションを水中油滴型から油中水滴型に変え、バター粒子を得る操作である。

いない無塩バターは82.0％以上という成分規定がある。ビタミンAや飽和脂肪酸を多く含み，日本で製造されているバターはほとんど非発酵バターであるが，ヨーロッパでは，乳酸菌を用いてクリームを発酵させてつくる発酵バターが一般的であり，独特の風味をもつ。製造工程を図3-23に示す。

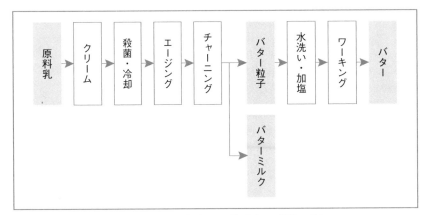

図3-23　非発酵バター（加塩）の製造工程

3）チーズ（Cheese）

　チーズの起源は古く紀元前数千年に，中央アジアのアーリア人によってつくられたという。チーズは牛乳や山羊などの乳成分をキモシン（レンネット）などの凝乳酵素によってタンパク質（カゼイン）を脂肪とともに凝固させ，得られたカードから十分にホエー（乳清）を除去，熟成してつくる。種類はナチュラルチーズとプロセスチーズに大別される。図3-24に製造工程を示す。

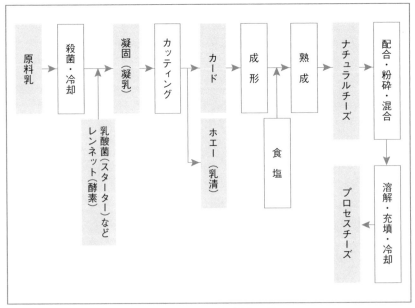

図3-24　チーズの製造工程

表 3-54　ナチュラルチーズの種類

分　類	水分含量(%)	熟成期間	代表的なチーズ名	代表的な国・特徴	使用微生物
超硬質チーズ	30～35	2～3年	スプリンツ パルメザン	保存性が高い 粉末で利用	乳酸菌
硬質チーズ	30～40	1年以内	チェダー エダム エメンタール	イギリス，ガス孔なし オランダ，ガス孔（小） 赤の包装 スイス，炭酸ガスにより ガス孔（大），風味まろやか	乳酸菌
半硬質チーズ	38～45	2～6ヶ月	ゴーダ ロックフォール	オランダ，風味まろやか 脂肪分解臭が強い	乳酸菌・カビ 青カビ
軟質チーズ	40～60	1～3ヶ月	カマンベール ブリーチーズ リンブルガーチーズ	フランス，なめらかな組織 中身がやわらか フランス，風味はカマンベール に似る ベルギー	白カビ 白カビ 乳酸菌
フレッシュチーズ	40～60	熟成なし	モッツァレラ クリームチーズ カッテージチーズ	イタリア，ピザに必要 生クリームや牛乳が原料 脱脂乳や脱脂粉乳，還元牛乳な どが原料	

（1）ナチュラルチーズ（Natural cheese）

　　世界中で500～1,000種もあるといわれ，その製造方法もさまざまである。熟成の期間により硬さ，風味，独特の食感がでる。表3-54にナチュラルチーズの種類を記載した。

（2）プロセスチーズ（Process cheese）

　　一種または二種類以上のナチュラルチーズを原料として粉砕，混合し，乳化剤を加えて加熱して撹拌混合し，型詰したのち殺菌して製品とする。殺菌してあるため保存性がよく，また，嗜好性に応じて調整できるので，味が一定になる。わが国の代表的なチーズである。

（3）スモークチーズ（Smoked cheese）

　　ナチュラルチーズやプロセスチーズに燻煙（くんえん）の香りをつけたものである。

4）練　乳

　牛乳をそのまま，あるいは砂糖を加えて減圧下で濃縮したものをいう。砂糖を加えないものを無糖練乳(エバミルク)，砂糖を加えたものを加糖練乳(コンデンスミルク)という。

5）アイスクリーム

　乳またはクリーム，練乳，粉乳などの乳製品に，卵，糖類，香料，その他の食品を加えて加熱後撹拌し，凍結したものをいう。乳等省令では成分によってアイスクリーム，アイスミルク，ラクトアイスの3種に分類し規格を定めている（表3-55参照）。アイスクリームの製造工程を図3-25に示す。

表3-55　アイスクリームの種類と成分規格

種　類	乳固形分	乳脂肪分	細菌数 （1gあたり）	大腸菌群
アイスクリーム	15.0％以上	8.0％以上	10万以下	陰　性
アイスミルク	10.0％以上	3.0％以上	5万以下	陰　性
ラクトアイス	3.0％以上	—	5万以下	陰　性

出典）厚生労働省「乳及び乳製品の成分規格等に関する省令（乳等省令）」より抜粋

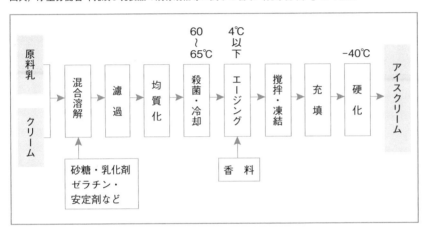

図3-25　アイスクリームの製造工程

　アイスクリームは，空気を混入することでアイスクリームの容積が増大する。この増大量をオーバーランという。オーバーランは次の式で表される。

$$オーバーラン（\%）= \frac{（アイスクリームの容積）-（もとのミックスの容積）}{（もとのミックスの容積）} \times 100$$

　通常のオーバーランは乳脂肪含量が8.0％のアイスクリームの場合は80〜100％，乳脂肪分の多いプレミアムアイスクリームの場合は30〜40％程度のものが多い。

6）発酵乳・乳酸菌飲料

　乳等省令によれば，すべてのヨーグルトは発酵乳[9]であり，「乳又はこれと同等以上の無脂乳固形分を含む乳等を乳酸菌又は酵母で発酵させ，糊状又は液状にしたもの又はこれらを凍結したものをいう」と定義されている。成分規格は，無脂乳固形分8.0％以上，乳酸菌または酵母数が1ml あたり1,000万以上（ただし発酵させたあとにおいて75℃以上で15分間加熱するか，またはこれと同等以上の殺菌効果を有する方法で加熱殺菌したものは，この限りではない）となっている。

（1）ヨーグルト（Yogurt）

　牛乳，脱脂乳，粉乳，甘味料，寒天，硬化剤などを加えて発酵乳ベースをつくり，このベースを殺菌し冷却後ブルガリア菌やサーモフィラス菌

[9] **発酵乳の生理的効果**
メチニコフ（フランス帰化のロシア人）は "ヒトの寿命は腸内腐敗菌の増殖により，スカトール，フィトール，インドールなどが生成されて，中毒を起こし老衰する" と考えた。さらに，乳酸菌を含有する発酵乳を常用するブルガリア人に長寿者が多いことから，発酵乳中のブルガリア菌が腐敗菌を抑制すると考えた。

などをスターターとして乳酸発酵させて製品化している。

（2）乳酸菌飲料

牛乳に乳酸菌類を加え発酵させたものである。乳酸菌飲料には発酵後に高濃度の糖を加え加熱殺菌し保存性を高めたものと，発酵後に濃厚な糖液を混合し菌が生きた状態で販売されるものがある。乳酸菌飲料は乳等省令により発酵乳，乳製品乳酸菌飲料，乳酸菌飲料に分けられている。その成分規格を表3-56に示す。

表3-56　発酵乳，乳製品乳酸菌飲料及び乳酸菌飲料の成分規格

種　類 　　　項　目	無脂乳固形分	乳酸菌数または酵母数 （1mlあたり）※	大腸菌群
発酵乳	8.0%以上	1,000万以上	陰　性
乳製品乳酸菌飲料　生　菌	3.0%以上	1,000万以上	陰　性
殺　菌	3.0%以上	－	陰　性
乳酸菌飲料	3.0%未満	100万以上	陰　性

※乳酸菌数または酵母数の検査には乳等省令で定めた公定培地を用い，37℃72時間培養後，菌数を測定する。
出典）一般社団法人全国発酵乳乳酸菌飲料協会　発酵乳乳酸菌飲料公正取引協議会，
　　　発酵乳・乳酸菌飲料の知識
　　　https://www.nyusankin.or.jp/know/law/　（2021.07.28）

7）粉　乳

粉乳は牛乳から水分を除去して乾燥粉末にしたもので乳固形分が95.0%以上含まれる。牛乳をそのまま乾燥させたものを全粉乳（乳脂肪分が25.0%以上），脂肪を除いたものを脱脂粉乳，母乳に近い栄養成分に調製したものを調製粉乳という。母乳や調製粉乳で下痢などの症状が起こる乳児には，原因となる成分を除去した特殊ミルクもある。

参考・引用文献

1）瀬口正晴・八田　一 編『食品学各論』化学同人，2002
2）上野川修一 編『乳の科学』朝倉書店，2000
3）荒川信彦 監修『オールフォト食材図鑑』（社）全国調理師養成協会，1999
4）伊藤肇躬『乳製品製造学』光琳，p.11-46，2004
5）上野川修一 編『食品とからだ―免疫アレルギーのしくみ―』朝倉書店，p.79-87，2004
6）乳及び乳製品の成分規格等に関する省令（乳等省令）
　　https://elaws.e-gov.go.jp/document?lawid=326M50000100052　（2021.07.28）
7）発酵乳・乳酸菌飲料の知識（一般社団法人全国発酵乳乳酸菌飲料協会　発酵乳乳酸菌飲料公正取引協議会）
　　https://www.nyusankin.or.jp/know/law/　（2021.07.28）

10 卵・卵加工品

　卵には胚の発生からヒナが孵化するまでの間に必要とする栄養素が蓄えられており，外部からの物理的障害や生物的侵入などの防御機能を備えている。ヒトにとって卵は，ほぼすべての栄養素を含む完全栄養食品であるとともに，特別な加工処理をすることなく長期保存が可能であり，食品加工においてもさまざまな優れた機能をもっている。

1　卵の種類

　わが国では生産量，消費量ともに鶏卵が最も多く，その他にウズラ卵，アヒル卵などがある。ウズラ卵は生卵のまま，そばつゆやとろろに落としたり，ゆでて料理の飾りや前菜として用いられる。アヒル卵は，主に台湾や中国南西部で製菓材料やピータンなどに加工して利用されているが，日本では普及していない。また，近年，産卵数が少なく希少価値の高い烏骨鶏卵が好まれているほか，鳥類最大の卵であるダチョウ卵[*1]も食用だけでなく，卵殻を加工した装飾品として利用されている。

[*1] ダチョウの卵
平均卵重 1,400〜1,600g で鶏卵の約 20〜25 個分の重量である。産卵時期は 2〜9 月で年周平均 40 個の卵を産卵する。

2　鶏卵の構造

　鶏卵の構造を図3-26に示す。鶏卵は大別すると卵殻部，卵白部，卵黄部からなっている。

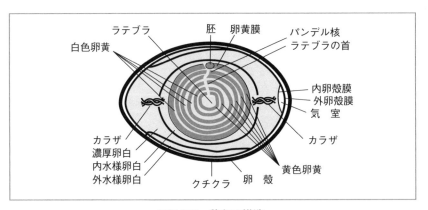

ラテブラ　　胚　卵黄膜　　パンデル核
白色卵黄　　　　　　　　　　　　ラテブラの首
　　　　　　　　　　　　　　　　内卵殻膜
　　　　　　　　　　　　　　　　外卵殻膜
　　　　　　　　　　　　　　　　気　室
カラザ　　　　　　　　　　　　カラザ
濃厚卵白
内水様卵白
外水様卵白　　　　　　黄色卵黄
　　　　クチクラ　卵　殻

図3-26　鶏卵の構造

1）卵殻部

　卵殻[*2]は約94％が炭酸カルシウムであり，厚さは鶏の種類，季節，飼料中のカルシウム含量などにより変化するが0.25〜0.4mm である。卵殻には気孔と呼ばれる多数の細孔が存在し，気孔を通して水分の蒸散やガス交換を行っている。産卵直後の卵は，卵殻表面をクチクラという薄膜が覆っており，細菌やカビなどの侵入を防いでいる。卵殻の内側には外膜と内膜の2層からなる卵殻膜があり，卵の鈍端部で外膜と内膜が分かれて気室をつくる。時間

[*2] 卵殻・卵黄膜の利用
企業では卵加工品の製造に伴い大量に発生する卵殻を資源化することにより，廃棄物の減少に努めている。卵殻の場合，食品のカルシウム強化剤や土壌改良剤など，また卵殻膜は栄養補助食品や化粧品の原料として利用されている。

の経過とともに卵白の水分が蒸発して気室の体積が大きくなるため，気室の大きさは鮮度判定の指標となる。

2）卵白部

卵白は粘度が低く液状の水様卵白と，粘稠な濃厚卵白，卵黄を中心に保つように支持するカラザ[*3]に大別される。さらに水様卵白は，卵殻側の外水様卵白と卵黄を包み込む内水様卵白に分けられる。産卵直後の卵白のpHは7.6付近であるが，二酸化炭素が気孔から放出されることにより，pHは徐々に上昇しpH9.5程度までになる。これに伴い濃厚卵白の粘度は低下し，水様化する。この現象はオボムチンのゲルが壊れるためで，卵白係数やハウユニットは鮮度判定の指標となる。

3）卵黄部

卵黄は濃色卵黄と淡色卵黄が交互に同心円状の層を形成し，中心部のラテブラから胚まで細い柱状部分で連絡している。卵黄膜は，厚さ15μmの三層構造からなる薄膜で，卵黄と卵白との大きな浸透圧差に耐えて両者を分離している。卵黄膜の強度は，日数が経過するとともに低下するため，卵黄係数の判定は鮮度判定の指標となる（表3-57参照）。

> **[*3] カラザ**
> 卵黄の表面から卵の尖端及び鈍端に向かって伸びている白いひも状の部分で，卵黄を卵の中心に固定する役目をしている。カラザにはシアル酸という抗ウイルス作用物質が含まれている。

> 第3章

表3-57 鶏卵の鮮度判定法

判定法	計算式	判定基準
卵白係数	$\dfrac{濃厚卵白の高さ(mm)}{濃厚卵白の平均直径(mm)}$	新鮮卵の卵白係数は0.14〜0.17である。
卵黄係数	$\dfrac{卵黄の高さ(mm)}{卵黄の平均直径(mm)}$	新鮮卵の卵黄係数は0.36〜0.44である。古い卵では卵白水分の移行や卵黄膜の脆弱化のため値は低くなる。
ハウユニット[※] (Haugh unit)	$100 \log(H-1.7W^{0.37}+7.6)$ H：濃厚卵白の高さ(mm) W：殻付卵の重量(g)	アメリカでは72以上をAA，60以上72未満をA，31以上60未満をB，31以下をCと格付けしている。

※アメリカのRaymond Haughが提唱した方法

3 鶏卵の成分

鶏卵の一般成分，ミネラル，ビタミンの値を表3-58に示す。鶏卵は食物繊維とビタミンC以外の主要な成分を含んでいるため，栄養価の高い食品といえる。また，必須アミノ酸もバランスよく含むため，アミノ酸スコアは

表3-58 鶏卵（生）の一般成分 (可食部100gあたり)

種類	エネルギー (kcal)	水分 (g)	タンパク質 (g)	脂質 (g)	炭水化物 (g)	灰分 (g)	無機質（ミネラル） Na (mg)	K (mg)	Ca (mg)	P (mg)	Fe (mg)	Zn (mg)	Mn (mg)	ビタミン A[*1] (μg)	D (μg)	E[*2] (mg)	K (μg)	B₁ (mg)	B₂ (mg)	コレステロール (mg)
全卵	142	75.0	12.2	10.2	0.4	1.0	140	130	46	170	1.5	1.1	0.02	210	3.8	1.3	12	0.06	0.37	370
卵黄	336	49.6	16.5	34.3	0.2	1.7	53	100	140	540	4.8	3.6	0.08	690	12.0	4.5	39	0.21	0.45	1,200
卵白	44	88.3	10.1	Tr[*3]	0.5	0.7	180	140	5	11	Tr	0	0	0	0	0	1	0	0.35	1

[*1] A：レチノール活性当量　[*2] E：α-トコフェロール　[*3] Tr：微量
出典）文部科学省「日本食品標準成分表2020年版（八訂）」より抜粋

100となっている。

1) タンパク質

卵白及び卵黄に含まれる主要タンパク質[*4]の組成とその性質を表3-59に示す。卵白タンパク質の約54％はリンタンパク質であるオボアルブミンで，卵白の凝固性や起泡性に深く関係している。この他に，オボトランスフェリン（コンアルブミン），オボムコイド，オボグロブリン，オボムチン，微量ではあるが，トリプシンとキモトリプシンを阻害するオボインヒビターやビオチンと結合するアビジンなど，それぞれ特異的な生理活性をもつタンパク質が数多く存在する。

卵黄タンパク質のほとんどはリポタンパク質（約80％）であり，低密度リポタンパク質（LDL：Low Density Lipoprotein）と高密度リポタンパク質（HDL：High Density Lipoprotein）として存在している。LDLは卵黄の乳化性や凍結による卵黄のゲル化現象との関わりが深い。この他にリベチンやホスビチンなどが存在する。

[*4] タンパク質
タンパク質を漢字で書くと「蛋白質」であり，「蛋」という字は中国語で「たまご」を意味する。

表3-59　鶏卵の主要タンパク質組成と性質

	成　分	卵白及び卵黄タンパク質中の組成（％）	性　質
卵白	オボアルブミン	54	凝固性・泡立ち性に作用
	オボトランスフェリン	12～13	細菌成長阻害作用
	オボムコイド	11	トリプシンインヒビター作用
	リゾチーム（オボグロブリン G₁）	3.4～3.5	細菌細胞壁の溶菌作用
	オボグロブリン G₂	4.0	卵白の泡立ち性に作用
	オボグロブリン G₃	4.0	卵白の泡立ち性に作用
	オボムチン	1.5～3.5	濃厚卵白の粘稠性に作用
卵黄	低密度リポタンパク質（LDL）	65	乳化性・凍結変性に作用
	高密度リポタンパク質（HDL）	16	約20％脂質を含む
	リベチン	10	卵黄中のほとんどの酵素を含む
	ホスビチン	4	種々の金属と結合する

2) 脂　質

脂質の約65％が中性脂肪で占められ，約30％がリン脂質からなり，また，約5％はコレステロールで存在する。脂質の構成脂肪酸はオレイン酸（$C_{18:1}$）が最も多く，パルミチン酸（$C_{16:0}$），リノール酸（$C_{18:2}$），ステアリン酸（$C_{18:0}$）を合わせると約90％を占める。ただし，各脂肪酸の含有比は配合飼料の影響を受けて変化することが確認されている。卵黄のリン脂質の主要成分は乳化作用のあるレシチン（ホスファチジルコリン）であり，食品としてだけでなく化粧品や医薬品分野でも使用されている。

鶏卵のコレステロール含有量は多く，卵黄に約1,200mg/100g 含まれている（表3-58参照）。しかし，鶏卵には不飽和脂肪酸やレシチン[*5]など人体からのコレステロール排泄を促す成分も多く含んでいるため，通常の鶏卵摂取量ではほとんど問題ないとされている。

[*5] レシチンの語源
レシチン（Lecithin）という名前は，ギリシャ語の「卵黄」を意味するレシトース（Lekithos）からできた言葉である。

3）その他の成分

鶏卵に含まれる炭水化物は比較的少なく，遊離型または結合型（タンパク質や脂質と結合）として存在する。遊離型の場合，ほとんどがグルコースであり，結合型はマンノースやガラクトースが主となる。

鶏卵にはビタミンCを除くほとんどのビタミン類が含まれている[6]。特に卵黄[7]には水溶性及び脂溶性ビタミンが多く含まれ，なかでもビタミンAは含量が高く優れた供給源となっている（表3-58参照）。

また，ミネラルの大部分は有機物と結合して存在し，一部のものは無機塩またはイオンの形で存在する。ナトリウム及びカリウムは卵白に多く，カルシウム，リン，鉄などほとんどのミネラルは卵黄に存在する。リンはタンパク質や脂質と結合し，鉄はFe^{3+}としてリポタンパク質と結合して存在する（表3-58参照）。

4 卵の特性

卵の特性は調理・加工する場合の重要な性質であり，その大部分は卵に含まれるタンパク質がさまざまな手段により変性を起こすことから生じる。

1）凝固性

凝固性はゆで卵や目玉焼き，茶碗蒸しなど，さまざまな調理に利用されている性質であり，タンパク質の一次構造（ペプチド鎖を構成するアミノ酸残基の配列）と立体構造及びその変性が関与している。

卵を加熱した場合，卵白は60℃前後，卵黄は65℃前後で凝固が始まる。凝固の状態は卵白と卵黄で異なり，卵黄は速やかに凝固するのに対し，卵白は最初ゲル状を呈し，流動性を失うには80℃以上の温度を必要とする。

また，卵は酸やアルカリでも凝固し，ピータンはアルカリによる凝固性を利用してつくられている。

2）泡立ち性

泡立ち性は泡の立ちやすさ（起泡性）と泡の消えにくさ（安定性）に分けて考えられる。起泡性は主として卵白のオボアルブミン，オボトランスフェリン，オボグロブリンによるもので，pHの影響が大きく，pH4.6〜4.9で最大となる。泡の安定性には粘稠性の強いオボムチンの影響が大きく，メレンゲ，スポンジケーキなどに応用される。

3）乳化性

乳化性は卵黄と卵白の両方に認められるが，卵黄の乳化性は卵白に比べて約4倍も大きい。卵黄の乳化性は，主としてリポタンパク質によるもので，卵黄自体がO/W（水中油滴）型のエマルション[8]となっている。マヨネーズやアイスクリームの製造における重要な性質である。

5 鶏卵の利用

現在，わが国では年間250〜260万トンの鶏卵が消費されている。そのうちの約6割は殻付卵のまま，テーブルエッグとして食卓にのぼる[9]。養鶏場で生産された鶏卵は鶏卵選別包装施設（Grading and Packaging Center：GP

---

*6 ビタミンCが含まれない理由
ビタミンC（アスコルビン酸）は，孵化途中のヒナが体内で合成することができるため，卵には含まれていない。

*7 卵黄の色
卵黄の色は，飼料中のカロテノイド色素（ルテインやゼアキサンチンが主）が移行するためで，卵黄色の濃淡は品質や栄養価に直接関係はない。

*8 エマルション
お互いに混ざり合わない2つの液体の一方を，乳化剤の作用で安定的に分散させることを乳化といい，できたものをエマルション（乳濁液）という。

*9 卵の賞味期限
賞味期限とは鶏卵を安心して生で食べられる期限を表示したもので，賞味期限を過ぎたものでも腐敗していなければ，加熱調理して食べることができる。

第3章

183

センター）で選別され，表3-60に示す農林水産省が制定した鶏卵取引規格にしたがい原則10個入りパック（近年，4個，6個入りパックも普及）に入れられて出荷されている。社団法人日本養鶏協会は2009（平成21）年より「鶏卵の表示に関する公正競争規約」を公正取引委員会と消費者庁とで協議し，食品表示制度に基づいて原産地，卵重量（LL～SS規格），賞味期限，保存方法，採卵者（養鶏場）などを表示した鶏卵の販売を行っている[*10]。

表3-60　パック詰鶏卵取引規格

種　類	基準〔1個の重量〕	色分け
LL	70g以上76g未満	赤
L	64g以上70g未満	橙
M	58g以上64g未満	緑
MS	52g以上58g未満	青
S	46g以上52g未満	紫
SS	40g以上46g未満	茶

残りの4割は外食業務用あるいは加工用として多方面で利用されている。特に，液卵，凍結卵，乾燥卵などの一次加工品の生産量は増加傾向にあり，鶏卵の利用における役割は大きい。これら一次加工品は，鶏卵のもっている特性を生かし，付加価値をもたせた製品（二次加工品）の原料として広く用いられているばかりでなく，特定の卵成分が分離・精製され，医薬品や化粧品などの原料としても利用されている。

[*10] **たまごの公正マーク**
消費者庁，公正取引委員会より認定され，公正競争規約の運用を行う鶏卵公正取引協議会の認可マーク。

1）一次加工品

（1）液　卵

割卵工場に搬入された殻付卵は，まず洗浄し，次亜塩素酸ナトリウムにより卵殻表面の殺菌を行い，再度洗浄して殺菌剤を十分に除去したあと，割卵が行われる。割卵された卵は，卵黄と卵白に自動的に分けることも可能であり，目的に応じて液状全卵，液状卵白，液状卵黄として処理される。ホール全卵（黄身がそのままのもの）以外の液卵は冷却タンク内で混合均一化され，卵殻小片やカラザ，卵黄膜などを取り除くために濾過される。この工程で必要に応じて，砂糖や塩を加えた加糖液卵（カステラやケーキで利用）や加塩液卵（マヨネーズや卵焼きで利用）を製造することもある。濾過後，液卵は殺菌工程に入る。卵は加熱により凝固するタンパク質を有するため，殺菌はサルモネラ菌や大腸菌を対象に低温保持の状態で行われる。全卵と卵黄の場合，61℃，3.5分間，卵白は55.5℃，3.5分間で行われる。殺菌後，直ちに0～10℃に冷却し，缶やプラスチック容器，紙カートン容器などに入れられ配送される。

（2）凍結卵

液卵を－30～－35℃で急速冷凍処理したもので，凍結後は－15℃前後で貯蔵する。冷凍卵黄の場合，－6℃以下で凍結するとゲル状となり，解凍しても流動性を失った状態になるため使用できなくなる。そのため，変性抑制の目的で10～20％の加糖あるいは5～10％の加塩をすることにより，解凍後のゲル化を防止している。凍結卵のメリットとして，生の液卵に比べて長期保存ができるため，遠方への流通，需給の調整などが可能となる。

（3）乾燥卵

卵に含まれている水分を取り除き，保存性や運搬，利用に便利なように加工したもので乾燥法には噴霧乾燥法，凍結乾燥法，平皿乾燥法などがあり，現在，工業的には噴霧乾燥法が最も広く用いられている。噴霧乾

燥法は，130〜150℃の熱風中に液卵を微粒子の状態で噴霧し，瞬間的に水分を蒸発させて乾燥させる方法である。乾燥全卵は主に製菓用，乾燥卵白はハム，ソーセージ，かまぼこなどのつなぎ，乾燥卵黄は製菓用のほか，即席麺用の具材，ふりかけ顆粒として利用されている。

(4) 濃縮卵

卵に含まれている水分の一部を取り除き，濃縮したものをいう。卵白を濃縮する場合，逆浸透膜や限外濾過膜を利用し，水や無機イオンを除去する方法が用いられる。全卵の場合は脂質が含まれるため，膜濃縮は困難となり，加温減圧濃縮法が利用される。この方法では，予備加熱及び殺菌のため約60℃にまで加温する。このとき，加熱によるタンパク質の変性を防止するため，糖が添加される。糖の添加及び濃縮により水分活性が低くなり，微生物の増殖を抑えることができる。

2) 二次加工品

(1) マヨネーズ

JAS規格では「半固形状ドレッシングのうち，卵黄又は全卵を使用し，かつ，必須原材料，卵黄，卵白，たん白加水分解物，食塩，砂糖類，蜂蜜，香辛料，調味料（アミノ酸等）及び香辛料抽出物以外の原材料及び添加物を使用していないものであって，原材料及び添加物に占める食用植物油脂の重量の割合が65％以上のものをいう」と定義されている。マヨネーズの製造工程を図3-27に示す。マヨネーズ[11]は，卵黄の乳化性を利用した調味料で，食用油と食酢が卵黄に含まれるレシチンの乳化作用によりO/W型エマルションになっている。乳化剤として卵黄のみを使用する「フレンチ型」と，全卵を用い，これに食品添加物として認められている乳化剤を加える「アメリカ型」に分類される。

[11] **マヨネーズが腐らない理由**
マヨネーズには細菌の栄養源となる成分が豊富に含まれているが，殺菌力のある食酢や細菌の繁殖を抑制する食塩などに強い防腐力があるために腐りにくい。

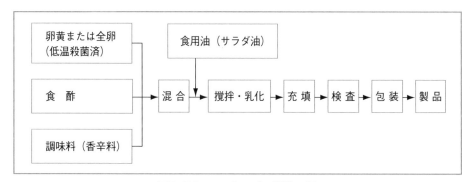

図3-27 マヨネーズの製造工程

(2) ピータン

ピータンは，アヒル卵を加工したもので，中国古来の伝統食品である。しかし，鶏卵やウズラ卵を使用した製品もある。ピータンは紅茶の葉またはその抽出液，草木灰，生石灰，食塩，炭酸ナトリウムを混ぜてペースト状にしたものを殻付卵に塗りつけ，籾殻をまぶして25〜35℃で50

～60日間密封して製造する。密封中にアルカリ物質が徐々に浸透して卵のタンパク質が変性し凝固する。この時,卵白は茶褐色のゼリー状に,卵黄は暗緑色に変化する。また,タンパク質の分解により発生したアンモニアや硫化水素の作用により,独特の風味を生じる。

3) 栄養強化卵

鶏卵の栄養成分のうち,脂肪酸や脂溶性ビタミン,ミネラルなどは鶏の配合飼料から鶏体を経て卵へ移行することが知られており,これらの成分を強化した栄養強化卵の開発が注目されている。

(1) 鉄強化卵

鉄欠乏性貧血の予防を目的に調製された卵である。産卵鶏は鉄の消費が少なく,一定量の鉄を取り込むと過剰な鉄吸収が抑制されるため,通常,鉄強化卵の調製には有機鉄とその吸収を高める効果のあるアスコルビン酸を配合した飼料を用いる。

(2) ビタミンD強化卵

ビタミンDは体内におけるカルシウムとリンの恒常性を維持する働きをもつ脂溶性ビタミンである。ビタミンD強化卵は配合飼料にシイタケ粉末を添加することにより調製される。

(3) IPA・DHA強化卵

IPA(イコサペンタエン酸,$C_{20:5}$),DHA(ドコサヘキサエン酸,$C_{22:6}$)は,魚油に含まれる多価不飽和脂肪酸で,動脈硬化や血栓症の予防,乳幼児の脳の発達や認知症状の軽減などに効果があると報告されている。配合飼料にIPA,DHAを多く含む魚油あるいは魚粉を添加することで調製される。

4) 医薬品及び化粧品への利用

卵白タンパク質であるリゾチームは溶菌酵素として知られ,卵白から抽出・精製されたリゾチームは抗炎症作用や出血抑制作用があり,医薬品として利用されている。また,卵黄リン脂質のレシチンは,乳化剤として化粧品に利用されているほか,血中コレステロール抑制作用が知られており,健康食品や医薬品としても利用されている。

参考・引用文献

1) R. R. Haugh : The haugh unit for measuring egg quality., *U.S. Egg Poultry Magazine,* 43, p.552-555, 1937

2) ドレッシングの日本農林規格(農林水産省)
https://www.maff.go.jp/j/jas/jas_kikaku/pdf/kikaku_doressi_140212_2.pdf
(2021.07.28)

3) W. S. Harris : Fish oils and plasma lipid and lipoprotein metabolism in human : a critical review., *Journal of Lipid Research,* 30, p.785-807, 1989

4) A. Lucas et al. : Breast milk and subsequent intelligence quotient in children born preterm., *Lancet.* 339, p.261-264, 1992

5) M. Soderberg, et al. : Fatty acid composition of brain phospholipids in aging and in Alzheimer's disease., *Lipids.* 26 (6), p.421-425, 1991

11 魚介類・魚介類加工品

　わが国において，魚介類は重要なタンパク質摂取源であり，和食を特徴づける重要な食材でもある。近年，魚介類の摂取量は肉類よりも少なくなり，魚離れが進んでいる。一方で，魚介類の脂質を構成している脂肪酸組成が肉類とは異なり，畜肉よりも生活習慣病予防に効果があるなどの優れた点もある。日本では，新鮮な魚介類を生で食べる習慣があり，鮮度への関心が高い。また，鮮度低下を防ぐことや長期間保存することなどを目的として冷凍保存や加工品とすることもあり，さらに古くから食べられている伝統的な加工品もある。

1　魚介類の種類と構造

　食用とされる魚介類はきわめて種類が多く，脊椎動物である魚類と無脊椎動物の原索動物，棘皮動物，節足動物，軟体動物，腔腸動物など図3-28に示すように広範な動物群に属している点で食用の陸上動物とは異なっている。魚介類は生息水域により海水産，淡水産，汽水産*¹に分類される。また，魚類は肉の色によって赤身魚と白身魚に分類される。サバ，アジ，マグロなどの回遊性のある魚は赤身魚に属するが，タイ，ヒラメ，フグなどは白身魚である。

*¹ **汽　水**
河口や海に近い湖など海水と淡水の中間の塩濃度の水域の水を指す。

脊椎動物 ── 魚　類 ──	マグロ類，サバ類，イワシ類，マダイ，マフグ，ウナギ，ドジョウ，サメ，エイなど	
原索動物 ── ホヤ類 ──	マボヤ，アカボヤなど	
棘皮動物 ──	バフンウニ，ムラサキウニ，マナマコ，キンコ，クロナマコなど	
節足動物 ── 甲殻類 ──	エビ類，カニ類など	
軟体動物 ┌腹足類（巻貝）── ├頭足類（イカ,タコ類）── └斧足類（二枚貝）──	クロアワビ，トコブシ，サザエ，バイなど スルメイカ，ヤリイカ，コウイカ，マダコなど マガキ，ホタテガイ，アサリ，アカガイ，シジミなど	
腔腸動物 ── クラゲ類 ──	エチゼンクラゲ，ビゼンクラゲなど	

図3-28　魚介類の動物系統分類

　魚体の皮下には可食部となる体側筋がある。体側筋は骨格筋であり，畜肉と同様に筋線維が集合したものである。魚肉が畜肉と異なるところは筋節の構造と血合肉の存在である。図3-29-A に示すように1個の筋節は W 字状になっており，頭部から尾部に並んで存在し，筋節同士は薄い結合組織の筋隔膜で仕切られている。このような構造になっているので，横断面は同心円状の構造がみられる（図3-29-B 参照）。また，魚肉の可食部は，普通肉と血合肉に大別され，前者は，可食部の大部分を占めており，後者は毛細血管が

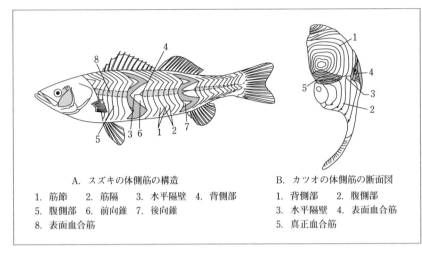

A. スズキの体側筋の構造
1. 筋節　　2. 筋隔　　3. 水平隔壁　4. 背側部
5. 腹側部　6. 前向錐　7. 後向錐
8. 表面血合筋

B. カツオの体側筋の断面図
1. 背側部　　2. 腹側部
3. 水平隔壁　4. 表面血合筋
5. 真正血合筋

図3-29　魚類筋肉の構造

出典）松原喜代松・落合　明・岩井　保『魚類学』恒星社厚生閣，p.32−33, 1979

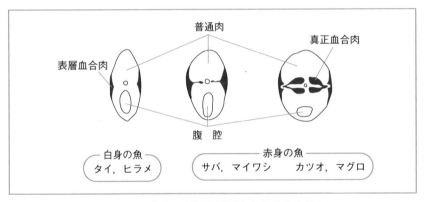

図3-30　魚肉における普通肉と血合肉の分布

発達して赤色が濃い肉である。

　血合肉は水平隔膜を境にした背部と腹部の接合部に存在している（図3-30参照）。赤身の魚では血合肉が発達していて多く，マグロ，カツオなどの赤身の魚では，深層にまで入り込んでいる（真正血合肉）。白身の魚では表層血合肉はほとんど発達していないため，少なく，色調も淡い赤色である。

2　魚介類の成分

1）タンパク質

　魚介類可食部の一般成分を表3-61に示す。水分が最も多い成分であり，次にタンパク質が多く含まれている。大部分の魚類ではタンパク質は20％前後である。魚類以外の食用水産動物のタンパク質含量は，魚類よりやや少なく15％前後のものが多いが，クルマエビ，サザエのように20％前後と高含量を示すものもあり，アサリ，ハマグリ，カキ，シジミのように6〜7％と低含量のものもある。

表3-61　魚介類可食部（生）の一般成分（g/100g）

	水分	タンパク質	脂質	炭水化物	灰分
まがれい	77.8	19.6	1.3	0.1	1.2
ひらめ（天然）	76.8	20.0	2.0	Tr.*	1.2
まだい（天然）	72.2	20.6	5.8	0.1	1.3
かつお（春獲り）	72.2	25.8	0.5	0.1	1.4
かつお（秋獲り）	67.3	25.0	6.2	0.2	1.3
まあじ（皮つき）	75.1	19.7	4.5	0.1	1.3
しろさけ	72.3	22.3	4.1	0.1	1.2
まいわし	68.9	19.2	9.2	0.2	1.2
まさば	62.1	20.6	16.8	0.3	1.1
うなぎ（養殖）	62.1	17.1	19.3	0.3	1.2
さんま（皮つき）	55.6	18.1	25.6	0.1	1.0
あさり	90.3	6.0	0.3	0.4	3.0
はまぐり	88.8	6.1	0.6	1.8	2.8
しじみ	86.0	7.5	1.4	4.5	1.2
かき（養殖）	85.0	6.9	2.2	4.9	2.1
さざえ	78.0	19.4	0.4	0.8	1.4
するめいか	80.2	17.9	0.8	0.1	1.3
まだこ	81.1	16.4	0.7	0.1	1.7
くるまえび（養殖）	76.1	21.6	0.6	Tr.	1.7
ずわいがに	84.0	13.9	0.4	0.1	1.6

* Tr.：微量
出典）文部科学省「日本食品標準成分表 2020 年版（八訂）」より抜粋

　魚介類のタンパク質は必須アミノ酸のすべてを含み，アミノ酸価が100のものが多く，良質のタンパク質給源といえる。とくに，魚類タンパク質の構成アミノ酸はリシンが多く，白米や小麦など穀類の第一制限アミノ酸であるリシンを補うためには適した食品である。和食の基本となる米と魚の組み合わせは互いのタンパク質の栄養価を補足する効果がある。

　また，魚介類筋肉のタンパク質を性状により筋原線維タンパク質，筋形質タンパク質，筋基質タンパク質に分類すると，それぞれのタンパク質全体に占める割合は60〜70%，20〜40%，1〜4%である。筋原線維タンパク質は筋線維を構成するミオシンやアクチンなどのタンパク質からなり，塩溶液に溶解する性質がある。筋形質タンパク質は多くの酵素類やミオグロビンなどの色素タンパク質を含み，水溶性である。筋基質タンパク質は結合組織であり，コラーゲンやエラスチンが主成分で筋隔膜や細胞の膜を構成している。魚肉の筋基質タンパク質は畜肉よりも少ないことが特徴である。魚肉を加熱すると筋節は硬く凝固するのに対して，筋隔膜はゼラチン質に変化するため，筋節ではがれやすくなる。

2）脂　質

　魚介類の種類によって脂質含量は異なり（表3-61参
照），白身魚のマガレイやヒラメは2%以下であるが，
マサバ，サンマ，ウナギは15%を超える。一方で，魚
類以外の水産食品の脂質含量は低い（0.3 ～ 2.2%）。魚
類の脂質は栄養状態，雌雄，年齢，季節などによって著
しく変動する。また部位によっても脂質含量は相違し，
血合肉は普通肉より，腹肉は背肉より脂質含量は多い。
背肉の脂質含量の変動はそれほど大きくはなく，腹肉の
脂質含量の変化は激しい。

　マグロ，サバ，イワシなどの赤身魚は季節による変動
が著しい。一般に脂質が増加すると水分が減少し，両者
は互いに負の相関関係にある。クロマグロを例に脂質と
水分含量の周年変動を図3-31に示す。クロマグロでは腹肉の脂質と水分含
量は季節により激しく変動し，脂質と水分含量の合計はほぼ80%と一定で
ある。魚は産卵のためのエネルギーとして脂肪を蓄積する。産卵前の脂肪量
の多い時期がおいしいので，その時期を「しゅん（旬）」という。魚が近海
によってきて，多く漁獲できる時期を旬ということもある。

　魚介類の脂質は蓄積脂質と組織脂質に大別することができ，蓄積脂質は総
脂質の80 ～ 90%を占めており，主として中性脂肪（トリアシルグリセロー
ル）である。組織脂質にはリン脂質，コレステロールがある。コレステロー
ル含量は魚介類のなかでは，魚卵に最も多く，イカ・タコ類，エビ類，シジ
ミなどにも多いがいずれもニワトリ卵黄より少ない。

　魚類の脂肪酸組成を表3-62に示す。魚類の脂肪酸には炭素数14から24ま
で多種類の脂肪酸が含まれており，不飽和脂肪酸が60 ～ 80%を占める。畜
肉の脂肪酸組成と比べてイコサペンタエン酸（IPA）やドコサヘキサエン酸
（DHA）のようなn-3系多価不飽和脂肪酸が多いことが特徴である。二重結
合の数が増えるほど，脂肪酸の融点は下がるため，魚介類の脂質は常温で液
状であり，飽和脂肪酸の多い畜肉の脂質と異なる。

　脂質の栄養面での主要な役割はエネルギー源であるが，構成脂肪酸の中に
は健康機能に関連するものもある。とくにn-3系脂肪酸のIPAやDHAは血
管系の疾患である脳梗塞，心筋梗塞などの予防，脂質代謝改善，血中の中性
脂肪やコレステロールの上昇抑制，アレルギー改善などの生理作用があるた
め注目されている。一方で，多価不飽和脂肪酸は酸化しやすいため，このよ
うな脂質を多く含む魚の干物などは劣化しやすく風味が損なわれやすい。

3）炭水化物

　魚介類の炭水化物[*2]（表3-61参照）は陸上動物と同様にグリコーゲンとし
て筋肉や肝臓に蓄えられ，魚介類のエネルギー源となっている。魚肉のグリ
コーゲン含量は0.3 ～ 1%程度である。貝類，とくに二枚貝はグリコーゲン
を主なエネルギー貯蔵物質としているので，魚肉よりもグリコーゲン量が多

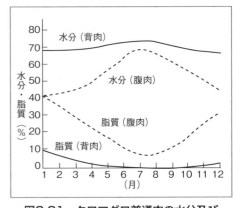

**図3-31　クロマグロ普通肉の水分及び
　　　　　脂質含量の周年変動**
出典）吉田　勉 編『食品学各論』学文社, p.163, 1987

[*2] 炭水化物
サメの皮にヒアルロン
酸，スルメイカやタコな
どの皮にコンドロイチ
ン，イカの皮や軟骨にコ
ンドロイチン硫酸が含ま
れる。

表3-62　魚類可食部（生）の脂肪酸組成（%）と脂質含量（g/ 可食部 100g）

脂肪酸	二重結合炭素数	まがれい	しろさけ	うなぎ（養殖）	まだい（天然）	まあじ（皮つき）	まいわし	まさば	さんま（皮つき）	かつお（秋獲り）	くろまぐろ（天然・脂身）（赤肉）	うし和牛肉かたロース（赤肉）
ミリスチン酸	14：0	4.6	5.6	3.6	4.1	3.5	6.7	4.0	7.7	4.9	4.0	2.3
パルミチン酸	16：0	14.6	12.9	18.0	20.7	19.9	22.4	24.0	11.6	19.8	15.5	22.8
ステアリン酸	18：0	2.6	3.1	4.6	6.4	7.3	5.0	6.7	1.8	4.8	4.9	9.1
パルミトレイン酸	16：1	8.2	5.5	6.3	7.7	6.1	5.9	5.3	3.5	5.2	4.4	4.7
オレイン酸（n-9系）*	18：1	15.0	21.0	38.1	21.5	18.8	15.1	27.0	4.6	16.5	20.7	53.5
イコセン酸	20：1	4.1	11.0	6.9	3.1	2.2	3.1	4.0	17.8	2.9	7.9	0.5
ドコセン酸	22：1	2.2	9.7	2.8	2.1	2.5	1.8	3.5	21.6	2.6	9.8	0.0
リノール酸（n-6系）*	18：2	0.8	1.1	1.4	1.1	0.9	1.3	1.1	1.4	1.8	1.5	3.0
α-リノレン酸（n-3系）*	18：3	0.4	0.8	0.4	0.5	0.5	0.9	0.6	1.3	0.9	0.4	0.1
アラキドン酸（n-6系）	20：4	2.9	0.3	0.5	1.9	1.8	1.5	1.5	0.5	1.8	0.8	0.1
イコサペンタエン酸（n-3系）**	20：5	18.9	6.8	3.8	6.7	8.8	11.2	5.7	6.7	8.5	6.4	0.0
ドコサペンタエン酸（n-3系）	22：5	4.7	2.4	2.9	3.4	3.1	2.5	1.3	1.4	1.2	1.4	0.0
ドコサペンタエン酸（n-6系）	22：5	0.4	0.2	0.1	0.5	0.6	0.4	0.4	0.2	0.9	0.0	0.0
ドコサヘキサエン酸（n-3系）	22：6	10.1	13.1	6.9	13.8	17.0	12.6	7.9	10.2	20.7	14.2	0.0
その他の脂肪酸		10.5	6.5	3.7	6.5	7.0	9.6	7.0	9.7	7.5	7.5	3.9
脂 質 量（g/ 可食部 100g）		1.3	4.1	19.3	5.8	4.5	9.2	16.8	25.6	6.2	27.5	26.1

* 不飽和脂肪酸はメチル基末端から数えた最初の二重結合の位置により，n-3系（オメガ3系）脂肪酸，n-6系（オメガ6系）脂肪酸，n-9系（オメガ9系）に区別される。

** イコサペンタエン酸（IPA）は，エイコサペンタエン酸（EPA）ともいう。

出典）文部科学省「日本食品標準成分表 2020 年版（八訂）脂肪酸成分表編」より抜粋

い。また，貝類のグリコーゲンは大きな季節変動を示し，アサリ，カキ，ホタテガイでは多い時期には 5 ％以上含まれ，美味になる時期と一致している。

4）ビタミン

ビタミンの種類によっては，魚介類はよい給源となる。表3-63に魚介類に含まれる主なビタミンの種類と含量を示す。ビタミン A はウナギ，ギンダラ，アナゴ，ホタルイカなどに多い。ビタミン D はカワハギ，マイワシ，サンマなどに多く含まれ，イカ・タコ類，貝類，エビ・カニ類などの筋肉にはほどんど含まれない。ビタミン E はウナギ，ニジマス，アマエビなどに多量に含まれる。ビタミン B_1 はコイ，ウナギ，アカガイなどに，ビタミン B_2 はドジョウ，マイワシ，マガレイなどに，ナイアシンはカツオ，クロマグロ，マサバ，ブリなどに多く含まれている。

5）ミネラル

魚介類に含まれるナトリウム（Na），カリウム（K），カルシウム（Ca），リン（P），鉄（Fe）の含量を表3-64に示す。赤身魚に Fe が多いのは分子内に Fe を含むヘムタンパク質（ミオグロビン，ヘモグロビン）が多いためであり，血合肉が普通肉より Fe が多いのもヘムタンパク質の含量が高いこ

表 3-63　魚介類可食部（生）のビタミン含量（100g あたり）

ビタミンA (レチノール活性当量μg)		ビタミンD (μg)		ビタミンE (α-トコフェロールmg)		ビタミンB₁ (mg)		ビタミンB₂ (mg)		ナイアシン (mg)	
うなぎ（養殖）	2,400	かわはぎ	43.0	うなぎ（養殖）	7.4	こい（養殖）	0.46	どじょう	1.09	かつお（春獲り）	19.0
ぎんだら	1,500	まいわし	32.0	にじます（海面養殖, 皮つき）	5.5	うなぎ（養殖）	0.37	まいわし	0.39	くろまぐろ（赤身）	14.0
あなご	500	さんま（皮つき）	16.0	ぎんだら	4.6	ぶり（成魚）	0.23	ぶり（成魚）	0.36	まさば	12.0
うるめいわし	130	すずき	10.0	めばる	1.5	まさば	0.21	まがれい	0.35	さわら	9.5
はも	59	ぶり（成魚）	8.0	どじょう	0.6	にじます（海面養殖, 皮つき）	0.17	まさば	0.31	ぶり（成魚）	9.5
まいわし	8	まさば	5.1	さわら	0.3	しろさけ	0.15	さんま（皮つき）	0.28	まいわし	7.2
ほたるいか	1,500	するめいか	0.3	あまえび	3.4	あかがい	0.20	はまぐり	0.16	するめいか	4.0
おきあみ	180	かき（養殖）	0.1	するめいか	2.1	はまぐり	0.08	かき（養殖）	0.14	くるまえび（養殖）	3.8
うに	58	あさり	0.0	しじみ	1.7	するめいか	0.07	まだこ	0.09	かき（養殖）	1.5
しじみ	33	いせえび	(0)	くるまえび（養殖）	1.6	まだこ	0.03	くるまえび（養殖）	0.06	はまぐり	1.1

出典）文部科学省「日本食品標準成分表 2020 年版（八訂）」より抜粋

表 3-64　魚介類可食部（生）のミネラル含量（mg/100g）

	Na	K	Ca	P	Fe
あゆ（天然）	70	370	270	310	0.9
まいわし	81	270	74	230	2.1
うなぎ（養殖）	74	230	130	260	0.5
かつお（秋獲り）	38	380	8	260	1.9
しろさけ	66	350	14	240	0.5
まだい（天然）	55	440	11	220	0.2
どじょう	96	290	1,100	690	5.6
くろまぐろ（天然, 赤身）	49	380	5	270	1.1
わかさぎ	200	120	450	350	0.9
あさり	870	140	66	85	3.8
かき（養殖）	460	190	84	100	2.1
しじみ	180	83	240	120	8.3
するめいか	210	300	11	250	0.1
まだこ	280	290	16	160	0.6
くるまえび（養殖）	170	430	41	310	0.7

出典）文部科学省「日本食品標準成分表 2020 年版（八訂）」より抜粋

とによる。ヘム鉄は非ヘム鉄より吸収されやすく，魚肉の Fe は植物性の Fe より吸収されやすい。Ca は陸上動物では筋肉100g 中，数 mg 程度しか含まれないのに対し，魚肉では数 mg から 100mg 以上含まれるものもある。とくに，丸ごと食する魚介類は Ca のよい給源といえる。

3 魚介類の味, 色, におい

1) エキス成分と味

魚介類の味は多様であるが, エキス成分と呼ばれる水溶性の低分子有機化合物を複雑に含有することによって味がきまってくる。魚介類のエキス成分は窒素を含む含窒素成分と窒素を含まない無窒素成分に大別される。含窒素成分には, 遊離アミノ酸, オリゴペプチド, 核酸関連化合物, 有機塩基などがあり, 無窒素成分には糖類や有機酸などがある。

(1) 遊離アミノ酸

遊離アミノ酸はエキス成分の中で味に関与の大きい成分であり, タンパク質構成アミノ酸のほとんどすべてのものと非タンパク質構成アミノ酸であるタウリンが含まれている。魚介類の遊離アミノ酸含量を表3-65に示す。魚類の遊離アミノ酸は無脊椎動物と比較すると概して少なく, 白身の魚にはタウリンが, 赤身の魚にはヒスチジンが顕著に多い。無脊椎動物ではタウリン, グリシン, アラニン, グルタミン酸, プロリン, アルギニンが多いのが特徴である。これらのアミノ酸含量の違いが魚介類の独特の呈味に関与しており, グルタミン酸はうま味を, グリシン, アラニン, プロリンは甘味を, アルギニンは苦味をもつ。タウリンは血圧の正常化, 糖尿病の予防に効果があるほか, 心臓疾患, 胆汁酸抱合による解毒にも有効であるといわれている。赤身魚に多いヒスチジンは微生物の酵素によってヒスタミンに変化し, 蕁麻疹（じんましん）などのアレルギー様の食中毒を引き起こす。ヒスタミンは比較的安定な化合物のため調理時の加熱程度では分解されないので, 注意が必要である。

表3-65 魚介類の遊離アミノ酸含量 (mg/100g)

	マダイ	ヒラメ	マフグ	マサバ	キハダ	カツオ	クロアワビ	ホタテガイ	クルマエビ	ズワイガニ
タウリン	138	171	121	84	26	16	946	784	150	243
アスパラギン酸	+*	+	1	−	1	3	9	4	+	10
トレオニン	3	4	10	11	3	4	82	16	13	14
セリン	3	3	4	6	2	3	95	8	133	17
グルタミン酸	5	6	4	18	3	7	109	140	34	19
プロリン	2	1	13	26	2	+	83	51	203	327
グリシン	12	5	20	7	3	9	174	1,925	1,222	623
アラニン	13	13	22	26	7	23	98	256	43	187
システイン	−*	−	−	−	−	−	−	8	+*	−
バリン	3	1	2	16	2	4	37	8	17	30
メチオニン	+	1	+	2	3	1	13	3	12	19
イソロイシン	3	1	2	5	2	2	18	2	9	29
ロイシン	4	1	3	14	7	3	24	3	13	30
チロシン	2	1	2	7	2	3	57	−	20	19
フェニルアラニン	2	1	1	4	2	3	26	2	7	17
トリプトファン	−	−	−	−	−	+	20	−	+	10
ヒスチジン	4	1	1	676	1,220	1,110	23	2	16	8
リシン	11	17	128	93	35	11	76	5	52	25
アルギニン	2	3	20	11	0.6	−	299	323	902	579

* ＋：痕跡 −：検出されず

出典) 須山三千三・鴻巣章二 編『水産食品学』恒星社厚生閣, p.50, 1987

第3章

(2) オリゴペプチド

オリゴペプチドはアミノ酸が2～10個程度結合したもので，呈味に関与するものもある。魚介類に見出されているペプチドはβ-アラニンとヒスチジンまたはヒスチジンの誘導体とのジペプチドでカルノシン（β-アラニル-L-ヒスチジン），アンセリン（β-アラニル-π-メチル-L-ヒスチジン），バレニン（β-アラニル-τ-メチル-L-ヒスチジン）の3種類である。カルノシンはウナギに特異的に多く含まれ，活性酸素の除去，抗酸化作用が認められているほか，カツオ節の特徴的な呈味成分とされる。アンセリンはカツオ・マグロ類に，バレニンはマンダイ（アカマンボウ）や髭クジラ類[*3]に多い。

(3) 核酸関連化合物

魚介類の核酸関連化合物はATP（p.6参照）とその関連化合物が大部分をしめ，それらの合計は組織1g中に4～9μmoL程度である。

ATPは動物の死後，分解をはじめ，図3-32に示すようにADP（アデノシン二リン酸），AMP（アデノシン一リン酸）を経て，魚肉ではIMP（5'-イノシン酸）を経由してイノシンへと移行する経路を，無脊椎動物の貝類，イカ・タコ類などではアデノシンを経由してイノシンへ移行する経路を，エビ・カニ類は両経路をもつ。この変化は数種の酵素により，変化の速度は動物種，致死条件[*4]または捕獲条件，保存温度によって異なる。したがって，それぞれの生成量は魚介類の鮮度とも関係が深い。IMPはうま味をもち，アミノ酸の一つであるグルタミン酸と共存すると互いの味を強め合う相乗効果がある。AMPはそれ自身はほどんと無味であるが，IMPと同様にグルタミン酸との間に相乗効果がある。

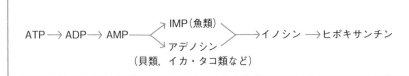

図3-32　魚介類におけるATPの分解経路

(4) その他の成分

トリメチルアミンオキシド（TMAO）は魚類に多く存在するが，淡水魚には検出されても微量である。トリメチルアミンオキシドは魚の死後，微生物の酵素（TMAO還元酵素）により揮発性のトリメチルアミン（TMA）となり，魚の鮮度低下臭の一つである。

ベタイン類[*5]は有機塩基であり，グリシンベタインとホマリンが無脊椎動物に多く存在している。

無窒素成分では，有機酸のコハク酸と乳酸が魚介類の呈味成分として知られている。コハク酸はアサリやシジミなどの貝類に多く検出される。乳酸はカツオやマグロなどの赤身魚に多く，カツオ節だしの味を強める働きがある。

[*3] クジラ
水生動物でありながら哺乳動物であるために，魚介類の仲間には入らない。
髭クジラ類
セミクジラ，コクジラ，ナガスクジラ，イワシクジラなど。
歯クジラ類
マッコウクジラ，マイルカ，シャチ，ゴンドウクジラなど。

[*4] 致死条件
魚を釣ったあと（漁獲後），暴れさせずにしめた場合を即殺死という。逆は苦悶死。トロール漁法などで獲った魚の多くはこれにあたる。

[*5] ベタイン類
$(CH_3)_3N^+CH_2COO^-$
グリシンベタイン

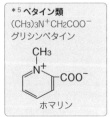

ホマリン

（5）エキス成分の周年変動

　魚介類のエキス成分も季節変動をする。マボヤの筋肉中のエキス成分について周年変動が詳細に調べられているので，その遊離アミノ酸と核酸関連化合物について図3-33に示す。マボヤ筋肉の多くの遊離アミノ酸と核酸関連化合物の合計は4月から増加し，8〜9月に最高値に達したあと，減少に転じ1月に最小値となる。この変動はマボヤが夏期に美味になり，冬期に不味になることと一致している。

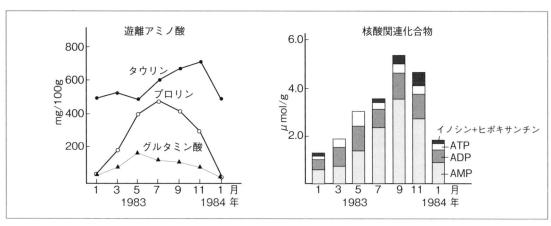

図3-33　マボヤ筋肉の遊離アミノ酸と核酸関連化合物の周年変動

出典）渡辺勝子・鴻巣章二「ホヤのエキス成分」『化学と生物』27（2），p.96-103, 1989

2）魚介類の色

　魚肉の色は主として，筋肉にある肉色素のミオグロビンによるが，毛細血管中の血液の色素であるヘモグロビンも寄与している。ミオグロビン，ヘモグロビンはともにヘムタンパク質であり，色素部分のヘムとタンパク質のグロビンから構成される。ヘムの構造には鉄原子を含み，体内で酸素運搬の役目を果たしている。赤身魚ではミオグロビン，ヘモグロビンの含量が多く，白身魚のマダイと比較して，赤身魚のマグロは普通肉では約100倍，血合肉では約10倍多い。マグロなどの魚肉を放置すると肉の色が暗褐色に変化する。これはミオグロビンの自動酸化によってメトミオグロビンを生成するためであり，見た目が悪く，食品としての価値が下がる。

　エビ・カニ類やイカ・タコ類，貝類などは青色の色素タンパク質のヘモシアニンをもっている。これがヘモグロビンと同様に体内で酸素運搬の役目を果たしている。

　サケやマスの肉の色は，カロテノイドのアスタキサンチンによるものである。また，生のエビ・カニ類の殻は生では褐色や灰色など多様な色を呈するが，アスタキサンチンがタンパク質と結合したカロテノプロテインとして存在している。加熱すると赤くなるのは，タンパク質部分が変性して，アスタキサンチン本来の色が現れるためである。

3）魚介類のにおい

新鮮な魚肉はにおいが少ないが，鮮度が低下するにつれて生臭いにおいが生じる。これは塩基性アミン類によるもので，とくにトリメチルアミン（TMA）[*6]が主因である。トリメチルアミンオキシド（TMAO）は無臭の海産魚に多く含まれる呈味成分であるが，これが微生物の酵素によりトリメチルアミンに分解される。このほかに，ジメチルアミン，アルコール類，アルデヒド類，有機酸，アンモニアも発生して，これらが複合して生臭いにおいの原因となる。

サメ肉に強いアンモニア臭があるのは尿素から微生物のウレアーゼによりアンモニアが生成するためであり，新鮮なサメ肉においてもアンモニア臭が強い。

淡水魚では種々のピラジンやピラジン誘導体が表皮に含まれており，これが淡水魚独特のにおい成分である。

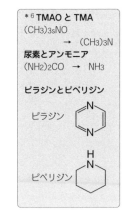

*6 TMAO と TMA
(CH3)3sNO
　　　　→ (CH3)3N
尿素とアンモニア
(NH2)2CO → NH3

ピラジンとピペリジン

ピラジン

ピペリジン

4　魚介類の鮮度と死後変化

魚の鮮度判別には視覚，嗅覚，触覚などによる官能的評価が行われる。この方法による新鮮な魚の判定基準は目が透明で，皮膚にはみずみずしい光沢があり，鱗がしっかりついていること，身が引き締まり，腹部に触ると硬く，えらは淡赤色で生臭みがないことなどである。

魚は死直後はやわらかいが，10分または数時間以内に魚体が硬くなる。この状態を死後硬直という。硬直を起こすまでの時間，硬直状態の続く時間は魚の種類，年齢，生きていた時の状態，漁獲の方法，死後の取り扱いなどによって異なる。図3-34に魚種と硬直して起こる硬さ（破断強度）との関係を示す。

魚の死後に，ATPが減少して1mM以下になると硬直が最大に達する。この間に乳酸が蓄積し，魚肉のpHは低下する（図3-35参照）。ATPは，図3-32に示した分解経路を経てIMPになり，IMPが蓄積する。赤身の魚は白身の魚に比べ硬直が早くはじまり硬直時間が短い。死直後の魚肉のpHは7.2程度であり，硬直中の魚肉の

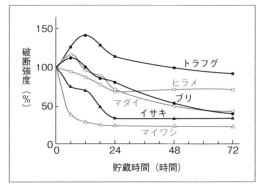

図3-34 代表的な刺身の対象魚を4℃で冷蔵した場合の破断強度の変化

出典）山崎清子・島田キミエほか『NEW調理と理論　第二版』同文書院，p.287，2021

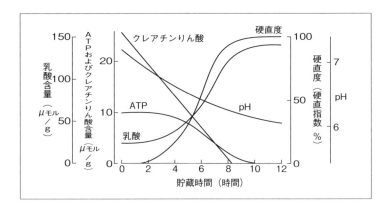

図3-35　即殺マイワシ氷蔵中の死後硬直の進行と筋肉の生化学的変化

出典）阿部宏喜「魚介類の鮮度と死後変化」鴻巣章二 監修，阿部宏喜・福家眞也 編『魚の科学』朝倉書店，p.46，1994

pHは赤身の魚で5.6～5.8，白身の魚で6.0～6.2となる。

硬直期が終わると魚の筋肉中及び消化器中に存在するタンパク質分解酵素によって魚肉タンパク質の分解がはじまる。これを自己消化といい，魚肉は軟化する。自己消化が進むにつれて，魚体に付着している微生物が繁殖するので味も悪くなり，また魚肉は徐々に腐敗へと進むので魚臭が発生する。

$$K 値（\%）= \frac{イノシン＋ヒポキサンチン}{ATP＋ADP＋AMP＋IMP＋イノシン＋ヒポキサンチン} \times 100$$

魚の鮮度指標として，K値による方法がある。魚肉のATPは図3-32に示したようにATP→ADP→AMP→IMP→イノシン→ヒポキサンチンの経路をたどり，鮮度低下に伴ってこの経路を右に進む。ATP関連化合物の合計はほぼ一定であることからATP関連化合物の合計に対するイノシンとヒポキサンチンの合計の百分率をK値として生鮮度（活きの良さの指標）を判定する。K値の変化は魚種による差が大きく，赤身魚やタラ類でK値の上昇が早く，タイなどの白身魚は遅い（図3-36参照）。

即殺魚のK値はおおむね10％以下で，K値が20％以下であれば，刺身として良好な鮮度であるといわれている。K値が40％程度までは食用となるが，50％以上の場合は食さない方がよい。普通肉と血合肉のK値の変化（図3-37参照）を比較すると，血合肉はきわめて早く鮮度が低下する。

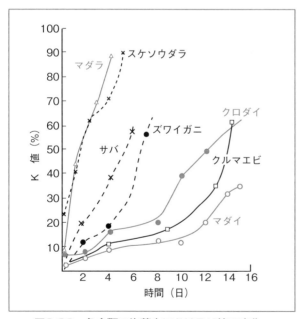

図3-36 魚介類の氷蔵中におけるK値の変化

出典）S.Ehra and H.Uciyama : in "Seafood Quality Determination" (ed. by D.E.Kramer and J.Liston), *Elsevier Science Publisher, Amsterdam,* p.185-207, 1987より改変

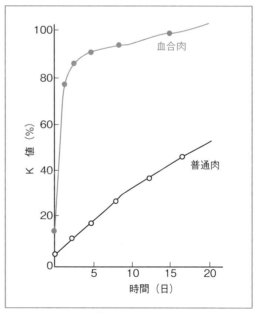

図3-37 ブリの普通肉と血合肉の 氷蔵中におけるK値の変化

出典）M.Murata and M.Sakaguchi : *J. Food Sci.,* 51, p.321-326, 1986より改変

5　魚介類の加工品

　魚介類は腐敗や変質が早く，漁獲量が安定しないことなどから，保存性の低さを克服するために種々の加工品が生み出された。代表的な加工法と製品を次に挙げる。

1）乾燥品

　乾燥により水分含量を下げ，保存性を高めた食品である。原料を真水で洗浄したあと乾燥した素干し品，塩水に浸漬したあと乾燥させた塩干品，煮熟したあと乾燥した煮干し品，焼いたあと乾燥する焼き干し品などがある。

　素干し品には，棒タラ，身欠きニシン，スルメなどが，塩干品は乾燥品の中で最も生産量が多く，イワシの丸干し，サンマ，アジの開きなどがある。煮干品にはだし材料である煮干しや干し貝柱などが，焼き干し品には，焼きタイや焼きアユなどがある。

2）節　類

　魚肉を煮熟，焙乾〈ばいかん〉，カビつけしてよく乾燥したもので，だし材料としてカツオ節，サバ節などが古くから用いられている。カツオ節の製造工程を図3-38に示す。原料後の処理，煮熟，焙乾（ナラ，カシ，ブナなどの燻材を燃やして燻煙で燻す処理）を繰り返し，カビつけを経て，枯節，本枯節となる。カビつけにより水分，脂質が減少するだけでなく，カツオ節特有の味や香りが強くなる。近年は，製造工程を簡略化したカツオ節が多く生産されており，その多くは削り節として利用されている。

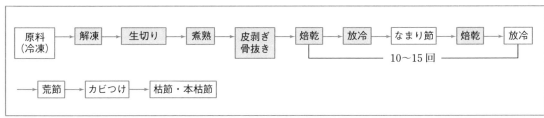

図3-38　カツオ節の製造工程

出典）國崎直道，川澄俊之 編著『新　食品・加工概論』同文書院，p.100，2001

3）塩蔵品

　魚介類の貯蔵法として古くから用いられている方法である。食塩による脱水作用により，水分活性を下げ，魚介類に付着している微生物の増殖を抑え，腐敗を防ぐことができる。原料の魚介類に直接食塩をふりかけるまき塩法と食塩水に魚介類を浸漬する立て塩法[*7]がある。まき塩法は食塩の使用量が少ないが，濃度調整が困難で，均一性にも欠ける。立て塩法は食塩濃度は均一になるが，食塩の使用量が多い。魚肉の塩蔵品として新巻サケ，塩タラ，塩サバなどがあり，魚卵の塩蔵品として，カズノコ，スジコ，イクラ，タラコなどがある。近年，健康志向を反映して低塩化の傾向があり，低温貯蔵が必要な塩蔵品も増えている。

[*7] 立て塩法
約20％の食塩水を一般に使用する。

4）燻製品

　魚介類を塩蔵したのち，燻煙で乾燥したものである。燻煙成分が魚介類の

198

表面や内部まで浸透して貯蔵性の向上と同時に生臭さをとり，独特の風味を付与する。サケとば，スモークサーモン，ニシンやタラの燻製品のほか，調味後に燻煙した製品（イカやホタテガイの燻製品など）もある。

5）水産練り製品

魚肉に2～3％の食塩を加えてすり潰すと，筋原線維の主成分であるミオシンとアクチンが重合してアクトミオシンが生成し，弾力のあるゲルとなる。これが足と呼ばれ，かまぼこの品質を決める重要な要素である。このゲルを成型・加熱し，焼きちくわ，はんぺん，かまぼこ，だて巻き，さつま揚げなどの種々の製品をつくる。

近年，練り製品に冷凍すり身*8が用いられるようになった。すり身は魚肉を水晒し（魚肉に対し3～5倍量の水で繰り返し洗う操作）の後，脱水し，食塩を加えてすり潰したものを指す。このすり身にデンプンやその他の副材料を加えて混合し，再びすり潰し，形成，加熱すると，弾力のある各種の練り製品ができる。冷凍すり身を使用することにより，豊漁・不漁に関係なく製品を生産できる利点がある。

足の強い練り製品の原料魚にはエソ，グチ，ヒラメ，クロカジキが用いられる。冷凍すり身には主にスケトウダラが用いられているが，ホッケ，イトヨリ，マイワシなどが使用されることもある。赤身の魚は死後，速やかにpHが低下し，タンパク質が変性するので，足の強い製品にはならない。

6）加熱殺菌食品

魚肉を金属缶，びん，レトルトパウチ（容器包装）などの密閉容器に入れ加熱殺菌し長期間貯蔵できるように加工したものである。魚介類では缶詰製品の種類が最も多いが，近年はレトルトパウチの製品も増えている。

缶詰は，前処理した原料に調味液などを加えて金属缶に入れ，脱気したのち密閉し，レトルト（殺菌窯）に入れて殺菌したものである。多くの魚介類が原料に用いられ，調味方法も水煮，油漬け，トマト漬けなど多様である。長期保存が可能であるが，カツオ缶のオレンジミート，マグロ缶の青肉，カニ缶のブルーミートなど，しばしば品質の変化がみられる。

びん詰は，原料を調理または加工し保存性をもたせるために作られ，殺菌しないでも保存性の高いものをびんに詰めたものもある。

レトルトパウチの製造原理は缶詰とほぼ同様であるが，湯煎してそのまま食べることを想定して，シーフードカレー，サバの味噌煮などの調理品もある。

*8 **冷凍すり身**
副原料としてショ糖とソルビトールをそれぞれ4％程度加える。

参考・引用文献

1）渡辺勝子「魚介類の味」鴻巣章二 監修，阿部宏喜・福家眞也 編『魚の科学』朝倉書店，p.51-63，1994
2）五十嵐脩ほか編『食料の百科事典』丸善，p.40，p.270，2001
3）潮秀樹「魚介類の呈味成分と臭い成分」渡部終五 編『水産利用科学の基礎』恒星社厚生閣，p.83，2010
4）須山三千三，鴻巣章二 編『水産食品学』恒星社厚生閣，p.72，1987

第4章

各種食品

1　油　脂　類

　油脂はタンパク質や炭水化物とともにエネルギー産性栄養素の一つであり，単位重量あたりのエネルギー[*1]は9kcalと高いため，エネルギー源として重要である。また動物が生合成できない必須脂肪酸（リノール酸，リノレン酸，アラキドン酸）の供給源であり，脂溶性ビタミン（A，D，E，K）の補給源でもある。油脂は栄養面のみでなく，食品のなめらかな食感や風味を付与し嗜好性を高めるとともに，加工調理品の製造時に乳化性やショートネス[*2]などの物性付与にも重要である。なお油は100℃以上の高温になるため，調理や加工の加熱媒体（揚げ油，炒め油）として利用される。

1　油脂の分類

　食用油脂は原料により植物油脂と動物油脂に分類される（図4-1参照）。植物油脂のうち，ヤシ油，パーム油，パーム核油，カカオバターは常温で固体である。液体油はヨウ素価により乾性油，半乾性油，不乾性油に分けられる。構成脂肪酸として，乾性油はリノール酸やリノレン酸が多く，半乾性油はリノール酸とオレイン酸が，また不乾性油はオレイン酸と飽和脂肪酸が主成分である。動物油脂では，陸産動物の牛，豚，鶏，羊の体脂は固体であり，水産動物油は多価不飽和脂肪酸を多く含むため液体である。主な食用油脂の脂肪酸組成は第1章5.脂質，表1-18（p.28）を参照されたい。その他の食用油脂として，植物油脂及び動物油脂を加工したものに，マーガリン，ショートニング，硬化油などがある。

*1 **単位重量あたりのエネルギー**
・タンパク質・炭水化物：4kcal/g
・利用可能炭水化物（単糖当量）：3.75kcal/g
タンパク質の栄養は，タンパク質を構成するアミノ酸のうち，必須アミノ酸の種類と量により決定する。アミノ酸スコアが100に近いほど，良質タンパク質である。また，炭水化物（糖質）は最も重要なエネルギー源である。

*2 **ショートネス**
ショートネスとは，もろさ，砕けやすさを意味する。

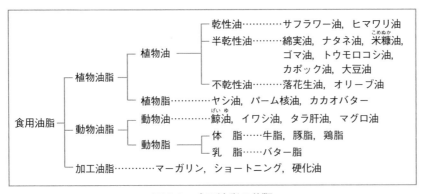

図4-1　食用油脂の分類

2　油脂の製造

1）植物油脂

　採油法は原料の種類により異なり，植物油脂では圧搾法，抽出法，圧抽法がある。圧搾法は原料を圧搾して油を搾り出す方法であり，主に油分の多い原料（オリーブ，カカオ，ゴマ，パームなど）に用いられる。抽出法は有機

溶媒の n-ヘキサンで繰り返し抽出する方法であり, 油分の少ない(20％以下)大豆, 綿実, 米糠などに用いられる。圧抽法はあらかじめ油分を圧搾後, 抽出残渣からさらに n-ヘキサンで抽出する方法である。ナタネやヒマワリなどに用いられる。一方, 動物油脂では原料を加熱し抽出する方法 (乾式融出法) と, 水と加熱し抽出する方法 (湿式融出法) がある。

原油は不純物 (リン脂質, ガム質, タンパク質, 金属塩など) を含み, 色も濃く, 臭いも悪いため, 油脂の精製 (脱ガム, 脱酸, 脱色, 脱臭) を行う。

(1) 脱ガム

水蒸気を吹き込み, リン脂質, ガム質, 水溶性物質を除去する。

(2) 脱 酸

水酸化ナトリウムで中和して, 遊離脂肪酸を石鹸として除去する。

(3) 脱 色

活性白土や活性炭を加えて, カロテノイド, クロロフィルなどの色素を吸着除去する。

(4) 脱 臭

高温, 高真空下で過熱水蒸気を通じて脱臭する。サラダ油は低温で固体脂が析出するため, 低温で固体脂を除去する (ウインタリングもしくは脱ろう)。得られた油をウインターオイルという。

3 エステル交換反応

ナトリウムメトキシド (触媒) 下の加熱 (化学法), あるいはリパーゼ触媒の利用 (酵素法) により, トリアシルグリセロール (第1章5の2, p.27参照) の構成脂肪酸を交換できる (エステル交換反応)。融点・稠度[*3]など, 油脂の物理的性質を改良する技術である。化学法ではランダムと指向性エステル交換がある。酵素法によりカカオ脂代用脂の製造が行われている。

> [*3] 稠 度
> 稠稠とは, 粘り気があって濃いこと (高密度) を意味する。増粘安定剤(糊料) は, 水に溶解または分散して粘稠性を示す高分子物質である。

4 油脂の種類と特徴

1) 植物油脂

世界で生産される油脂の約8割以上が植物油脂であり, そのうち約85％がパーム油, 大豆油, ナタネ油, ヒマワリ油である。

(1) 大豆油

大豆種子（含油量16〜22％）から搾油され, リノール酸を50％以上含む。他の植物油とブレンドしサラダ油や天ぷら油として, また, マーガリンやショートニングなどの加工油脂原料に用いられ, わが国で最も多く生産される。

(2) ナタネ油

菜種種子（含油量38〜48％）から搾油され, リノール酸を60％以上含む。在来種の菜種にはエルカ酸 ($C_{22:1}$)[*4]が45％程度含まれ, 動物の成長不良や心臓障害をもたらすため, エルカ酸を2％未満にしてオレイン酸を多く含むキャノーラ油 (カナダ産) が開発された。

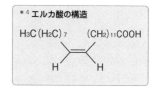

> [*4] エルカ酸の構造
> $H_3C(H_2C)_7$　　$(CH_2)_{11}COOH$

(3) コーンオイル（トウモロコシ油）

トウモロコシ胚芽（含油量33〜40％）から搾油され，リノール酸を多く含む。淡白な風味をもち，サラダ油や天ぷら油，水素添加されてマーガリンなどの加工油脂の原料とされる（第3章1.穀類，p.118も参照）。

(4) サフラワー油（紅花油）

紅花[*5]の種子（含油量11〜38％）を原料とし，リノール酸を60〜80％含む高リノール酸タイプと，品種改良してオレイン酸を約77％含む高オレイン酸タイプがある。

(5) 米ぬか油（米油）

国産原料から製造される唯一の油であり，オレイン酸やリノール酸を多く含み，α-リノレン酸をほとんど含まない抗酸化物質のγ-オリザノール[*6]を含有する。

(6) 綿実油

綿を採った後の綿の種子から搾油する。リノール酸やオレイン酸を多く含み，α-リノレン酸をほとんど含まない。カラッとした味わいで美味なため，サラダ油として用いられるほか，ゴマ油と混合し天ぷら油としても使われる。

(7) ゴマ油

ゴマ種子（含油量：白ゴマ55％，黒ゴマ45％）から搾油され，リノール酸やオレイン酸を多く含む。生ゴマを使用した太白ゴマ油と焙煎ゴマから搾油した焙煎ゴマ油がある。深く焙煎したゴマ油は濃褐色で芳香があり，サラダ油や天ぷら油，中華料理の風味づけに用いられる。セサミン，セサモール，セサミノール[*7]，リグナンなどの抗酸化成分を含み，酸化安定性が高い。

(8) オリーブ油

オリーブ樹の果実（含油量15〜35％）から搾油され，オレイン酸を多く含む。ビタミンE[*8]，カロテノイド，ポリフェノール類も多く含むため，酸化安定性に優れる。未精製のバージンオイル（芳香が強い），精製した精製オリーブ油，両者を混合したオリーブ油がある。

(9) パーム油，パーム核油

アブラヤシの果実（含油量55〜65％）からパーム油を，核（種子，含油量45〜55％）からパーム核油を搾油する。パーム油は飽和脂肪酸と不飽和脂肪酸を約50％ずつ含むため，常温で固体である。低融点（パームオレイン），中融点（中融点パーム油），高融点（パームステアリン）区分に分別（油脂をその性質の違いにより分けること）して，フライ油，製菓用油脂（チョコレート），マーガリンやショートニングなどの加工油脂原料として用いられる。

(10) カカオバター

カカオ樹の果実（カカオ豆，含油量50〜55％）から搾油され，チョコレートの主原料である。チョコレートの舌触りやツヤを良くするため，温度

[*5] 紅花の利用
紅花の花びらは，発酵・乾燥させて衣料の染料，食品の着色料などに用いられている。また，乾燥させた花は，生薬として漢方方剤に使われている。

[*6] γ-オリザノール
γ-オリザノールは米糠油に含有する。ステロールとフェルラ酸が縮合したエステル類である。

[*7] ゴマセサミノールの構造
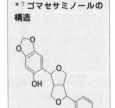

[*8] 食用油脂中のビタミンE（トコフェロール）
ビタミンE（トコフェロール）はα-, β-, γ-, δ- の4種類の異性体があり，生理活性はα-型が強く，抗酸化性はγ-型が強い。原料油脂により，含有量は異なり，サフラワー油にはα-型が，大豆油にはγ-型が多い。

CH₂O — パルミチン酸	CH₂O — パルミチン酸	CH₂O — ステアリン酸
CHO — オレイン酸	CHO — オレイン酸	CHO — オレイン酸
CH₂O — パルミチン酸	CH₂O — ステアリン酸	CH₂O — ステアリン酸
POP	POS	SOS

図4-2 カカオバターのトリアシルグリセロールの例

出典）「福田靖子：油脂食品，栄養・健康科学シリーズ　食品学各論（加藤保子編），p.167,
　　　1989, 南江堂」より許諾を得て転載

調整し，カカオバターを結晶化（テンパリングもしくは調質という）さ
せることが重要である。チョコレートが貯蔵中に温められて溶けて，そ
の後再度固まると，表面が白く粉を吹いたようになる。これをファット
ブルームという。カカオバターには融点の異なる6種類の結晶がある。
その中で最も安定なVI型結晶（36.3℃）に変化する。なお，V型（33.8℃）
が一番美味といわれている。図4-2にトリアシルグリセロールの組成の
一例を示す。

（11）その他の植物油

落花生油，ヒマワリ油，ブドウ油などがサラダ油，天ぷら油として利用
されている。このほかγ-リノレン酸を含む月見草油や，α-リノレン
酸を多く含むエゴマ油などがある。

2) 動物油脂

主に食肉加工場や食肉店で排出される牛や豚の脂肪を用いて加熱調理で製
造し，食用の豚脂や牛脂として利用される。

（1）豚　脂（ラード）

豚の脂肪組織（皮下，腎臓周囲，腹腔内など）から湿式融出法により採
油される。中華料理の調理油脂，即席麺の揚げ油やフライ用，マーガリ
ンやショートニングなどの加工油脂原料として用いられる。牛脂より不
飽和脂肪酸が多く，融点が28～48℃で口触りがよい。

（2）牛　脂（ヘット，ビーフタロー）

牛の脂肪組織（腎臓，腸間膜）から低温で溶出する。そのうち高級牛脂
は料理に用いられる。融点が40～45℃のため，冷食する料理には口触
りが悪い。カレールー，コンビーフ，マーガリンやショートニングなど
の加工油脂原料として利用される。

（3）魚　油

イワシ，サバなどの魚体から蒸煮後，圧搾して採油する。硬化してマー
ガリンやショートニングなどの加工油脂原料として使用されたが，近年
では水産養殖魚の飼料に用いられている。IPAやDHAなど高度不飽和
脂肪酸を多く含むためヨウ素価が高く酸化されやすい。これらの脂肪酸
は血栓予防や血中コレステロール低下作用などを有し，保健機能食品や
健康食品として利用されている。

第4章

3）加工油脂

（1）硬化油

不飽和脂肪酸を多く含む魚油や植物油に，触媒（ニッケル）存在下で高温高圧のもと水素添加すると，モノエン酸や飽和脂肪酸が増す。油脂の融点が上昇[*9]するとともに酸化安定性が増す一方で，トランス脂肪酸（トランス酸）が生じる。軽度に水素添加した油はサラダ油として，水素添加を進めた部分水素添加油はマーガリン，ショートニング，フライ油などの原料として用いられる。水素添加により酸化安定性は増すが，天然にないトランス脂肪酸を生じる。

（2）マーガリン

マーガリン[*10]はバターの代用品としてフランスで開発された油中水滴型（W/O型）エマルションである（図4-3参照）。室温では固体であり，口溶けの良さが重要である。精製動植物油脂（大豆油，綿実油，トウモロコシ油，パーム油，ヤシ油，牛脂，魚油など）や水素添加油脂（硬化油）を混合した油脂原料に，乳化剤，着色料（β-カロテン），酸化防止剤，ビタミンAなどを混合する。これに食塩や乳成分を含む水溶性成分を加えて調合・乳化後殺菌し，ボテーター（マーガリン製造機）を用いて製造する（図4-4参照）。JAS規格（日本農林規格）では，油脂80％以上，水分17.0％以下と規定されている。一方，油脂80％未満のものをファットスプレッドといい，マーガリンと比較し油量が少なく水分が多いためカロリーが低く，やわらかいのでパンなどに塗りやすい。

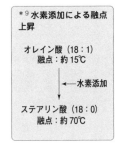

[*9] **水素添加による融点上昇**

オレイン酸（18：1）
融点：約15℃

←—水素添加

ステアリン酸（18：0）
融点：約70℃

[*10] **マーガリンの語源**
ナポレオン3世が代用バターの発明を懸賞募集し，フランス人メージュ・ムーリエの考案品にmargarineと名付けたのが始まり。牛脂のやわらかい部分と牛乳を混ぜて冷やし固めたバター様のもの。Margarineはギリシャ語のmargarite（真珠）からきた言葉で，真珠のように美しい脂を意味する。

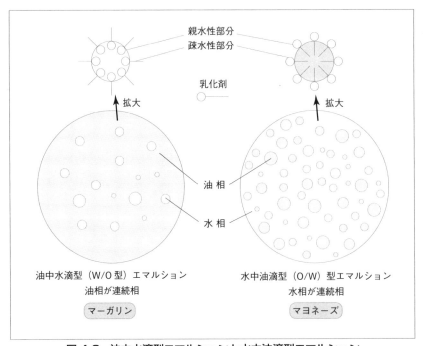

図4-3　油中水滴型エマルションと水中油滴型エマルション

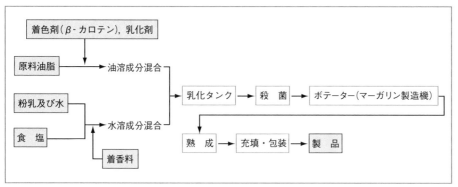

図4-4 マーガリンの製造工程

また，果実，果実加工品，チョコレート，ナッツ類のペーストなどの風味原料の使用が認められている。

(3) ショートニング

JAS規格では，「食用油脂を原料として製造した固状又は流動状のものであって，可塑性[*11]，乳化性等の加工性を付与したもの」と定義されている。ラードの代用品として開発された。一般に，室温でやわらかい固体であり，無味無臭の白色油脂である。製菓・製パン，アイスクリームやフライ用などに使用されており，ビスケットを口に入れた時のもろく砕けやすい性質をショートニング性という。なお，マーガリンやファットスプレッドは乳化物であり，ショートニングは油脂である。

(4) ドレッシング

JAS規格では，「食用植物油脂及び食酢若しくはかんきつ類の果汁に食塩，砂糖類，香辛料等を加えて調製し，水中油滴型に乳化した半固形状若しくは乳化液状の調味料，又は分離液状の調味料であって，主としてサラダに使用するもの」と定義されている。一方マヨネーズは，卵黄の乳化性を利用して植物油脂と食酢から製造した水中油滴型エマルションであり，油分65％以上の半固体状ドレッシングの一種である。

(5) 乳化剤

グリセロール脂肪酸エステル（モノアシルグリセロール），スクロース脂肪酸エステル，大豆リン脂質（大豆レシチン），ソルビタン脂肪酸エステル，プロピレングリコール脂肪酸エステルは制限なく使用できる乳化剤（界面活性剤）である。その他，気泡剤，消泡剤，老化防止剤として用いられる。

(6) 粉末油脂

親油性タイプ（全脂型タイプ）と親水性タイプ（水中油滴型ドライエマルションタイプ）がある。特に親水性粉末油脂は，乳化機で乳化させ噴霧乾燥して粉末化したものである。油脂はタンパク質や糖質に包み込まれて容易に水に分散する。溶解性，分散性，乳化安定性，保存安定性があり，利用分野は製菓・製パン，スープ，練り製品，クリーミーパウダー

> ***11 可塑性と弾性**
> 固体物質に外力を加えた時生じたひずみが，外力を除いてもそのまま残る性質を可塑性という。これに対して，外力を除くと元の形に戻り，ひずみが消える性質を弾性という。第1章10.食品の物性，p.64も参照。

など多岐にわたる。

(7) 中鎖脂肪酸トリアシルグリセロール・植物ステロール（β－シトステロール）

中鎖脂肪酸トリアシルグリセロールは，炭素数8〜12個の脂肪酸からなる中性脂肪である。中鎖脂肪酸は加水分解されやすく，効率のよいエネルギー源となる。また，血中中性脂肪の上昇がなく，体脂肪の蓄積抑制効果がある。植物ステロールはコレステロールの体内への吸収抑制効果がある。いずれも特定保健用食品の関与成分である。

参考・引用文献

1) 伊野大記「粉末油脂の特性と食品への応用例」『オレオサイエンス，19』p.417-422，2019

2) 松本　渉「油脂のエステル交換」『日本油化学会誌，48』p.1151-1159，1999

3) 久保田紀久枝・森光康次郎 編『食品学 – 食品成分と機能性 – 第2版』東京化学同人，2021

4) 本間清一・村田容常 編『食品加工貯蔵学』東京化学同人，2016

Column4

食事法の一つ四群点数法

含まれる栄養素の特徴に従って食品を4つの群に分類しています。4つの群から偏りなく食品をとることで，数多くの栄養素がバランス良く摂取できる方法です。

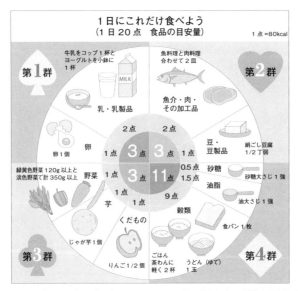

出典）香川明夫監修「なにをどれだけ食べたらいいの？（第4版）」女子栄養大学出版部，2020

2 微生物利用食品

食品の製造において微生物を利用した食品の割合はきわめて大きい。ヒトは大昔から微生物を利用し，穀類や果実から酒，醤油，味噌，食酢などをその地方に適した方法で製造してきた。こうした食品は食べやすく，また，消化しやすく栄養価や保存性も高いので幅広く利用されている。

1 主な有用微生物

1) 乳酸菌

炭水化物を発酵して，乳酸を生成する細菌を乳酸菌という。乳酸菌には糖から乳酸のみをつくるホモ乳酸菌（*Lactobacillus delbruekii*，*L. bulgaricus*，*Streptococcuss lactis* など）と，乳酸の他にエチルアルコール，二酸化炭素などをつくるヘテロ乳酸菌（*Leuconostoc mesenteroides*，*Lactobacillus pentoaceticus*，*Bifidobacterium bifidum* など）が存在する。

2) 酢酸菌

エチルアルコールを酸化し，酢酸を生成する細菌を酢酸菌という。アセトバクター（*Acetobacter*）属[*1]の好気性細菌で通常桿菌のものが多い。*Acetobacter aceti* あるいは *A. orleanense* は食酢の製造によく利用されている。

3) 枯草菌（*Bacillus* 属）

B. subtillus が代表種で，強いアミラーゼ及びプロテアーゼ活性をもち，その酵素は醸造補助剤として使用されている。

4) 酵母（Yeast）

酵母は清酒，ビール，ワインなどのアルコール飲料をはじめ，パン，味噌，醤油などの醸造食品に重要な微生物である[*2]。清酒やワインなどのアルコール飲料及びパンの製造には *Saccharomyces cerevisiae* を利用する。この酵母は糖を分解してアルコールと二酸化炭素をつくる。

5) 麹菌（*Aspergillus* 属）

清酒，味噌，醤油，みりんの醸造に用いられているカビである。分生子の色は白，灰，黄，緑，褐，黒色とあり，その色により，白麹菌，黄麹菌，黒麹菌と呼ばれる。多くの酵素をもち，特にアミラーゼ，プロテアーゼの活性が強く，コウジ酸，クエン酸などの有機酸も生成する。日本麹菌や黄麹菌とも呼ばれる *Asp. oryzae* はデンプンやタンパク質の分解力が強く，清酒醸造におけるデンプンの糖化，味噌，醤油醸造における米や麦のデンプン，さらに大豆タンパク質の分解を行っている。醤油製造に *Asp. sojae* が，沖縄の泡盛焼酎醸造に *Asp. awamori* が利用されている。

2 酒類

酒類は酒税法において"アルコール分1度[*3]以上の飲料（薄めてアルコール分1度以上の飲料とすることができるもの，または溶解してアルコール分

*1 **アセトバクター属**
桿菌は細胞の形状が棒状または円筒形を示す。アセトバクターは生育環境により長桿状，糸状，分岐状，長い膨大状になる。

*2 **酵母の増殖**
酵母は出芽によって増殖するため出芽菌ともいう。酵母の一端に小さな突起が生じて，次第に大きくなり元の細胞の大きさになると，また分離する。

*3 **アルコール度数**
アルコール分とは摂氏15℃の時において原容量百分中に含有するエチルアルコールの容量をいう。1度は容量パーセント濃度で1％に相当する。

1度以上の飲料とすることができる粉末状のもの）” と定められ，酒類の製造免許を受けた者が製造場でつくる酒をいう。酒類は製造方法や酒の性状によって，醸造酒，発泡性酒，蒸留酒，混成酒の4つに分類されている。これら酒類の概略を以下に示す。なお，詳細は酒税法を参照されたい。

1) 醸造酒

酒税法では醸造酒は清酒，果実酒，その他の醸造酒に区分されている。

(1) 清酒

清酒は日本酒とも呼ばれ，米を原料としたわが国独特の酒である。蒸した精白米に，麹カビ（*Asperigillus oryzae*）を培養して麹をつくる。できた麹に蒸米と水を混合して仕込み，温度管理下のもとで麹カビのアミラーゼが米のデンプンを徐々に糖化する。その後，清酒用酵母を加えてアルコール発酵させて清酒をつくる。一般に原料の仕込みは3回に分けて行い，約20日間熟成させたのち搾る。これを新酒という。新酒は殺菌後[*4]，貯蔵熟成して出荷される。醸造酒はアルコール分22度未満の酒をいうが，市販の清酒は10度から20度以下のものが多く，特に15度前後の酒が大半を占めている。

(2) 果実酒

ワインは果実を原料にした醸造酒[*5]であるが，酒税法では果実酒は果実または果実及び水を原料とするか，果実または果実及び水に糖類を加えて発酵させた酒類で，前者はアルコール分20度未満，後者はアルコール分15度未満と決められている。原料にはブドウ，リンゴ，ビワ，サクランボ，アンズ，イチゴなどを用い，その種類は豊富である。一般的にはブドウ果実にワイン酵母（*Saccharomyces ellipsoideus*, *Saccharomyces cerevisiae*）を加えて発酵させたものである。ブドウには糖分，酸，無機質などが含まれているので，そのまま原料にする。世界でのワイン消費量はビールに次いで多い。ブドウに含まれる糖分が酵母の発酵作用によってアルコールへと変化し，熟成とともに最終的にワインとなる。なお，ワインの製造には亜硫酸が欠かせない。亜硫酸には，有害な微生物の増殖抑制作用，酸化防止作用，果皮色素の抽出促進作用などがある。一般的なワインのアルコール分は8〜12度である。

(3) その他の醸造酒

清酒，果実酒，ビール，発泡酒以外の醸造酒で，穀類，糖類，トウモロコシ，豆類などを原料に用いて醸造される。アルコール分は20度未満でエキス分は2度以上のものである。米を主原料とした紹興酒や蜂蜜を使用した蜂蜜酒などがある。

2) 発泡性酒

アルコール飲料の製造過程で発酵時，炭酸ガスを含有する酒類を指すが，原料の違いによりビール及び発泡酒に分けられる。

(1) ビール

ビールは世界中で最も生産量が多い酒で，主原料[*6]は二条大麦，ホップ

[*4] **火入れ**
新酒の殺菌法を別名火入れといい，酒や醤油の殺菌によく使用する言葉である。

[*5] **ワインの種類**
ワインの分類は種々あるがワインの色によって三種類に分類するのが一般的である。赤，ロゼ，白がある。
赤 黒色や赤色のブドウを果皮ごと潰し，果皮を除かずに発酵させたものである。渋味が強く甘味が少ない。
ロゼ 赤ワインの発酵途中で程よい色合いになったところで，果皮を除き，また発酵を続けてピンク色に仕上げる。コクと渋みが少ない。
白 緑色や赤色のブドウの果皮を除いたものを発酵させ，少量の糖分を残存させるようにしてつくる。渋味が少なく赤ワインよりも甘い。

[*6] **ビール大麦**
ビールの麦は二条大麦を使用する場合が多い。二条大麦は穂軸に平行して麦が実る。

及び水である。これらの他に米，トウモロコシ，コウリャン，ジャガイモなどが用いられる場合もある。ビールの製造では大麦が発芽して麦芽となる際にアミラーゼ活性が高くなることを利用している。麦芽で大麦デンプンを糖化したのち，この液をビール酵母（*Saccharomyces cerevisiae*）で発酵させるが，その際に生成する炭酸ガスを酒中に飽和させて容器に封入する。

醸造酒のなかではアルコール含量が低く，炭酸ガスを含むためコップに注ぐと泡を形成する。また，ホップ由来の苦味が特徴である。酒税法によりアルコール分は20度未満とされているが，市販されているものはアルコール分4～6度のものが多い。

（2）発泡酒

発泡酒は麦芽または麦を原料にした発泡性を有する酒類であるが，普通のビールに比べ麦芽の使用量が少ない。アルコール分は20度未満という基準がある。市販の発泡酒はビールとほぼ同程度のアルコール含量にしたものが多い。1986（昭和61）年にビール風味をもったノンアルコール飲料（アルコール分1％未満*7）がビールテイスト飲料として発売され始め，その後2003（平成15）年頃から本格的にノンアルコール飲料が生産されるようになった。ノンアルコールの製造法は普通のビールからアルコールを除去する方法と酵母を加えないでアルコールの生成を抑える方法とがある。製造法の改良によって2009（平成21）年からビールの味に極めて近くアルコール分0.00％のノンアルコールビールが発売されている。ノンアルコールは酒税がかからないため安価で日中でも飲めるため消費が伸びている。ノンアルコールビール以外では，最近，ノンアルコール日本酒，ノンアルコールワイン，ノンアルコール焼酎なども販売されている。

3）蒸留酒

蒸留酒は種々の原料のデンプンを糖化し，アルコール発酵させた醪（もろみ）を蒸留したもので，原料には，米，イモ（ジャガイモ，サツマイモ），トウモロコシ，黒糖，糖蜜などを用いる。なお，アルコール分は連続式蒸留の焼酎では36度未満，単式蒸留の焼酎では45度以下という基準がある。代表的な蒸留酒として焼酎，ウイスキー，ブランデーなどがある。

（1）焼　酎

焼酎は米，イモ類（ジャガイモ，サツマイモ），トウモロコシ，黒糖，糖蜜などの原料デンプンを糖化し，アルコール発酵させた醪を蒸留したものである。焼酎はさらに焼酎甲類*8と焼酎乙類に分けられている。

（2）ウイスキー

原料には大麦，トウモロコシ，ライ麦などを使用する。二条大麦の麦芽（モルト）を主原料としたモルトウイスキーや，トウモロコシやライ麦を主原料としたグレインウイスキーがあり，いずれもアルコール分は35～50度である。

*7 **ノンアルコールビール**
食品衛生法では清涼飲料水として取り扱うが，炭酸が入っているため表示は炭酸飲料と記載されている。

*8 **甲　類**
連続式蒸留機で蒸留を行ったもので，アルコール分36度未満のもの。
乙　類
単式蒸留機で蒸留を行い，アルコール分45度以下のもの。芋焼酎，麦焼酎，そば焼酎などがある。甲類に比べて風味や香りがあり，乙類焼酎は本格焼酎ともいう。

（3）ブランデー

　　ワインを蒸留したのち，樽に入れて貯蔵熟成させた酒[*9]でアルコール分は40〜60度である。

*9 **ブランデー**
ブランデーの等級は，最も古い原酒の熟成年数により表示されており，スリースターで3〜5年，VSOP（Very Superior Old Pale）で10年内外，XO（Extra Old），Napoleon，Extraはそれ以上となっている。コニャック（Cognac）はフランス西南部のシャラント県産のブランデーを呼ぶ。

4）混成酒

　　混成酒には合成清酒，みりん，リキュール，粉末酒などがある。

（1）合成清酒

　　アルコール，焼酎または清酒とブドウ糖などを原料として製造した酒類で清酒に類似し，アルコール分は16度未満のものをいう。

（2）みりん

　　米，米麹，焼酎，アルコールなどの原料を加えて混和したあとに濾したもので，アルコール分は15度未満，また，エキス分は40度以上のものをいう。

（3）リキュール

　　酒類や糖類などを原料とした酒類でエキス分が2度以上のものをいう。

（4）粉末酒

　　溶解してアルコール分が1度以上の飲料にすることができる粉末状のものである。

3　発酵調味料

1）醤　油

　　醤油は大豆からつくられた発酵調味料であり，JAS規格では濃口醤油，薄口醤油，溜醤油，再仕込み醤油，白醤油の5つに分けている。主に醤油中の全窒素量の違いにより特級，上級，標準に分類している（表4-1参照）。なお，原料の大豆はタンパク質が32〜35％と含量の多い品種を使用する。原料中

表4-1　醤油の種類

種　類	特　徴 （麹の原料等）	用　途	生産地	出荷割合[*] （％）	食塩濃度 （％）
濃口醤油	大豆にほぼ等量の麦が主原料	一　般	全　国	84.0	16〜17
薄口醤油	同上及び米や小麦グルテンを使用する場合もある。色を抑制して製造	関西風料理	全国だが特に関西地方	12.0	18〜19
溜醤油	大豆のみ，または大豆に少量の麦や米を原料とする	つけ醤油，蒲焼のたれ，その他	愛知，三重，岐阜	2.2	16〜17
再仕込み醤油	生揚げ醤油に濃口醤油の麹を仕込む	つけ醤油	中国，九州	1.0	12〜14
白醤油	少量の大豆に麦や小麦グルテンを原料とする。色を極度に抑制して製造	素材の色を生かす料理	愛知，千葉	0.8	17〜18

＊出荷割合は2018年度
出典）JAS規格及び日本醤油技術センター資料より抜粋

のアミノ酸は約20％がグルタミン酸で占められ，調味料の原料に適している。

（1）濃口醤油

　　一般的な醤油で普通醤油と呼ばれ，醤油の総生産量の80％以上を占める。JAS規格では大豆にほぼ等量の麦を加えたものを醤油麹の原料として，発酵させてつくる。食塩濃度は16〜17％である。

（2）薄口醤油

　　原料や醸造法は濃口醤油と似ているが，製品の着色をできるだけ抑える製法でつくられる。製品は濃口醤油に比べ甘みがあり，素材の色，味を生かす料理に用いられる。濃口醤油に比べて食塩濃度はやや高く，18〜19％である[*10]。

（3）溜醤油

　　製品は濃厚な味と独特の香りを有する。濃口醤油と比べて全窒素量が多い。刺身のたれ，蒲焼きのたれ，米菓，つくだ煮などの味つけに利用される。食塩濃度は16〜17％である。

（4）再仕込み醤油

　　味，色ともに濃厚で粘稠性のある醤油である。寿司やウナギのたれ，刺身用のつけ醤油などに用いられる。食塩濃度は12〜14％である。

（5）白醤油

　　色はきわめて薄く，淡色を要する鍋料理，汁物，麺類のつゆ，菓子，漬

> [*10] **醤油の食塩濃度**
> 醤油の種類により異なる。薄口醤油は兵庫県竜野市を中心としてつくられ，関西地方で多く消費されている。製造中に甘酒を加えて甘味をつけている。

第4章

表4-2　味噌の種類と生産地，麹歩合，食塩濃度及び熟成期間

原料による分類	味や色による分類		主な産地	通称名	麹歩合の範囲[*]	食塩濃度（％）	熟成期間
米味噌	甘味噌	白	近畿各府県，岡山，広島，山口，香川	白味噌，関西白味噌，府中味噌，讃岐味噌	15〜30	5〜7	5〜20日
		赤	東京	江戸甘味噌	12〜20	5〜7	5〜20日
	甘口味噌	淡色	静岡，九州地方，山形，岡山	相白味噌（静岡）	10〜20	7〜12	20〜30日
		赤	徳島，その他	御膳味噌	12〜18	10〜12	3〜6ヵ月
	辛口味噌	淡色	関東甲信越，北陸，その他全国各地	白辛味噌，信州味噌	6〜10	11〜13	2〜3ヵ月
		赤	関東甲信越，東北，北海道，その他全国各地	仙台味噌，越後味噌，秋田味噌，津軽味噌，佐渡味噌，赤味噌	6〜10	11〜13	3〜12ヵ月
麦味噌	淡色味噌		九州，四国，中国地方	麦味噌	15〜25	9〜11	1〜3ヵ月
	赤味噌		九州，四国，中国，関東地方	麦味噌，田舎味噌	8〜15	11〜13	3〜12ヵ月
豆味噌			中京地方（愛知，三重，岐阜）	東海豆味噌，三州味噌，八丁味噌，伊勢味噌	100	10〜12	5〜20ヵ月
調合味噌			九州，四国，中国，関東地方	米と麦の合わせ味噌			
			中京，関西地方	赤だし味噌，合わせ味噌			

[*]麹歩合＝米（麦）÷大豆×10　　麹歩合10とは大豆と米（麦）の使用量が同じであることを指す。
出典）みそ健康づくり委員会『みそ知り博士のQ&A50』p.8，2014　https://miso.or.jp/museum/(2021.07.28)

物などに利用される。製造工程において色沢の濃化を強く抑制している。
食塩濃度は約17.2％である。

2) 味　噌

味噌は原料，味，色などの違いにより分類することができる。江戸味噌，
信州味噌，仙台味噌，佐渡味噌，名古屋味噌など全国的に特徴のある味噌が
つくられている。味噌の種類と産地・食塩濃度・醸造期間を表4-2に示す。

（1）米味噌

最も一般的な味噌で，米麹を原料として製造される。

（2）甘味噌

麹の割合を多くして，食塩を少なめに仕込み，短時間で熟成したもので
あり，炭水化物が多いので甘味が強くなる。

（3）辛口味噌

麹の割合を少なくして，食塩を多く仕込むため長期間の熟成を要す。塩
味が強くうま味も強い。

（4）麦味噌

大麦麹を原料とした味噌で田舎味噌とも呼ばれる。麦特有の芳香と濃厚
なうま味がある。

（5）豆味噌

原料大豆を豆麹にして仕込んだものであり，熟成期間が長く濃赤褐色で
うま味が強い。

（6）調合味噌

米味噌，麦味噌または豆味噌を混合したものをいう。

食酢
┌─ 醸造酢…穀類，果実，野菜，その他の農産物（さとうきびなど），蜂蜜，アルコール，砂糖類などを原料にして酢
│　　　　　酸発酵したもので，氷酢酸，酢酸を使用していないものをいう。
├─ 穀物酢…醸造酢のうち，穀類が1種または2種以上使用したもので使用総量は1リットルにつき40g以上のも
│　　　　　の。なお，原料は穀類，果実以外の農産物，蜂蜜の使用は禁止されている。
│　　　①米　　酢…穀物酢のうち，米の使用量が穀物酢1リットルにつき40g以上のもの。
│　　　②米 黒 酢…穀物酢のうち，原材料として米，またはこれに小麦，もしくは大麦を加えたもののみを使用
│　　　　　　　　　する。米の使用量は穀物酢1リットルにつき180g以上で，かつ，発酵及び熟成によって褐色
│　　　　　　　　　または黒褐色に着色したもの。
│　　　③大麦黒酢…穀物酢のうち，原材料として大麦のみを使用する。大麦の使用量が穀物酢1リットルにつき
│　　　　　　　　　180g以上で，発酵及び熟成によって褐色または黒褐色に着色したもの。
├─ 果実酢…醸造酢のうち，原材料として1種または2種以上の果実を使用したもので，その使用総量が醸造酢
│　　　　　1リットルにつき果実の搾汁として300g以上のもの。なお，穀類及び果実以外の農産物ならびに蜂蜜
│　　　　　の使用は禁止されている。
│　　　①リンゴ酢…果実酢のうち，リンゴの搾汁の使用量が果実酢1リットルにつき300g以上のもの。
│　　　②ブドウ酢…果実酢のうち，ブドウの搾汁の使用量が果実酢1リットルにつき300g以上のもの。
└─ 合成酢…氷酢酸または酢酸の希釈液に，砂糖類，酸味料，調味料（アミノ酸等），食塩等を加えた液体調味料
　　　　　であって，これらに醸造酢を加えたものをいう。

図4-5　食酢品質表示基準による食酢の分類

出典）消費者庁，食酢品質表示基準（p89-93）より一部改変
　　　https://www.caa.go.jp/policies/policy/food_labeling/food_labeling_act/pdf/food_labeling_cms101_200716_19.pdf
　　　（2021.07.28）

3) 食　酢

　食酢は酢酸（3〜5%）を主成分に含む酸味調味料[*11]で，酢酸のほかクエン酸，酒石酸，乳酸，コハク酸などの有機酸類，アミノ酸，エステルなどを含む発酵食品の一つである。JASによる食酢品質表示基準では食酢は醸造酢と合成酢に大別されており，特に醸造酢は原料や製造方法の違いによりいろいろな種類の酢がつくられている（図4-5参照）。

　醸造酢は穀物酢と果実酢に分けられ，穀物酢には米酢，米黒酢，大麦黒酢がある。また，果実酢にはリンゴ酢とブドウ酢があり，リンゴ酢，ブドウ酢以外のものを果実酢と表示する。また，合成酢は醸造酢の代用品として考案された食酢で，主に氷酢酸または酢酸の希釈液に，砂糖類，酸味料，食塩，アミノ酸などを加えた調味食酢である。合成酢は生産量も少なく一般家庭用での使用はほとんどない。主に食品産業で業務用として使用されている。

[*11] 食酢の起源
紀元前5000年頃にバビロニア地方で酢がつくられていたといわれる。酢はフランス語でビネーグル（vinaigre）といい，vin（ワイン）とaigre（酸っぱい）の合成語とされ，保存していたワインのアルコールが酢酸菌で発酵し，酢が生成したことが始まりとされている。日本には中国から伝来し，奈良時代になって酢の製造が始まったという。

参考・引用文献

1) 吉沢　淑ほか 編『醸造・発酵食品の事典』朝倉書店，2002
2) 中野政弘 編『発酵食品　光琳全書21』光琳，1995
3) 岡見吉郎ほか 編『最新微生物ハンドブック』サイエンスフォーラム，1986
4) 菅原龍幸ほか『食品学各論』建帛社，2002
5) 上野川修一 編『シリーズ〈食品の科学〉乳の科学』朝倉書店，1997
6) 野白喜久夫ほか 編『改訂 醸造学』講談社，1999
7) 有田政信 編『レクチャー食品学総論』建帛社，2002
8) 食酢品質表示基準（消費者庁）
　https://www.caa.go.jp/policies/policy/food_labeling/food_labeling_act/pdf/food_labeling_cms101_200716_19.pdf　p89-93　（2021.07.28）
9) みそ健康づくり委員会「みそ知り博士のQ＆A50」p.8，2014
10) 酒税法
　https://elaws.e-gov.go.jp/document?lawid=328AC0000000006　（2021.07.28）
11) しょうゆの日本農林規格（農林水産省）
　https://www.maff.go.jp/j/jas/jas_kikaku/pdf/kikaku_syoyu_151203.pdf　（2021.07.28）
12) しょうゆの日本農林規格の一部を改正する件 新旧対照表（農林水産省）
　https://www.maff.go.jp/j/jas/jas_kikaku/attach/pdf/kokujikaisei-204.pdf　（2021.07.28）
13) 日本醤油技術センター
　https://www.soysauce.or.jp/gijutsu/top.html　（2021.07.28）

第4章

3 調味料・香辛料

調味料（Seasoning）及び香辛料（スパイス，Spice）は料理や食品に味や香りをつけ，ヒトの嗜好性を高め，食欲増進や防腐効果のために不可欠のものである。調味料は基本的には味のベースとなる甘味，酸味，塩味に加えてうま味を主体とする。香辛料は主に熱帯，亜熱帯，温帯に産する植物の種子，果実，葉，花，つぼみ，茎，樹皮，根茎から調製されたもので，芳香性や刺激性をもち香味を与えるほか，各種食品を保存する目的で使用されている。

1 ソース（Sauce）

ソースは西洋料理に用いる液体や半流動体の調味料，かけ汁の総称である[*1]。日本では一般にウスターソース，中濃ソース及び濃厚（トンカツ）ソースを指す場合が多い。JAS規格（表4-3参照）によると，ソースは粘度により区別されており，ウスターソースは一番粘度が低く，食塩分11％以下，無塩可溶性固形分26％以上（特級）のものをいう。

[*1] ソースの語源
「塩で味つけした」というラテン語のサルサス（Salsus）に由来している。ウスターソースは19世紀中頃，イギリスのウスターシャー州ウスターの町で初めてつくられたため，この名がついた。

表4-3 ソース類の品質規格

区　分	無塩可溶性固形分	野菜及び果実の含有率	食塩分	粘　度
ウスターソース 　特　級 　標　準	26％以上 21％以上	10％以上 —	11％以下 11％以下	0.2Pa·s [※] 未満
中濃ソース 　特　級 　標　準	28％以上 23％以上	15％以上 —	10％以下 10％以下	0.2Pa·s　以　上 2.0Pa·s　未　満
濃厚ソース 　特　級 　標　準	28％以上 23％以上	20％以上 —	9％以下 9％以下	2.0Pa·s　以　上

[※] Pa·s（パスカル・秒）：SI（国際単位系）における粘度の単位。1Pa·s=1kg/m·s ＝10P（ポアス）に相当する。粘度は毛管粘度計など細い管の中を自重で通過する速度（時間）で比較できる。
出典）農林水産省，ウスターソース類の日本農林規格
　　　https://www.maff.go.jp/j/jas/jas_kikaku/attach/pdf/kikaku_itiran2-309.pdf　（2021.07.28）

製造方法には醸造法と速成法の二種類がある。醸造法は野菜や果実の搾り汁や煮出し汁に砂糖，酢，食塩，香辛料やカラメルなどを加えて調整し，発酵熟成[*2]して製造する。速成法は上記の野菜，果実の搾汁，煮出し汁，ピューレ，あるいはこれらの濃縮物を原料に糖類，食酢，食塩及び香辛料を加えて製造するが発酵熟成は行わない。濃厚ソースは野菜類，香辛料，トマト，リンゴなどの使用量が多いため粘度が高い。中濃ソースはウスターソースと濃厚ソースの中間的なソースでマイルドな香味をもっている。

[*2] ソースの熟成
ソースの発酵熟成は1～2ヶ月行う。

2 トマトケチャップ（Tomato ketchup）

トマトを裏濾しして濃縮したものに食塩，糖類，食酢，香辛料，タマネギ，ニンニクなどを加えたもの，あるいは，これにペクチン，酸味料，調味料（ア

ミノ酸）などを加えたもの[*3]で，可溶性固形分が25％以上のものをいう。JAS規格では特級と標準の二種類がある。特級は可溶性固形分が30％以上で，使用する食酢は醸造酢に限られている。また，糊料，保存料，合成添加物，着色料などの使用は不可と規定されている。

[*3] ケチャップ
トマト加工品の中で約40％も占め，最も使用量が多い。

3 マヨネーズ（Mayonnaise）

マヨネーズは食用植物油脂及び食酢もしくは柑橘類の果汁を主原料に全卵，卵黄，卵白，デンプン，タンパク質加水分解物，食塩，砂糖類，香辛料，調味料（アミノ酸など）及び酸味料以外の原材料は使用禁止になっている半固体状ドレッシングで，水中油滴型[*4]（O/W型）のエマルションにしたソースの一種である。マヨネーズのJAS規格を表4-4に示す。

[*4] 水中油滴型
乳化には水に油が分散した水中油滴型（O/W型）と油に水が分散した油中水滴型（W/O型）がある（第1章10. p.61-62参照）。

第4章

表4-4　マヨネーズのJAS規格

区　分	基　準
性　状	1　鮮明な色沢を有すること。 2　香味及び乳化の状態が良好であり，かつ，適度な粘度を有すること。 3　異味異臭がないこと。
水　分	30％以下であること。
油脂含有量	65％以上であること。
原材料	次に掲げるもの以外のものを使用していないこと。 1　食用植物油脂　　　　　　　5　食　塩 2　醸造酢及び柑橘類の果汁　　6　砂糖類 3　卵黄及び卵白　　　　　　　7　蜂　蜜 4　タンパク加水分解物　　　　8　香辛料
内容量	表示重量に適合していること。

出典）農林水産省，ドレッシングの日本農林規格
　　　https://www.maff.go.jp/j/jas/jas_kikaku/pdf/kikaku_02_doressi_160224.pdf（2021.07.28）

製造法からフレンチ型と米国型の二種類に分類される。フレンチ型は乳化剤として卵黄のみを用い，米国型は全卵に食用の乳化剤を加えて製造される。製造の概略は，第3章10. 卵・卵加工品（p.185）に示したように卵黄，食酢，調味料，香辛料などをミキサーで数分間撹拌しながら植物油を徐々に加える。次いで，コロイドミルなどで乳化粒子をさらに小さくする。コロイドミルに通すと乳化粒子は2μm程度となり粘度も高くなる。

4 うま味調味料（Umami seasoning）

調味料のうち料理，加工食品などに"基本味であるうま味を補強する目的で使用するものの総称"で化学調味料ともいう。大きく分けてアミノ酸系，核酸系，有機酸系からなる。アミノ酸系にはコンブから見出されたL-グルタミン酸ナトリウム（MSG）[*5]があり，核酸系にはカツオ節から見出されたイノシン酸ナトリウム（5'-IMP）及び干しシイタケから見出されたグアニ

[*5] MSG
以前は小麦粉グルテンの加水分解によってつくられていた。なお，MSG，5'-IMP，5'-GMPの閾値は，単独ではそれぞれ0.03％，0.025％，0.0125％である。しかし，併用により一桁低くなる。

表4-5　香辛料の作用と精油成分（色素成分）

基本作用	香辛料	利用部位	精油成分（色素成分）	防腐作用	呈味性		
					辛味	苦味	甘味
賦香作用	オールスパイス	未熟果	オイゲノール，チモール，フェランドレン，カリオフィレン	○	○	○	
	アニス	成熟果	アネトール，メチルチャビコール，アニスアルデヒド				○
	バジル	全草	メチルチャビコール，リナロール，シネオール，アネトール			○	
	クミン	果実	クミンアルデヒド，フェランドレン，リモネン			○	
	シナモン	樹皮	シンナミックアルデヒド，オイゲノール，ピネン		○		○
	カルダモン	果実	シネオール，α-ターピニルアセテート，リモネン			○	
	フェンネル	果実	アネトール，リモネン，フェンコン，			○	○
	マジョラム	葉	α-ターピネオール，α-ピネン，リナロール			○	
	ナツメグ	種子	ミリスチシン，α-ピネン，オイゲノール		○	○	
	ペパーミント	葉	メントール，メントン，ジャスモン	○			
	タラゴン	葉	メチルチャビコール，オシメン，フェランドレン			○	
	セロリー	種子	リモネン，セリネン，セスキテルペンアルコール				○
矯臭作用	キャラウエイ	全草	カルボン，リモネン，カルベオール			○	
	クローブ	花序	オイゲノール，カリオフィレン，アセチルオイゲノール	○	○		
	コリアンダー	成熟果	リナロール，α-ピネン，β-ピネン	○			○
	ガーリック	根茎	ジアリルサルファイド，ジアリルトリサルファイド	○	○		○
	オニオン	鱗茎	ジプロピルサルファイド，メチルプロピルサルファイド	○	○		
	ローズマリー	葉	シネオール，カンフォー，リナロール	○		○	
	セージ	葉	シネオール，リナロール，カンフォー	○		○	
	タイム	葉	チモール，カルバクロール，α-ピネン	○		○	
	ローレル	果実	シネオール，α-ピネン，フェランドレン			○	
	オレガノ	葉	チモール，カルバクロール，α-ピネン	○		○	
辛味作用	コショウ	果実	カリオフィレン，α-ピネン，シャビシン	○	○		
	ジンジャー	根茎	シトラール，ショーガオール，ジンゲロン	○	○		○
	マスタード	種子	アリルイソチオシアネート，シニグリン，シナルビン	○	○		
	トウガラシ	果実	カプサイシン		○		
	サンショウ	果実	ジペンテン，シトロネラール，リモネン	○	○		
	ワサビ	根茎	アリルイソチオシアネート	○	○		
着色作用	パプリカ	果実	カプサンチン，カロテン		○		
	サフラン	花	サフラナール，クロシン			○	
	ターメリック	根茎	ターメロン，フェランドレン，ジギベレン，クルクミン		○		

出典）武政三男『スパイスのサイエンス』文園社，2001
　　　福場博保・小林彰夫 編『調味料・香辛料の事典』朝倉書店，1991より抜粋

ル酸ナトリウム（5'-GMP）がある。有機酸系では貝から見出されたコハク酸が主なものである。また調味料は単独で用いるよりも，二種類以上を併用することで呈味効果が増強される。複合調味料はこの味の相乗効果を利用したもので，MSG を主体に 5'-IMP や 5'-GMP などがわずかに配合されている。
　味覚への作用としては塩味，酸味，苦味を緩和させ甘味にコクをつける。

また，加熱しても味は変わらないが炒め物では分解が起こる。MSGの製造は現在では微生物のグルタミン酸生成菌を使用してサトウキビの糖蜜と塩化アンモニウムを原料にして生産している。また，5'-IMPはリボ核酸の多い酵母を原料とし，これを酵素分解して5'-GMPとともに製造する方法やブドウ糖培地で*Bacillus subtilis*によって5'-IMPを生成させる方法などがある。

5 香辛料（Spice）

香辛料は料理全般の風味づけや加工食品の嗜好向上に必要不可欠なものとして重視されている[*6]。香辛料の主成分は精油，色素，樹脂，有機酸などであるが，精油は特に香辛料の特徴をもつ成分となる。香辛料の分類を図4-6に示す。香辛料はスパイス（Spice）とハーブ（Herb）に香草を含めて呼ぶ場合が多い。一般にスパイスは香りや辛味の強い種子，果実，樹皮などの香辛系香辛料を指し，ハーブは元来薬草として用いられてきた草本性植物であり香草系香辛料に分類されている。

```
香辛料(広義) ┤ 伝統的香辛料 ┐
              香味種子      ├ スパイス（狭義）
              料理用香草    ┘
香  草(広義) ┤ 薬用香草 ─── ハーブ（狭義）
```

図4-6 香辛料の分類

香辛料は地域，民族，気候風土，宗教などの違いによって利用方法が異なる[*7]。香辛料は世界に500種以上も存在するが，その主要な基本作用，精油成分（色素成分），防腐作用及び呈味性を表4-5に示す。

香辛料の第一の特性は①賦香（かおりづけ）②矯臭（におい消し）③呈味（辛味）④着色などの基本作用による食品の嗜好的価値の増進である。また，賦香作用と呈味作用の二次的な効果として芳香性，刺激性，爽快性，辛味性，苦味性，甘味性などがある。第二の特性は抗酸化作用，抗菌作用による食品保存機能である。そして，第三の特性は生理・薬理作用などがあり，人々の健康維持・向上のために利用されている。

香辛料は種々の形状があり天然植物をそのまま乾燥したホールスパイス，搾汁濃縮したスパイスペースト，また，粉砕したグラウンドスパイスを水蒸気蒸留して得られた天然製油や溶剤抽出したもの，さらに，超臨界流体抽出法[*8]で処理したコーティングスパイス，吸着型スパイス，乳化スパイス及び液体スパイスなどの加工香辛料がある。

*7 香辛料の価値
ヨーロッパでは中世に入ると人々の香辛料に対する関心と欲求が高まり，コショウなどは同じ重さの金にも匹敵するほど貴重であった。15世紀にはコロンブスやマゼランらが香辛料の産地を求めて海に乗り出し，新大陸の発見，新航路の開拓など大航海時代を築いた。

*8 超臨界流体抽出法
二酸化炭素を使って素材の塊に熱と圧力を加える（超臨界状態という）ことで，有用成分のみを完全に分離して抽出する方法をいう。

参考・引用文献
1) 武政三男『スパイスのサイエンス』文園社，2001
2) 福場博保・小林彰夫 編『調味料・香辛料の事典』朝倉書店，1991
3) 岩井和夫：*Clin. Neurosci.*, 6, p.98, 1988
4) 川岸舜朗『香辛料の食品機能』光生館，p.165, 1989

4 嗜好飲料

嗜好飲料はアルコールを含まない非アルコール飲料とアルコール1%以上を含むアルコール飲料に大別できる。個性的な香味や刺激などの嗜好性を主とした飲料で，カテキンやカフェインなど種々の機能性成分も含んでいる。ここでは茶，コーヒー，ココア及び清涼飲料（炭酸飲料を含む）について記載する。

1 茶（Tea）

ツバキ科の常緑樹（*Camellia sinensis*）である茶の葉を加工し乾燥した飲料用食品である。品種は，①葉が大きく喬木性でアッサム（インド）地方に生育するアッサム種，②葉が小さく潅木性で中国東部や日本に生育する中国種，③アッサム雑種及び①と②の交配種で品種改良した茶が栽培の主体となっている。製造方法の相違（発酵の有無）により不発酵茶（緑茶），半発酵茶（ウーロン茶，包種茶），発酵茶（紅茶）に大別できる。また，栽培法，採取時期，加熱処理法などによって図4-7のように分類されている。

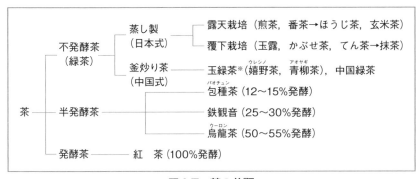

図4-7　茶の分類

※玉緑茶（嬉野茶，青柳茶）は，現在，蒸し製（日本式）・露天栽培が主流になっている。
出典）杉田浩一ほか編『日本食品大事典』医歯薬出版，p.636，2008より一部改変

1）緑　茶（日本茶，Green tea）

世界の茶の生産量のうち70％は紅茶が占める。しかし，日本では緑茶の消費量が最も多く，日常の生活に欠くことのできない飲料である。茶の製造工程を図4-8に示す。

緑茶は茶葉を蒸気または火熱で熱して，茶葉中に存在するポリフェノールオキシダーゼなどの酵素を失活させて酸化を防ぎ，生葉の鮮緑色（クロロフィル）を保持させ，次いで揉捻機を用いて葉を揉みながら乾燥させて荒茶をつくり図4-8のように加工した不発酵茶である。

蒸気を酵素の失活手段とした露天栽培での煎茶，番茶，ほうじ茶，玄米茶や，覆下栽培した玉露，かぶせ茶，てん茶，抹茶などがある。

煎茶は蒸す時間の長さにより，普通煎茶と深蒸し茶に分類される。番茶は

硬くなった茶葉を茎とともに刈り取り加工したもので，強火でほうじたものをほうじ茶，玄米を混ぜて炒ったものを玄米茶という。また，最高級の玉露は多めに肥料を施し，日光を遮るように覆いをして栽培されたもので，原料の水分がやや多く，やわらかな茶葉を使用し，基本的には煎茶と同様な工程で製造する（図4-8参照）。

生葉 → 蒸熱（じょうねつ）→ 粗揉（そじゅう）→ 揉捻 → 中揉 → 精揉 →
乾燥 → 荒茶 → 篩分け（ふるいわ）→ 風選 → 火入れ → 煎茶

図4-8　茶の製造工程

出典）荒井綜一ほか『食品加工学』同文書院，p.193, 1999

かぶせ茶は玉露と煎茶の中間の性質をもつ茶で，覆いを簡単にしたものである。一方，てん茶は蒸したあと，揉捻しないで乾燥したもので，これを石臼で粉末にしたものが抹茶である。釜入り茶は平釜の中で炒って蒸し，乾燥させた茶で玉緑茶（たまりょくちゃ）や中国緑茶などがある。緑茶にはカロテンやビタミン類のほか渋みや苦味成分のタンニンやカフェインも豊富に含む。茶葉及びその浸出液中に含まれる成分を表4-6に示す。β-カロテンで代表されるように浸出液中にはほとんど溶出しない成分もある。しかし，抹茶はそのまま飲用するため，これら成分の摂取が期待できる。

表4-6　茶，コーヒー，ココアの各種成分（100gまたは100mlあたり）

種　類	β-カロテン当量（μg）	ビタミンC（mg）	タンニン（g）	カフェイン（g）
せん茶				
茶	13,000	260	13.00	2.30
浸出液	(0)[※1]	6	0.07	0.02
玉　露				
茶	21,000	110	10.00	3.50
浸出液	(0)	19	0.23	0.16
抹　茶	29,000	60	10.00	3.20
番茶浸出液	(0)	3	0.03	0.01
かまいり茶浸出液	(0)	4	0.05	0.01
ウーロン茶浸出液	(0)	0	0.03	0.02
紅　茶				
茶	900	0	11.00	2.90
浸出液	(0)	0	0.10	0.03
コーヒー浸出液	0	0	0.25	0.06
ピュアココア	30	0	4.10[※2]	0.20

※1　(0)：推定値0　※2　ポリフェノールの含有量を示す。
出典）文部科学省「日本食品標準成分表2020年版（八訂）」より抜粋

茶葉に含まれるタンニン[※1]は抹茶や玉露の浸出液に多く，抗酸化作用，抗菌作用，発ガン抑制作用，抗腫瘍作用，コレステロール改善作用などさまざまな機能性が報告されている。また，遊離アミノ酸は10数種類含まれうま味や甘味を出し，茶の味を決める要素となる。遊離アミノ酸の60％がテアニン[※2]（γ-グルタミルエチルアミド）で，他にグルタミン酸，アスパラギン酸，アルギニン，

＊1 カテキンとタンニン
カテキンはフラボノイドであるが，タンニンとして取り扱われる。ポリフェノールの中で特定の構造をもつものがタンニンで，その中にカテキンが含まれる。主要なカテキンにはEGC（エピガロカテキン）やEGCG（エピガロカテキンガレート）などがある。

＊2 テアニン
うま味成分の一種。茶に含まれるアミノ酸で若芽に多く，覆下栽培により増加する。血圧降下作用，ストレス低減，肥満予防などの効果が報告されている。

第4章

221

セリンなどが含まれる。なお，茶葉には不溶性のクロロフィルが含まれる。

2） 中国茶（Chinese tea）

ウーロン茶（Oolong tea）は代表的な半発酵茶である。緑茶と紅茶の中間的性質をもち，世界中で親しまれている。製法は茶葉を日干ししたのち，室内萎凋*3させる。酵素反応を促進させ芳香が出てきた時点で釜炒りして酵素反応を止め，揉捻及び乾燥して製品とする。浸出液にはタンニン，カフェインが含まれる。独特の香りはジャスミンラクトン，4-ヘキサノイド，インドールなどが主成分である。台湾特産の茶はウーロン茶よりも日干し萎凋を軽くして，発酵度が弱い時点で釜炒りしたものである。

3） 紅　茶（Black tea）

茶葉を萎凋したのち，よく揉み，茶葉中の酸化酵素でカテキン類の酸化を促進して紅茶の色や風味に関係するテオフラビンやテアルビジンなどを形成させた発酵茶である*4。

2　コーヒー（Coffee）

コーヒー樹はアカネ科コーヒー属の常緑潅木であり，コーヒー豆はその果実種子である。コーヒー樹の品種は約25種類あるが，実際に栽培されているのは，エチオピア原産のアラビカ種，コンゴ原産のロブスタ種，アフリカ西海岸地方原産のリベリカ種の3種である。コーヒーの風味は品種や産地によって異なり，甘味，酸味，苦味，香気などにより評価されている*5。

1） レギュラーコーヒー

コーヒー果実は乾式または湿式法で外皮，果肉，内皮を取り除き，生コーヒー豆とする。乾式法は天日または人工乾燥したのち，石臼や脱殻機で皮と果肉をむき，篩にかけて生豆をとる方法で，外見は悪いが風味はよい。湿式法は熟果を水槽につけて水洗後，果肉除去機で果肉を取り除き，再度浸漬して内殻皮を除去し種子を取り出す方法である。酸味は強いが大量生産に適する。生豆は回転ドラム乾燥機または天日で乾燥したのち脱殻機と研磨機にかけ内皮と銀皮を除去する。

生豆を焙煎機で200～250℃，15～20分くらい焙煎（ロースト）して水分を蒸発させる。このとき，豆は褐色を帯び特有の香りと風味が形成される。一般に焙煎が強ければ酸味が少なく苦味を強く感じさせ風味が劣る。しかし，色と味の濃厚なコーヒーになる。一方，焙煎を弱くすると酸味が強く味は薄いが風味のよいコーヒーになる。

焙煎の程度は好みによって異なるが，最も浅い煎りからライト，シナモン，メデューム，ハイ，シティ，フルシティ，フレンチ，イタリアンの8段階に分けられている。豆は冷却後，細挽き，中挽き，荒挽きの3段階に粉砕されて製品となる。

コーヒーはタンニン，カフェインが多く，タンニンの主成分はクロロゲン酸である。アミノ酸はグルタミン酸，アスパラギン酸，バリンなどが含まれるが，焙煎中に減少するとともに，アミノカルボニル反応による褐変や香気

*3 萎凋
収穫した茶葉を風通しの良い暗所で放置し，しおれさせることで内部の酵素による微発酵を促す工程。

*4 紅茶の種類
インドのアッサム地方のものは濃厚なコクとやわらかい香りをもち，ダージリン地方のものは香気豊かなやわらかい味をもつ。

*5 コーヒーの種類
アラビカ種は世界の生産量の約75％を占め風味がよいが，病害虫に弱い。ロブスタ種は世界の生産量の約25％を占め風味やうま味に欠けるが，病害に強い。水溶性成分が他の品種に比べ多いため，インスタントコーヒーに多く利用されている。

成分の生成に関与している。特有の酸味も品質を決める上で重要であるが，有機酸として主にクエン酸，リンゴ酸，酢酸が多い。なお，焙煎によってギ酸，酢酸，乳酸が増加する。

2) インスタントコーヒー

コーヒー豆を焙煎して粉砕したあと，熱水抽出した液を噴霧乾燥したものである。近年，凍結乾燥法による製品が大幅に商品化されている。褐色の粉末または粒状の製品となる。レギュラーコーヒーと比べて苦味，酸味，芳香を有し，吸湿性が高く，また，湯に溶けやすい性質をもつ。用途は家庭用及びコーヒーゼリー，カフェオレなどの加工食品用として広く使用されている。

3　ココア（Cocoa）

アオギリ科常緑高木のカカオノキ（*Theobroma cacao*）の種子を焙煎し，外皮と胚芽などを除き，必要によりアルカリ処理[*6]を行い，乾燥摩砕したのち圧縮機でココアバターの一部を除去し，微粉砕したものである。ココアは茶やコーヒーと異なり，そのものを溶解して飲むのが特徴で，脂肪分，食物繊維，ミネラル類，ビタミン類のほかアルカロイドであるテオブロミンと少量のカフェインを含有する。テオブロミンはカフェインよりも穏やかな刺激性，興奮作用を有する。

また，活性酸素消去作用をもつポリフェノールの含量も高い。ココアは脂質含量により，ブレックファストココア（脂肪分22％以上），低脂肪ココア（脂肪分10％以下），その中間の中脂肪ココアに大別される。ココアに他の物を混ぜないものをピュアココア，粉乳などを混和したミルクココア，ミルクココアに砂糖を加え，懸濁しやすいよう加工したインスタントココアなどがある[*7]。

[*6] アルカリ処理
炭酸カリウムに浸し加熱すると色調は濃くなり，ココア独特の風味になり水に対して懸濁性が増す。

[*7] ココア
よく利用されるココアはブレックファストココアと中脂肪ココアである。

4　清涼飲料（Soft drink）

清涼飲料は爽快味を有し，アルコールを含まない（1％未満）飲料で，発泡性飲料（Sparkling drink，炭酸飲料）と非発泡性飲料（Still drink）に大別される。非発泡性飲料はさらに果実飲料，茶飲料，ミネラルウォーター，スポーツドリンクなどに分類される。

1) 炭酸飲料（Carbonated drink）

JAS規格の定義によれば「飲用適の水に二酸化炭素を圧入したもの」及びこれに「甘味料，酸味料，フレーバリング（香料，果汁または果汁ピューレ，植物の種実，根茎，木皮，葉，花等，またはこれらからの抽出物，乳または乳製品）等を加えたもの」とされており，果実飲料以外のものである。炭酸水，透明炭酸飲料（サイダー，レモンライム系飲料，ラムネ），コーラ，ジンジャエール，フルーツ・フレーバー系炭酸飲料，果汁入り炭酸飲料，栄養ドリンク炭酸飲料などがある。

炭酸飲料の製造方法は大別してポストミックス法（三段びん詰法）とプレミックス法の2つがある。ポストミックス法は，一定量の調合シロップをびんに注入し，これに炭酸水を充填したあと，びんを密封し，転倒，撹拌，混

合する方法である。プレミックス法は調合シラップと処理水（脱気した水）とが計量装置で一定の割合に配合され，冷却しながら炭酸ガスを圧入したのち，直ちに充填，密封される方法で，最近はこの方法が多く採用されている。なお，無果汁炭酸飲料は殺菌の必要はないが，果汁入り炭酸飲料には法律上，加熱殺菌の規定があり，トンネル型殺菌機や瞬間殺菌機などでシラップを殺菌，冷却後，炭酸ガスを注入する。

2）果実飲料（Fruit beverage）

果実飲料は代表的な非発泡性飲料でJAS規格の定義により分類した概要を表4-7に示す。

使用する果実はオレンジや温州ミカンが最も多く，その他グレープフルーツ，レモン，リンゴ，ブドウ，パインアップル，モモなどである。果実飲料の製造法は，まず果実を搾汁するが，果実の種類によって果実の構造が異なるため，これらに適した搾汁方法が採用されている。

表4-7　果実飲料の分類

分　類	内　容
濃縮果汁	果実の搾汁を濃縮したもの。もしくはこれに果実の搾汁，果実の搾汁を濃縮したもの，もしくは還元果汁を混合したもの，またはこれらに砂糖類，蜂蜜等を加えたもの。 （濃縮オレンジ，濃縮温州ミカン，濃縮グレープフルーツなど）
果実ジュース	1種類の果実の搾汁もしくは濃縮果汁またはこれらに砂糖類，蜂蜜等を加えたもの。 （オレンジジュース，温州ミカンジュース，グレープフルーツジュースなど）
果実ミックスジュース	2種類以上の果実の搾汁もしくは還元果汁を混合したものまたはこれらに砂糖類，蜂蜜等を加えたもの。
果粒入り果実ジュース	果実の搾汁もしくは還元果汁に柑橘類の果実のさのうもしくは柑橘類以外の果実の果肉を細切したもの等を加えたものまたはこれらに砂糖類，蜂蜜等を加えたもの。
果実・野菜ミックスジュース	果実の搾汁もしくは還元果汁に野菜を破砕して搾汁もしくは裏ごしをし，皮，種子等を除去したものを加えたもの，またはこれらに砂糖類，蜂蜜等を加えたもの。なお，果実の搾汁または還元果汁の原材料に占める重量の割合は50%を上回るもの。
果汁入り飲料	還元果汁を希釈したものもしくは還元果汁及び果実の搾汁を希釈したものまたはこれらに砂糖類，蜂蜜等を加えたもの。なお，果実の搾汁の原材料に占める重量の割合が10%以上のもの。

出典）農林水産省「果実飲料の日本農林規格：農林水産省告示第489号」より一部改変

参考・引用文献
1）杉田浩一ほか　編『日本食品大事典』医歯薬出版，p.636，2003
2）荒井綜一ほか『食品加工学』同文書院，p.193，1999
3）村松敬一郎ほか　編『茶の機能』学会出版センター，2002
4）S. Miura, J. Wtanabe, *et al*: *Bio. Pharm. Bull.*, 17, p.1567-1572, 1994
5）Y. Fujimura, *et al*: *J. Agric. Food Chem.*, 50, p.5729-5734, 2002
6）大沢俊彦「食の科学（3）」光琳，49，1998
7）福島和夫「食の科学（3）」光琳，38，1997
8）神谷　茂「食の科学（2）」光琳，38，1999
9）西堀すき江ほか「ココア・チョコレートの血液流動性改善効果」日本ヘモレオロジー学会誌，5，p.75-78，2002
10）果実飲料の日本農林規格，農林水産省告示第489号（平成28年2月24日）

5 バイオテクノロジーと遺伝子組換え食品

バイオテクノロジー（生物工学的技術）とは「生物あるいはその構成成分がもつ機能を利用する技術」と定義することができる。その意味では，主に農業や食品加工の分野で用いられてきた伝統的な育種技術や発酵技術も広義のバイオテクノロジーと考えることができる。しかし1980年代から急速に発展してきた分子生物学的技術を中心とした狭義のバイオテクノロジーは，医学・生物学の分野はもとより食品の分野にも多大な影響を与え，食品の加工特性，保存性，嗜好性，さらには栄養性の向上などに応用されつつある。これら狭義のバイオテクノロジーを利用した食品はバイオ食品と呼ばれている。

1 バイオリアクター利用食品

生体内でのさまざまな反応はタンパク質を主成分とする酵素の関与により低温で速やかに進行する。すなわち生体触媒である酵素自身は，一般に反応の前後で変化せず，反応終了後も活性を保持したまま反応生成物中に残る。そこで酵素を固定化して再利用し，連続的に反応を進めることができれば製造工程の簡素化や効率化が実現し，製造コストの低減が可能となる。このような考えに基づき，固定化酵素（目的の酵素をもつ微生物菌体や動植物細胞を固定化したものも含む）を利用した反応装置をバイオリアクターと呼ぶ。

バイオリアクター技術はすでに食品工業の分野で実用化され，異性化糖，エリスリトール，シクロデキストリン，パラチノースなどの各種糖やアミノ酸など食品素材の製造に利用されている。さらに固定化酵母を用いたビール，ワイン，清酒，醤油の製造や固定化酢酸菌による食酢の製造も検討されている。

2 クローン家畜

家畜のクローン技術は，遺伝的に同一な家畜を多数生産するものであり，優秀な家畜を短期間で複製増殖することができ，家畜の改良と大量生産に大きく貢献する可能性のある技術である。

クローン技術を利用して家畜を生産する方法には大きく分けて2つの方法がある。1つは受精卵を分割する方法で，1個の受精卵を2〜4分割し，借り腹動物に移植する（受精卵分割法）。一方，核を除去した未受精卵に受精卵や体細胞の核を移植して得たクローン卵を借り腹動物へ移植する方法も用いられている（核移植法）。核移植法の中で，体細胞の核を移植したものを体細胞クローンと呼ぶ。

1996年イギリスにおいて，哺乳類における最初の体細胞クローン成功例としてクローン羊「ドリー」が誕生したが，6年後に死亡が確認された。日本においてもすでに100頭以上のクローン牛が誕生しているが，倫理上の問題の他に体細胞からの個体の再生については未解明の部分が多く，また作出コストもかかることから，実用化には至っていないのが現状である。なお，

第4章

日本は2002（平成14）年に受精卵クローン牛の食用化を認可したが、クローン家畜の肉や生乳等については出荷が自粛されており、現在一般には流通していない。

3　細胞融合作物

　性質の異なる二種類の細胞を融合させることにより、有性生殖による交雑では得られない新しい形質をつくり出すことができる。融合に際して、微生物や植物のように細胞壁をもつ細胞は、細胞壁を溶解するさまざまな酵素で処理してプロトプラスト[*1]にする必要がある。プロトプラスト化した細胞どうしは融合促進剤の一種であるポリエチレングリコール中に浸漬する（ポリエチレングリコール法）か、電気パルスを負荷して細胞膜に一時的に微細な穴を開ける方法（エレクトロポレーション法）などにより融合させることが多い。

　細胞融合を用いて作出された酵母には、冷凍耐性ならびにマルトース発酵能を有したパン酵母がある。また、作物としては地上部にトマト、地下部にポテトがなることを目指した「ポマト」、イネとヒエの雑種「ヒネ」、メロンとカボチャの雑種「メロチャ」などが開発されたが、いずれも商品化には至っていない。オレンジに耐寒性のカラタチを融合させた「オレタチ」は1992（平成4）年に初めて着果し、商品化に向けてさらに改良が進められている。

4　遺伝子組換え作物
1）遺伝子組換え作物とは

　あらゆる生物の遺伝情報はDNAが担っており、基本的には細菌から高等生物に至るすべての生物に共通のものである。そこで有用な遺伝子をある生物から取り出し、本来その遺伝子をもっていない生物に導入することができれば、新たな遺伝形質を付与することができ、有効な品種改良の手段となる。このように人工的に遺伝子を操作してつくり出した生物を遺伝子組換え生物[*2]（GMO：Genetically Modified Organism）と呼び、それが農作物である場合にはGM作物、また、GMOを原料としてつくられた食品はGM食品という。

2）遺伝子導入法

　遺伝子の導入法としては、初期の頃は細胞融合作物の項で述べたように、プロトプラストを作製したあと、導入遺伝子を含む溶液中で瞬時の通電を行う方法（エレクトロポレーション法）や導入遺伝子でコーティングした金粒子を細胞膜に貫通させる方法（パーティクルガン法）が主流であったが、最近では土壌細菌の一種、アグロバクテリウム（*Agrobacterium tumefaciens*）の植物細胞への感染能を利用する方法(アグロバクテリウム法)が用いられるようになって、遺伝子導入効率の改善がなされている。

3）遺伝子組換え作物の現状

　GM作物の商業的生産は1996（平成8）年にアメリカ、カナダ、アルゼン

[*1] プロトプラスト
セルラーゼ、ペクチナーゼなど細胞壁成分を分解する酵素を作用させた細胞は、細胞膜のみに囲まれたプロトプラストと呼ばれる球状の細胞となる。細胞壁を失った細胞は細胞融合や遺伝子導入が可能となり、これらの操作のあと、適当な培地で培養することにより細胞壁を復元させることができる。

[*2] 遺伝子組換え生物
最近では、遺伝子導入によりつくり出された生物と細胞融合など細胞工学的手法によりつくり出された生物を併せて生命操作生物（Living Modified Organism; LMO）と称することがある。

表4-8　GM作物生産国の栽培面積と栽培作物

国　名	栽培面積（ha）	作　物
アメリカ	7,150	トウモロコシ，ダイズ，ワタ，アルファルファ，ナタネ，テンサイ，ジャガイモ，パパイヤ，スクワッシュ，リンゴ
ブラジル	5,280	ダイズ，トウモロコシ，ワタ，サトウキビ
アルゼンチン	2,400	ダイズ，トウモロコシ，ワタ，アルファルファ
カナダ	1,250	ナタネ，ダイズ，トウモロコシ，サトウキビ，アルファルファ，ジャガイモ
インド	1,190	ワタ
パラグアイ	410	ダイズ，トウモロコシ，ワタ
中国	320	ワタ，パパイヤ
南アフリカ	270	トウモロコシ，ダイズ，ワタ
パキスタン	250	ワタ
ボリビア	140	ダイズ

出典）バイテク情報普及会，2019年における各国の栽培状況
https://cbijapan.com/about_use/cultivation_situation/ （2021.07.28）

チンで開始され，その後，世界各国で生産が行われ，2019（平成31）年ではGM作物の作付面積は1億9,000万ヘクタール以上（日本の作付面積440万ヘクタールの約43倍）にも達し，今後益々，GM作物の種類，生産国及び作付面積の増加が見込まれている。2019（平成31）年度の調査では世界29カ国でGM作物を生産しているが，上位10カ国の作付面積及び栽培作物名を表4-8に示す。

　日本では厚生労働省において許可されたもの以外のGM作物の生産は禁止されている。大豆，ナタネなどの原料の大半を主にアメリカやカナダからの輸入に頼っている現状では，GM作物の意図せぬ混入は避けられない状態にある。内閣府食品安全委員会で審査を受けたあと，厚生労働省において認可されたGM作物は，表4-9に示すように，2021（令和3）年現在，ジャガ

表4-9　厚生労働省の安全性審査を経たGM作物

作　物	性　質
ジャガイモ	害虫抵抗性，ウイルス抵抗性，アクリルアミド産生低減，疫病抵抗性，打撲黒斑低減
ダイズ	除草剤耐性，高オレイン酸形質，害虫抵抗性，低飽和脂肪酸
テンサイ	除草剤耐性
トウモロコシ	害虫抵抗性，除草剤耐性，高リシン形質，耐熱性α-アミラーゼ産生，乾燥耐性，組織特異的除草剤耐性，収量増大の可能性の向上
ナタネ	除草剤耐性，雄性不稔性，稔性回復性
ワタ	除草剤耐性，害虫抵抗性
アルファルファ	除草剤耐性，低リグニン
パパイヤ	ウイルス抵抗性

出典）厚生労働省，安全性審査の手続を経た旨の公表がなされた遺伝子組替え食品及び添加物一覧
https://www.mhlw.go.jp/content/11130500/000809489.pdf （2021.07.28）

イモ，大豆，トウモロコシ，ナタネ，ワタ，テンサイ，アルファルファ，パパイヤの8種類あり，除草剤耐性または害虫抵抗性など，生産者の利益を重視した作物が多い。しかし，日本の消費者はGM作物の安全性に対して危惧の念をもっているため，調理・加工食品に利用するGM作物の国内生産は実験的規模でしか行われていないのが現状である。

一方，米の生産において，β-カロテンや鉄分の増加，あるいはアレルゲンとなるタンパク質や酒造の際に雑味の原因となるグルテリンを減らしたイネなど消費者や加工業者のメリットを重視したGM作物も開発されている。

遺伝子組換え技術は医薬品や工業原材料の生産など，応用が期待される分野が多岐にわたる。しかし，その一方で長期間摂取し続けた時の影響や生態系への影響[*3]など不明な部分も多い技術である。

4）わが国における安全性審査

わが国においてGM食品は厚生労働省，GM飼料は農林水産省の管轄下にあり，2003（平成15）年に施行された食品安全基本法に基づき内閣府に発足した食品安全委員会の意見を聴いた上で個々の食品や飼料の安全性を審査している。わが国で認可されたGM作物は表4-9に示した通り8種類にのぼるが，今後も増え続けると思われる。最新の情報は厚生労働省医薬食品局食品安全部の遺伝子組換え食品ホームページから得ることができる。

わが国のGM食品の安全性審査は，1993（平成5）年OECD（経済協力開発機構）報告書及び2003（平成15）年FAO（国連食糧農業機構）とWHO（世界保健機構）の合同食品規格委員会（Codex）のガイドラインに提唱されている実質的同等性[*4]（Substantial Equivalence）の概念を取り入れている。一方，消費者の側からはより安全な食品を手にしたいという要求は根強くあり，食品リスク情報の開示と追跡可能性（Traceability）の確保のための努力が進められている。

5）ゲノム編集食品

ゲノム編集とは，部位特異的ヌクレアーゼ（核酸分解酵素）を利用して標的遺伝子を改変する技術である。この技術は2005（平成17）年頃から存在するが，2012（平成24）年にCRSPR/Cas9（クリスパー・キャスナイン）システムが導入されてからは，編集の効率が飛躍的に向上した。CRSPRとは1987（昭和62）年に大腸菌から発見された反復クラスター配列であり，Cas9が部位特異的ヌクレアーゼであるが，多くの細菌でバクテリオファージ（細菌に感染するウイルス）に対する耐性獲得機構であることがわかっている。

この技術を応用すれば，特定の遺伝子を取り除くこと（ノックアウト），新規遺伝子を特定の箇所に導入すること（ノックイン）の両方が可能であるが，現在開発が進められているゲノム編集食品のほとんどがノックアウトであることから，実質的同等性が損なわれないとして厚生労働省は届出のみで安全性審査を課していない。

現時点で実用段階に近い食品としては，「栄養価を高めたトマト」，「収穫

＊3 生態系への影響
GM作物の生態系への悪影響を低減するため，GM作物が二世代目以降不稔となり拡散しないように遺伝子を改変する技術（いわゆるターミネーター技術）の研究も盛んに行われている。

＊4 実質的同等性
人類の歴史の中で食経験を積み重ねてきた食品を安全とみなし，それと比較して遺伝子組換えによって新たに生じる成分及びその影響のみが安全性評価の対象となるという考え方。

量の多いイネ」,「筋肉量の多いマダイ」等がある。

参考・引用文献

1) 山田康之・岡田吉美 編『植物バイオテクノロジーⅡ』東京化学同人，1991
2) 加藤保子 編『栄養・健康科学シリーズ　食品学各論 改訂第3版』南江堂，2002
3) 遺伝子組換え食品・世界の栽培面積（バイテク情報普及会）
   https://cbijapan.com　（2021.07.28）
4) 遺伝子組換え食品の安全性に関する審査（厚生労働省）
   https://www.mhlw.go.jp/stf/seisakunitsuite/bunya/kenkou_iryou/shokuhin/bio/idenshi/anzen/anzen.html　（2021.07.28）
5) 遺伝子組換え食品に関する事項（消費者庁）
   https://www.caa.go.jp/policies/policy/food_labeling/food_labeling_act/pdf/food_labeling_act_190507_0006.pdf　（2021.07.28）

第4章

Column5

魚介類の雌雄制御技術

　魚介類では染色体を操作して商品価値の高い雌性や不稔性の個体を作出する性の制御技術が実用化されている。下記のような3倍体（不稔性）は，2倍体よりも成育がよいため大型化させて出荷できるように養殖されている。なお，食品としての安全性は確認されているが，遺伝子組換え技術とは全く異なる作出方法のため，食品表示の義務化などは必要とされない。

ブランド魚種名	生産地	形　態
ヤシオマス	栃木県	全雌3倍体
信州サーモン	長野県	全雌3倍体（雑種）
岐阜大アマゴ	岐阜県	全雌3倍体
絹姫サーモン	愛知県	全雌3倍体（雑種）
奥多摩ヤマメ	東京都	全雌3倍体
美雪マス	新潟県	全雌3倍体（雑種）
ギンマス	新潟県	全雌3倍体
銀河サーモン	北海道	全雌3倍体

第5章
食品表示と規格

1 食品表示と法令

　生鮮食品や加工食品にはさまざまな表示やマークがあり，人々が安心して食生活を営み，健康な生活を送れるように食品表示制度として基準が定められている。食品の生産に携わる者は消費者が安心して購入できる商品を生産する義務がある。一方，消費者は食品に表示された内容によって，種々の情報を得ることができる。したがって，食品の生産者及び消費者は常に信頼関係を大切にしなければならない。この章では食品に関する規格や法律に基づく表示とマークについて解説する。

　1963（昭和38）年，国際連合食糧農業機関（FAO）と世界保健機関（WHO）によって設置された政府間組織コーデックス委員会（p.241参照）によって，国際的な食品規格となるコーデックス規格が策定された。わが国ではコーデックス規格を踏まえた食品の表示や規格が，法律によって定められている。主な食品表示は，食品表示法，農林物資の規格化等に関する法律（JAS法），健康増進法などによって定められている（表5-1参照）。

表5-1　食品表示に関係する法律と規格

法律名 （所管省庁，委員会）	目　的	内　容
1. 食品表示法 （消費者庁）	食品摂取の安全性，消費者の食品選択の機会確保	アレルゲンや遺伝子組換え食品の表示，栄養表示などの食品表示基準を定める。
2. JAS法 （農林水産省，消費者庁）	農林物資の品質の改善，生産・消費の合理化	JAS規格を定める。JAS法は輸入品を含む一般消費者向けの飲食料品に適用される。
3. 健康増進法 （厚生労働省，消費者庁）	国民保健の向上を図る	国民健康・栄養調査，保健指導，特定給食施設や特別用途表示などを定める。
4. 計量法 （経済産業省）	適正な計量の義務	特定商品及びその量目公差などを定める。
5. 不当景品類及び不当表示防止法 （消費者庁）	不当な景品類や表示の禁止	不当な景品をつけ，また，商品の品質や規格内容を不当に表示することを禁止する。景品表示法とも呼ぶ。
6. 食品衛生法 （厚生労働省，消費者庁）	食品衛生上の危害発生防止	国民の健康の保護を図ることを目的に，主な食品営業のほか，食品，添加物，器具，容器包装等を対象に飲食に関する衛生について規定している。
7. その他 ①製造物責任法 　（消費者庁） ②コーデックス規格 　（CODEX委員会） ③ISO22000 　（国際標準化機構）	製造物の責任帰属 各国の食品の貿易の公正化 食品の安全を守るためのマネジメントの構築	あらゆる業種で製造物の責任を適応させる。Product Liabilityから PL法とも呼ぶ。 食品の国際流通と消費者保護を目的に検討されている。 食品安全の計画，運用，チェック体制を構築し，安全性の強化を図る。

1　食品表示法

　食品を摂取する際の安全性と一般消費者の自主的かつ合理的な食品選択の機会を確保するため，これまでの食品衛生法，JAS法及び健康増進法の食

品表示に関する規定を統合し，新たな食品の表示に関する包括的かつ一元的な法律として，食品表示法が2015（平成27）年4月に施行された。食品表示法によって定められた食品表示基準は，食品関連事業者等が生鮮食品，加工食品及び添加物を販売する場合に適用される。

　食品表示基準による生鮮食品の表示では，名称と原産地の記載が義務づけられている。その他，食品の種類にもよるが，内容量，食品関連事業者の氏名または名称及び住所，養殖や解凍（水産物）などを表示しなければならない。加工食品は名称（種類別），原材料名，添加物，内容量または固形量・内容総量，消費期限または賞味期限，保存方法，熱量・栄養成分量，食品関連事業者の氏名または名称・住所，アレルギーや遺伝子組換えに関する事項などの表示を記載する必要がある。

1）消費期限及び賞味期限

　食品の品質を保証する期限は，消費期限または賞味期限で表示する。消費期限は定められた方法により食品を保存した場合において，腐敗，変敗その他の品質の劣化に伴う安全性を欠くこととなるおそれがないと認められる期限を示し，"年月日"によって表されている。また，賞味期限は定められた方法により食品を保存した場合において，期待されるすべての品質の保持が十分に可能であると認められる期限を示し，"年月日"または"年月"[*1]によって表されている。賞味期限は当該期限を超えた場合であっても，これらの品質が保持されていることがある（表5-2参照）。

*1「年月」の表示
製造から賞味期限までの期間が3ヶ月を超えるものにあっては，「年月」の表示が可能である。

表5-2　加工食品の期限表示

対象食品	表示名称	表示方法	食品例
1. 食品の変化が急速で速やかに消費すべき食品	「消費期限」	「年月日」	食肉，惣菜，魚介類 弁当，チルド餃子
2. 品質が保たれるのが，3ヶ月以内の食品	「賞味期限」	「年月日」	ハム・ソーセージ バター，チーズ，かまぼこ
3. 品質が保たれるのが，3ヶ月を超える食品	「賞味期限」	「年月日」 「年　月」	炭酸飲料，植物油，ビール 調理冷凍食品，風味調味料
4. 品質が保たれるのが，数年以上の食品	「省略可」	「省略可」	砂糖，塩，うま味調味料

2）栄養成分表示

　食品表示法施行前は任意であった栄養成分表示は，食品表示法の施行とともに，包装された一般消費者向け加工食品及び添加物において原則として表示が義務づけられている[*2]。消費者にとって食品の栄養成分表示は，適切な食品選択や栄養成分の過不足の確認などに役立てることができる。表示義務のある熱量（エネルギー）及びタンパク質，脂質，炭水化物，食塩相当量に加えて，表示が推奨されている栄養成分や任意とされる栄養成分に関して，食品表示基準が定められている（表5-3参照）。

3）栄養強調表示

　近年増えている栄養成分を強調した表示に，「高タンパク質」，「ビタミン

*2 栄養成分表示を省略できる食品
1. 容器包装の表示可能面積が概ね30cm²以下であるもの
2. 酒類
3. 栄養の供給源としての寄与が少ないもの
4. 極めて短期間で原材料が変更されるものなど。
ただし，栄養表示をしようとする場合には省略はできない。

表 5-3　栄養成分表示をする際の表示区分

表示の区分	対象となる栄養成分等
義務表示 【基本 5 項目】	熱量，タンパク質，脂質，炭水化物，ナトリウム（食塩相当量で表示）
推奨表示	飽和脂肪酸，食物繊維
任意表示	n-3 系脂肪酸，n-6 系脂肪酸，コレステロール，糖質，糖類（単糖類，二糖類，糖アルコールでないもの），ミネラル類（亜鉛，カリウム，カルシウム，クロム，セレン，鉄，銅，マグネシウム，マンガン，モリブデン，ヨウ素，リン），ビタミン類（ナイアシン，パントテン酸，ビオチン，ビタミン A，B₁，B₂，B₆，B₁₂，C，D，E，K，葉酸）

D 入り」，「カルシウム 2 倍」あるいは「ノンカロリー」，「コレステロール控えめ」，「糖類ハーフ」などがある。こうした健康の保持増進に関わる栄養成分を強調した表示については，各栄養成分を対象に固体食品及び液体食品に一定の基準が設けられている（表5-4参照）。特に強調表示の中で栄養成分を「含まないこと」または「少ないこと」を強調する場合には，各々の含有量が「含まない旨の基準値未満」または「低い旨の基準値未満」であることとされている（表5-5参照）。

表 5-4　栄養強調表示の種類

強調表示の種類	補給ができる旨の表示			適切な摂取ができる旨の表示			添加していない旨の表示
	高い旨	含む旨	強化された旨	含まない旨	低い旨	低減された旨	無添加強調表示
	絶対表示		相対表示	絶対表示		相対表示	
表現例	高○○ △△豊富 ××たっぷり	○○含有 △△源 ××入り	○○30%アップ △△2倍	無○○ △△ゼロ ノン××	低○○ △△控えめ ××ライト	○○30%カット △△〜gオフ ××ハーフ	○○無添加 △△不使用
該当する栄養成分等	タンパク質，食物繊維，亜鉛，カリウム，カルシウム，鉄，銅，マグネシウム，ナイアシン，パントテン酸，ビオチン，ビタミン A，ビタミン B₁，ビタミン B₂，ビタミン B₆，ビタミン B₁₂，ビタミン C，ビタミン D，ビタミン E，ビタミン K，葉酸			熱量，脂質，飽和脂肪酸，コレステロール，糖類，ナトリウム			糖類，ナトリウム塩

表 5-5　含まない，低い，低減された旨の表示

栄養成分※	含まない旨の表示は次の基準値に満たないことこの基準より数値が小さい場合，「0」と表示することが可能	低い旨の表示は次の基準値未満であること 低減された旨の表示をする場合は，次のいずれかの基準値以上低減し，さらに 25% 以上相対差のあること
	食品100g あたり（括弧内は一般に飲用に供する液状の食品100ml 当たり）	
熱量	5kcal（5kcal）	40kcal（20kcal）
脂質	0.5g（0.5g）	3g（1.5g）
糖質	0.5g（0.5g）	5g（2.5g）
ナトリウム	5mg（mg）	120mg（120mg）

※別に，飽和脂肪酸とコレステロールの基準値あり

4）栄養機能食品

　保健機能食品の一つで身体の成長，発達，健康維持に必要な栄養成分の補給や補完を目的とした食品をいう。定められた基準を満たしていれば，所管省庁などに許可申請や届け出の必要はない。表示の対象は，n-3系脂肪酸，ミネラル6種及びビタミン13種である（表5-6参照）。各成分の補給量には基準があり，食品は1日あたりの摂取目安量の上限値と下限値の範囲内にある必要がある。また，栄養成分の機能表示だけでなく，摂取する上での注意事項なども表示する必要がある。

5）機能性表示食品

　疾病に罹患していない者（未成年者，妊娠を計画している者を含む妊産婦及び授乳婦を除く）に対し，機能性関与成分によって健康の維持及び増進に資する特定の保健の目的（疾病リスクの低減に係るものを除く）が期待できる旨を，食品の容器包装に表示することができる。事業者の責任において，科学的根拠に基づいた機能性を表示した食品であり，販売前に事業者は安全性及び機能性の根拠に関する情報などを消費者庁長官へ届け出る必要がある。製品には届出番号が表示されているため，安全性や機能性の根拠に関する科学的根拠の情報を，消費者庁のウェブサイトで誰でも検索することができる。

6）アレルギー表示

　特定の食品を摂取した際，免疫反応が過剰に作用して異常な症状を呈する場合がある。これを食物アレルギーというが，症例数が多いものや症状が重篤で生命に関わるものがあるため，特に留意が必要な7品目の食品 ∤卵，乳，小麦，そば，落花生（ピーナッツ），エビ，カニ∤ を特定原材料として，食品のアレルギー表示が義務づけられている。また，特定原材料に準ずるものとして，アーモンド，アワビ，イカ，イクラ，オレンジ，カシューナッツ，キウイフルーツ，牛肉，クルミ，ゴマ，サケ，サバ，ゼラチン，大豆，鶏肉，バナナ，豚肉，マツタケ，モモ，ヤマノイモ，リンゴの21品目の食品について，アレルギー表示が推奨されている。

7）遺伝子組換え食品表示

　日本で安全性が確認されている遺伝子組換え作物は，大豆，トウモロコシ，ジャガイモ，ナタネ，ワタ，ビート，アルファルファ及びパパイヤの8品目であり，それらの加工食品が販売されている。遺伝子組換え作物を含む食品は，原料中の重量割合として遺伝子組換え作物が上位3位以内で，かつ全重量の5％以上含まれる場合に表示が必要である。表示方法は，遺伝子組換え作物を原料として使用している場合には「遺伝子組換え○○使用」と，遺伝子組換え作物と非遺伝子組換え作物を分けずに使用している場合には，「遺伝子組換え不分別」と表示しなければならない。

　非遺伝子組換え農作物を分別して使用している場合は，「遺伝子組換え○○不使用」などと表示できるが，義務ではなく任意表示となっている。この表示を行う場合には，分別生産流通管理（IPハンドリング）[*3]に基づいて行

*3 IPハンドリング(Identity Preserved Handling)
海外の農場から日本の食品製造業者にいたるまでの各段階で，遺伝子組換え農作物の混入が起こらないように管理し，そのことを書類で証明しなければならないシステム。これができない場合は不分別として取り扱う。

第5章

表 5-6　栄養機能食品の表示の種類

栄養成分	1日あたりの摂取目安量に含まれる栄養成分量		栄養機能表示	注意喚起表示
	下限値	上限値		
n-3 系脂肪酸	0.6g	2.0g	n-3系脂肪酸は，皮膚の健康維持を助ける栄養素です。	本品は，多量摂取により疾病が治癒したり，より健康が増進するものではありません。1日の摂取目安量を守ってください。
亜鉛	2.64mg	15mg	亜鉛は，味覚を正常に保つのに必要な栄養素です。	本品は，多量摂取により疾病が治癒したり，より健康が増進するものではありません。亜鉛の摂りすぎは，銅の吸収を阻害するおそれがありますので，過剰摂取にならないよう注意してください。1日の摂取目安量を守ってください。乳幼児・小児は本品の摂取を避けてください。
			亜鉛は，皮膚や粘膜の健康維持を助ける栄養素です。	
			亜鉛は，タンパク質・核酸の代謝に関与して，健康の維持に役立つ栄養素です。	
カリウム	840mg	2,800mg	カリウムは，正常な血圧を保つのに必要な栄養素です。	本品は，多量摂取により疾病が治癒したり，より健康が増進するものではありません。1日の摂取目安量を守ってください。腎機能が低下している方は本品の摂取を避けてください。
カルシウム	204mg	600mg	カルシウムは，骨や歯の形成に必要な栄養素です。	本品は，多量摂取により疾病が治癒したり，より健康が増進するものではありません。1日の摂取目安量を守ってください。
鉄	2.04mg	10mg	鉄は，赤血球を作るのに必要な栄養素です。	
銅	0.27mg	6.0mg	銅は，赤血球の形成を助ける栄養素です。	本品は，多量摂取により疾病が治癒したり，より健康が増進するものではありません。1日の摂取目安量を守ってください。乳幼児・小児は本品の摂取を避けてください。
			銅は，多くの体内酵素の正常な働きと骨の形成を助ける栄養素です。	
マグネシウム	96mg	300mg	マグネシウムは，骨や歯の形成に必要な栄養素です。	本品は，多量摂取により疾病が治癒したり，より健康が増進するものではありません。多量に摂取すると軟便（下痢）になることがあります。1日の摂取目安量を守ってください。乳幼児・小児は本品の摂取を避けてください。
			マグネシウムは，多くの体内酵素の正常な働きとエネルギー産生を助けるとともに，血液循環を正常に保つのに必要な栄養素です。	
ナイアシン	3.9mg	60mg	ナイアシンは，皮膚や粘膜の健康維持を助ける栄養素です。	本品は，多量摂取により疾病が治癒したり，より健康が増進するものではありません。1日の摂取目安量を守ってください。
パントテン酸	1.44mg	30mg	パントテン酸は，皮膚や粘膜の健康維持を助ける栄養素です。	
ビオチン	15μg	500μg	ビオチンは，皮膚や粘膜の健康維持を助ける栄養素です。	
ビタミンA	231μg	600μg	ビタミンAは，夜間の視力の維持を助ける栄養素です。	本品は，多量摂取により疾病が治癒したり，より健康が増進するものではありません。1日の摂取目安量を守ってください。妊娠3か月以内又は妊娠を希望する女性は過剰摂取にならないよう注意してください。
			ビタミンAは，皮膚や粘膜の健康維持を助ける栄養素です。	
ビタミンB1	0.36mg	25mg	ビタミンB1は，炭水化物からのエネルギー産生と皮膚や粘膜の健康維持を助ける栄養素です。	本品は，多量摂取により疾病が治癒したり，より健康が増進するものではありません。1日の摂取目安量を守ってください。
ビタミンB2	0.42mg	12mg	ビタミンB2は，皮膚や粘膜の健康維持を助ける栄養素です。	
ビタミンB6	0.39mg	10mg	ビタミンB6は，タンパク質からのエネルギーの産生と皮膚や粘膜の健康維持を助ける栄養素です。	
ビタミンB12	0.72μg	60μg	ビタミンB12は，赤血球の形成を助ける栄養素です。	
ビタミンC	30mg	1,000mg	ビタミンCは，皮膚や粘膜の健康維持を助けるとともに，抗酸化作用を持つ栄養素です。	
ビタミンD	1.65μg	5.0μg	ビタミンDは，腸管でのカルシウムの吸収を促進し，骨の形成を助ける栄養素です。	
ビタミンE	1.89mg	150mg	ビタミンEは，抗酸化作用により，体内の脂質を酸化から守り，細胞の健康維持を助ける栄養素です。	
ビタミンK	45μg	150μg	ビタミンKは，正常な血液凝固能を維持する栄養素です。	本品は，多量摂取により疾病が治癒したり，より健康が増進するものではありません。1日の摂取目安量を守ってください。血液凝固阻止薬を服用している方は本品の摂取を避けてください。
葉酸	72μg	200μg	葉酸は，赤血球の形成を助ける栄養素です。	本品は，多量摂取により疾病が治癒したり，より健康が増進するものではありません。1日の摂取目安量を守ってください。葉酸は，胎児の正常な発育に寄与する栄養素ですが，多量摂取により胎児の発育が良くなるものではありません。
			葉酸は，胎児の正常な発育に寄与する栄養素です。	

出典）消費者庁，知っていますか？　栄養機能食品
https://www.caa.go.jp/policies/policy/food_labeling/health_promotion/pdf/food_labeling_cms206_20200730_02.pdf　（2021.07.28）

われ，その証明書が必要となる。

2　JAS法

　JAS法は正式には"農林物資の規格化等に関する法律"のことをいい，農林水産省が所管省庁である。この法律は，農林物資が一定の品質や特別な生産方法でつくられていることを保証するJAS規格制度に関するものであり，JAS規格に合格した製品にはJASマークの貼付が認可されている。農林物資とは，酒類，医薬品などを除く飲食料品，油脂，農産物，林産物，畜産物，水産物及びこれらを原料または材料として製造・加工された国内生産品や輸入品を意味している。

　JAS規格を定めることのできる基準には，①品位，成分，性能，その他の品質についての基準，②生産の方法についての基準，③流通の方法についての基準の3つがある。①の基準に適合する製品にはJASマーク[*4]を貼付することができる。②の基準に適合する製品のうち，有機生産された製品，生産情報公表に適合する製品及びその他の特定製品には，それぞれ有機JASマーク，特色JASマーク[*5]を貼付することができる（図5-1参照）。JAS規格に適合していると判定することを"格付け"といい，格付けを行うかどうかは製造業者に任されている。

JASマーク　　　有機JAS　　　特色JASマーク

図5-1　各種JASマーク

　有機JASに関して，有機生産された食品には，有機農産物，有機畜産物及び有機加工食品の3つがあり，有機JAS規格基準[*6]が定められている。それらの基準が第三者の登録認定機関で認められた食品に，有機JASマークの貼付や「有機」「オーガニック」などの表示をすることができる。

3　健康増進法

　わが国の急速な高齢化の進展及び疾病構造の変化を考慮し，国民の健康増進の総合的な推進に関する基本的な事項を定め，国民の栄養改善や国民の健康増進を図ることを目的とした法律である。①国民健康・栄養調査，②保健指導，③特定給食施設，④特別用途表示，⑤雑則，⑥罰則などが定められている。

1）特定保健用食品

　特定保健用食品[*7]及び条件付き特定保健用食品[*8]は，特定の保健の用途

[*4] JASマーク
通常，一般JASという。72品目214規格がある（平成31年1月現在）。

[*5] 特色JASマーク
日本産品・サービスのさらなる差別化やブランド化に向け，消費者に高付加価値やこだわり，優れた品質・技術などを分かりやすくアピールした製品に貼付できる。その他の特定食品として特定ハム，熟成ソーセージ，熟成ベーコン，地鶏肉，手延べ干し麺などがある。

[*6] 有機JAS規格基準
有機JAS規格には，次の3種がある。
（1）有機農産物
①堆肥等による土づくりを行い，播種・植付け前2年以上及び栽培中に（多年生作物の場合は収穫前3年以上），原則として化学的肥料及び農薬は使用しない
②遺伝子組換え種苗は使用しない
（2）有機畜産物
①飼料は主に有機飼料を与える
②野外への放牧などストレスを与えずに飼育する
③抗生物質等を病気の予防目的で使用しない
④遺伝子組換え技術を使用しない
（3）有機加工食品
①化学的に合成された食品添加物や薬剤の使用は極力避ける
②原材料は水と食塩を除いて，95%以上が有機農産物，有機畜産物または有機加工食品である
③薬剤により汚染されないよう管理された工場で製造を行う
④遺伝子組換え技術を使用しない

[*7] 特定保健用食品
特定保健用食品には次の2つも含まれる。
（疾病リスク低減表示）
関与成分の疾病リスク低減効果が医学的・栄養学的に確立されている場合，疾病リスク低減表示を認める特定保健用食品の関与成分として，カルシウムと葉酸がある。
（規格基準型）
特定保健用食品としての許可実績が十分であるなど科学的根拠が蓄積されている関与成分について規格基準を定め，消費者委員会の個別審査なく，消費者庁において規格基準に適合するか否かの審査を行い，許可する特定保健用食品。

[*8] 条件付き特定保健用食品
特定保健用食品より，科学的証明が緩やかであるが，その効果が認められる食品。

表5-7 特定保健用食品の分類と主な成分

	項目・用途	主な成分
1	おなかの調子を整える食品	乳果オリゴ糖，大豆オリゴ糖，ビフィズス菌Bb-12，寒天由来の食物繊維，難消化性デキストリンなど
2	コレステロールが高めの方の食品	大豆タンパク質，キトサン，植物ステロール，低分子化アルギン酸ナトリウム，茶カテキンなど
3	コレステロールが高めの方，おなかの調子を整える食品	低分子化アルギン酸ナトリウム，サイリウム種皮由来の食物繊維など
4	血圧が高めの方の食品	サーデンペプチド，ラクトトリペプチド，ゴマペプチド，燕龍茶フラボノイド，クロロゲン酸類など
5	ミネラルの吸収を助ける食品	CPP（カゼインホスホペプチド），CCM（クエン酸リンゴ酸カルシウム）など
6	ミネラルの吸収を助け，おなかの調子を整える食品	フラクトオリゴ糖，乳果オリゴ糖
7	骨の健康が気になる方の食品	大豆イソフラボン，フラクトオリゴ糖，MBP（乳塩基性タンパク質），メナキノン-4（ビタミンK₂），カルシウムなど
8	むし歯の原因になりにくい食品と歯を丈夫で健康にする食品	パラチノースと茶ポリフェノール，マルチトール，CPP-ACP（乳タンパク分解物），リン酸化オリゴ糖カルシウム（POs-Ca），緑茶フッ素など
9	歯ぐきの健康を保つ食品	カルシウム，大豆イソフラボン，ユーカリ抽出物など
10	血糖値が気になり始めた方の食品	難消化性デキストリン，グァバ葉ポリフェノール，小麦アルブミン，L-アラビノース，大麦若葉由来食物繊維など
11	血中中性脂肪が気になる方の食品	EPAとDHA，グロビン蛋白分解物，β-コングリシニン，ウーロン茶重合ポリフェノール，難消化性デキストリンなど
12	体脂肪が気になる方の食品と内臓脂肪が気になる方の食品	中鎖脂肪酸，茶カテキン，コーヒー豆マンノオリゴ糖，クロロゲン酸類，ケルセチン配糖体など
13	血中中性脂肪と体脂肪が気になる方の食品	ウーロン茶重合ポリフェノール
14	血糖値と血中中性脂肪が気になる方の食品	難消化性デキストリン
15	体脂肪が気になる方，コレステロールが高めの方の食品	茶カテキン
16	おなかの調子に気をつけている方，体脂肪が気になる方の食品	コーヒー豆マンノオリゴ糖
17	おなかの脂肪，おなか周りやウエストサイズ，体脂肪，肥満が気になる方の食品	葛の花エキス（テクトリゲニン類として）
18	肌が乾燥しがちな方の食品	グルコシルセラミド

出典）公益財団法人 日本健康・栄養食品協会，特定保健用食品表示許可商品一覧
https://www.jhnfa.org/tokuho-f.html （2021.07.28）

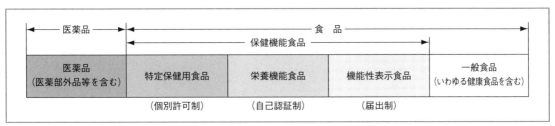

図5-2　保健機能食品の位置づけ

を表示して販売される食品であり，健康増進法第26条で食生活において特定の保健の目的で摂取する者に対し，その摂取により当該保健の目的が期待できる旨の表示をする食品として定義づけられている（図5-2参照）。特定保健用食品として販売するためには，製品ごとに食品の有効性や安全性について審査を受け，さらに表示について消費者庁の許可を受ける必要がある。許可された食品には，認可マーク（図5-3参照）をつけることができる。公益財団法人日本健康・栄養食品協会では特定保健用食品を用途別に分類している（表5-7参照）。

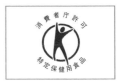

図5-3
特定保健用食品のマーク

2）特別用途食品

特別用途食品とは，乳児，幼児，妊産婦，病者などの発育，健康の保持・回復などに適するという特別の用途に使用される食品で，特別用途食品として食品を販売するには消費者庁の認可を受ける必要がある（図5-4参照）。病者用食品（許可基準型と個別評価型の2種類），妊産婦・授乳婦用粉乳，乳児用調製乳及びえん下困難者用食品がある。表5-8に示すように許可基準型病者用食品は，低タンパク質食品，アレルゲン除去食品，無乳糖食品，総合栄養食品，糖尿病用組合せ食品及び腎臓病用組合せ食品に分類されている。健康増進法に基づく「特別の用途に適する旨の表示」の許可には特定保健用食品も含まれる。

図5-4
特別用途食品のマーク

表5-8　特別用途食品の特別の用途に適する旨の表示

特別用途食品	病者用食品	許可基準型	低タンパク質食品
			アレルゲン除去食品
			無乳糖食品
			総合栄養食品
			糖尿病用組合せ食品
			腎臓病用組合せ食品
		個別評価型	
	妊産婦，授乳婦用粉乳		
	乳児用調製乳（乳児用調製粉乳，乳児用調製液状乳）		
	えん下困難者用食品（えん下困難者用食品，とろみ調整用食品）		
	特定保健用食品		

出典）消費者庁，特別用途食品とは
https://www.caa.go.jp/policies/policy/food_labeling/health_promotion/pdf/food_labeling_cms206_200602_03.pdf　（2021.07.28）

4　計量法

　計量法は計量の基準を定め，適正な計量を実施するように定めた法律で，所管省庁は経済産業省である。食肉，野菜，魚介類などの特定の消費生活関連物資について，許容される誤差の範囲内での計量（量目公差）や容器または包装に密封して販売する特定商品に，正味量の表示を義務づけている。

5　不当景品類及び不当表示防止法

　不当景品類及び不当表示防止法は景品表示法ともいい，1962（昭和37）年に施行された法律で，消費者庁が所管する。不当な表示や過大な景品類の提供による顧客の誘引を防止するため，一般消費者の自主的かつ合理的な選択を阻害するおそれのある行為を禁止するなどにより，消費者の利益を保護することを目的とした法律である。不当な表示や過大な景品類の提供を制限あるいは禁止し，公正な競争を確保することで，消費者が適正な商品やサービスを選択できる環境整備のために重要な役割を果たしている[*9]。

6　製造物責任法

　製造物責任法は PL 法（Product Liability 法）ともいい，消費者庁が所管する。製造物の欠陥によって生命や人体または他の財産に損害を被った場合に，被害者が製造業者などに対して損害賠償を求めることができる法律である。食品，電化製品，自動車など工業的に大量生産され流通している製品に対して適用される。製造物に欠陥があったことや拡大損害が発生したことなどの事実を証明することで，製造業者などに対して損害賠償を求めることができる。過去に食品への異物混入や食中毒，誤飲などに適用されたことがある。

> [*9] 公正競争規約は，景品表示法を根拠に，個々の商品やサービスごとに設定される業界の自主ルールである。

参考・引用文献

1）JAS 法とは（農林水産省）
　https://www.maff.go.jp/j/jas/jas_gaiyou.html（2021.07.28）
2）食品衛生法
　https://elaws.e-gov.go.jp/document?lawid=322AC0000000233（2021.07.28）
3）健康増進法
　https://elaws.e-gov.go.jp/document?lawid=414AC0000000103（2021.07.28）
4）計量法
　https://elaws.e-gov.go.jp/document?lawid=404AC0000000051（2021.07.28）
5）景品表示法（消費者庁）
　https://www.caa.go.jp/policies/policy/representation/fair_labeling/（2021.07.28）
6）製造物責任法
　https://elaws.e-gov.go.jp/document?lawid=406AC0000000085（2021.07.28）
7）食品表示法（消費者庁）
　https://www.caa.go.jp/policies/policy/food_labeling/food_labeling_act/（2021.07.28）

2　その他の食品表示と規格

1　食品関連マーク

　食品に関連したマークには，さまざまな種類がある。食品添加物（食用色素）に使用される製品検査合格証（食品衛生法），公正マーク（公正競争規約），地域特産品として認証されたものにつけられる E マーク，環境保全に役立つと認められた商品につけられるエコマーク，製品の各種情報を入力したバーコード，2次元バーコード（QR コード）[*1]，包装材質の識別表示（容器包装リサイクル法）などがあり，日常使用している製品にこれらマークが貼付されている（図5-5参照）。

　保健機能食品制度は，食品を特定保健用食品，栄養機能食品，機能性表示食品及び一般食品に分けられている（p.239 図5-2参照）。一方，健康補助食品など「いわゆる健康食品」は一般食品に含まれ，消費者が積極的に健康の維持・増進の目的で利用している食品といえる。単に健康食品，サプリメント，機能性食品などと呼ばれる場合もあるが，これらを定義する法律はない。しかし，公益財団法人日本健康・栄養食品協会は，独自の基準と規格を設けて，その基準に適合した食品に認定健康食品（JHFA）マークの表示を許可している。

*1 QR コード
二次元バーコードの一つで Quick Response に由来。情報量が多量に入り，JIS 規格，ISO 規格でも認可されている。

第5章

図5-5　食品に使用されているマーク

2　コーデックス規格

　国際的な食品規格としてコーデックス規格（CODEX[*2]規格）がある。1963（昭和38）年国連の専門機関である国連食糧農業機関（FAO）と世界保健機関（WHO）が合同で組織した食品規格委員会（Codex Alimentarius Commission, CAC）において，各国の消費者の健康を守り，国どうしの貿

*2 CODEX
ラテン語で「古典など古い写本」の意味をもつ。現在は英語の code に相当し，規格や規則の意味をもたせている。

易の公正化を図ることを目的に食品の安全性と品質に関する国際的な基準が定められている。CAC は①一般問題部会，②個別食品部会，③地域調整部会，④特別部会を設け*3，種々の観点から国際規格を検討している。

3 HACCP

Hazard Analysis and Critical Control Point の略で，食品の製造過程において危害とその分析を経済的に行い，食品に起因する衛生上の危害の発生防止と適正な品質管理の確保を図るために設けられた食品衛生・安全管理システムである。1960年代，アメリカで宇宙飛行士の食事に対する微生物学的安全性の確保が発端になった。

1993（平成5）年，コーデックス委員会において，「HACCP システムとその適用のためのガイドライン」が採択された。食品における HACCP の目的は安全で良質な原料を使用して清潔かつ衛生的な環境下で食品を処理し，原材料から最終製品に至るまでの工程で危害の発生（HA）を予防することを目的にしている。そのためには加工工程で十分な監視を実施し，その重要管理点（CCP）の記録をとること，製造工程に異常がないことを確認すること，包装工程で包装材料が仕様書に合致していること，製品の密封が使用書に合致していること，そして，これらが守られている限り加工食品からの危害が発生しないことが要点になっている。これに関連して生鮮食品でもその食品の履歴をチェックするトレーサビリティ（Traceability）*4が必要となってきている。

4 ISO22000

ISO22000は「食品安全マネジメントシステム」の国際表示基準規格をいう。スイスのジュネーブに本部を置く非政府機関の国際標準化機構（International Organization for Standardization, ISO）が定めた規格を ISO 規格という。ISO 規格は，1990年代に産業界に急速に普及した製品の品質保証を定めた国際規格であり，第三者審査登録制度を取り入れる信頼性から，さまざまな業種・業界に利用されている。食品業界では，安全な食品を生産，流通，販売することを目的に，HACCP の食品衛生管理手法をもとに，消費者への安全な食品提供を可能にする食品安全マネジメントシステムとして ISO22000 が利用されている。また，FSSC22000*5は，ISO22000と，それを発展させた ISO/TS*6 22002-1（または ISO/TS22002-4）を統合したベンチマーク承認規格である。

5 食品に含まれる放射性物質の許容量

2011（平成23）年3月11日の東日本大震災は，福島第一原子力発電所で稼働していた原子力発電装置を破壊し，大量の放射性物質を大気中に放出するという大惨事を引き起こした。当時，この事故により，一部の生物は放射性物質に汚染され，食用には適さなくなった。食品を利用し摂取している我々にとって，食品の放射能汚染は内部被曝（体内被曝）を引き起こす可能性を

*3 コーデックス委員会と部会
CAC が国際規格を定めても，推奨制度であるため，各国はこの委員会の規格を尊重するものの，自国の規格に適応させているわけではない。

*4 トレーサビリティ「生産履歴追跡」
2001（平成13）年，日本で BSE が発生したため，2003（平成15）年から牛由来食品のトレーサビリティが義務づけられ全頭検査が行われた。その後，各種食品の流通経路に活用されている。

*5 FSSC22000
Food Safety System Certification の略で2004年オランダの非営利団体が作った食品の安全を保障する規格。

*6 TS
Technical Specifications の略。標準使用書を指す。

有している。事故発生直後，従来の法律で定められていた食品に含まれる放射性物質の許容量を大幅に上回ったため，生産者は食品の緊急的な出荷停止を余儀なくされた。

　一方，食品の放射性物質の許容量として，基準値の見直しが厚生労働省薬事・食品衛生審議会で検討され，2012（平成24）年に放射性セシウムの基準値が表5-9のように定められた。放射性物質の許容量は，飲料水ではWHO（世界保健機構）の基準値を踏襲して10Bq/kg[*7]，その他の食品の基準値は50 ～ 100Bq/kgとしている。1986（昭和61）年4月にウクライナ（当時ソビエト連邦）で発生したチェルノブイリ原子力発電所爆発事故の後，隣国のベラルーシ共和国で定められた基準値（Bq/kg）は，飲料水10，牛乳100，牛肉500，鶏肉180，ジャガイモ80及び野菜類100である。ジャガイモを除き，日本の基準値はこれらの値を下回っている。

　福島第一原子力発電所の事故で生じた放射性物質は，これまで多くの核種が確認されているが，多量に生成されたセシウム134及び137はそれぞれ半減期が2.1年及び30年と長く，それらの食品汚染が今後も考えられるため，上記の基準値が設定されている。なお，国により食品中の放射性物質の基準値は異なっているので，輸入食品及び輸出食品は，相手国の基準値を把握する必要がある。

第5章

> **[*7] ベクレル（Bq）**
> 放射能の強さを表す単位であり，1秒間に放射性物質の一つの原子核が崩壊して放射線を放出する放射能の量を1Bqという。例えば毎秒250個の原子核が崩壊して放射線を放出すると250Bqとなる。
> **シーベルト（Sv）**
> 放射線による生体への影響（被曝）の大きさを表す単位であり，一般的には毎時Svの単位を使用する。1毎時Svは1時間で1Svの被曝量を受けることを意味する。ちなみに，1Sv = 1,000ミリシーベルト（mSv），1mSv = 1,000マイクロシーベルト（μSv）である。

表5-9　食品に含まれる放射性セシウムの基準値（平成24年4月1日より実施）

食品群	基準値（Bq/kg）*	備　考
飲料水	10	飲料に供する水，調理に用いる水，水との代替関係が強い飲用茶など
牛　乳	50	牛乳，加工乳，低脂肪乳，乳飲料など
一般食品	100	一般食品とは飲料水，乳児用食品，牛乳以外の食品
乳児用食品	50	乳児用調製粉乳，ベビーフード，乳児向けジュース，乳児用サプリメントなど

* 放射性ストロンチウム，プルトニウムなどを含めて基準値が設定されている。

参考・引用文献

1）CODEX（公益社団法人日本食品衛生協会）
　http://www.n-shokuei.jp/eisei/codex_sec01.html（2021.07.28）
2）HACCP（厚生労働省）
　https://www.mhlw.go.jp/stf/seisakunitsuite/bunya/kenkou_iryou/shokuhin/haccp/index.html（2021.07.28）
3）ISO 22000（一般財団法人 日本品質保証機構）
　https://www.jqa.jp/service_list/management/service/fssc22000/（2021.07.28）
4）食べものと放射性物質のはなし（厚生労働省）
　https://www.mhlw.go.jp/stf/seisakunitsuite/bunya/kenkou_iryou/shokuhin/houshasei/index.html（2021.07.28）

付　　表

表A　加工処理と品質劣化（No.1）

	食　品	成分・変化	原因・要因	様相・状態	利用	備　考
	バナナ、レモン、ナス、ピーマン他	低温障害	冷蔵	黒変、褐変、ピッティング、腐敗など		熱帯・亜熱帯産の野菜・果実類
	一般食品	デンプン	冷蔵、乾燥状態	老化		脱水、冷凍、糖添加、老化防止剤（ショ糖脂肪酸エステル、モノグリセリド）などで防止する
	野菜・果実	アントシアニン	冷蔵、乾燥状態	安定		
		クロロフィル	冷蔵、乾燥状態	安定		冷凍品や凍結乾燥食品では緑色保持
	ジャガイモ	褐変	冷蔵	水溶性還元糖（グルコース、フルクトース）が増加し、フレンチポテトやポテトチップ製造時の油揚げ時に褐変する		20～25℃、1～2週間保存し、還元糖を減少させる（リコンディショニング、キュアリング）
	魚介類	ドリップ	冷蔵	死後速やかに冷凍すると多い⇒激しい筋肉収縮（冷却収縮）	○	魚の"あらい"として利用されている
	一般食品・豆腐	タンパク質		SH-SS交換反応により新たなSS結合の形成 ⇒ 組織の緻密化 ⇒ タンパク質が水結出により圧迫されて濃縮状態になる ⇒ タンパク質濃度の上昇、塩類濃度上昇 ⇒ 変性	○	凍り（高野）豆腐に利用
冷蔵・冷凍	魚　肉		冷　凍	タンパク質変性（タラやスケトウダラがスポンジ化）		緩慢凍結やあまり低くない温度（-20℃以上）で貯蔵した場合に起こりやすい
	冷凍食品			組織破壊		
	海藻類	ドリップ		解凍時にドリップ		まき塩漬けしたのちに冷凍する（塩漬け処理という）
	魚介類			氷結晶の成長（ヒラメやカレイなど白身魚で多い）⇒ ドリップ生成		急速冷凍・半解凍状態で調理する
	魚　肉			解凍後に組織破壊 ⇒ ドリップ生成		0～2℃に予冷しておいた食塩水に浸してから凍結
	野菜					ブランチング処理を行う
	エビ類	変色		黒　変：チロシン酸化⇒メラニン		アスコルビン酸などにより酸化防止を行う
	マグロなど	褐変		褐　変：ミオグロビン⇒メトミオグロビン		冷凍温度を下げる（-35℃以下で保存する）
	凍結魚介・食肉類	劣化		貯蔵期間中に表面乾燥・脂質酸化、冷凍やけ、多孔質化、変色、脂質酸化、冷凍やけ、異臭、解凍後肉質硬化		グレーズ、非通気性密着フィルムによる食塩密着包装などを行う
	バター・マーガリン	劣　化		長時間凍結では硬度増加、脆くなる、乳化状態の破壊、展延性消失、水滴流出		再乳化（バターホモグナイザーによる）を行う
	冷凍食品			リバーゼによる脂肪酸化、凍結果実野菜類の褐変、ビタミンCの減少、香味変化		長期貯蔵には-20℃以下の貯蔵が必要、高度不飽和脂肪酸含有魚は-80℃保存が必要
加　熱	野菜・果実	アントシアニン	加　熱	不安定		
	卵　白	オボアルブミン		変性凝固しゲル化する。58℃で白濁、62～65℃で流動性の喪失、70℃で完全凝固	○	
	食肉・魚肉	コラーゲン		本来不溶性だが、長時間加熱で水溶性になりやわらかくなる。熱水長時間加熱で可溶性ゼラチンになり煮こごりになる	○	水分保持、接着する ⇒ 食肉製品や水産練り製品の結着剤、麺類の糊類増強剤として使用
	大豆・卵	タンパク質		トリプシンインヒビター、卵白オボムコイドの失活	○	生大豆は必ず加熱後に食している

246

表A　加工処理と品質劣化 (No.2)

	食品	成分・変化	原因・要因	様相・状態	利用	備考
加熱	あずき	タンパク質	加熱	タンパク質変性	○	変性凝固したタンパク質がデンプンを包み込み、デンプンが糊化しても流出して糊状にならず"あん" 特有の食感ができる
	一般食品	タンパク質		変性：かまぼこ、ゆで卵、ゼラチン、焼肉、焼き魚	○	種々の食品に利用されている
				消化酵素の作用を受けやすくなる		
	食肉・魚肉			リジン非有効性化		栄養価の低下、リジノアラニンの生成、腎臓蓄積の可能性あり
	豆乳			グロブリン（アクチン、ミオシン）は 40〜50℃で凝固		
				皮膜形成	○	"湯葉" の製造に利用
	一般食品	糖		褐変（カラメル化）はアミノカルボニル反応とは異なる（アミノ供与体、タンパク質は関与しない）	○	糖の分子内脱水作用で生じたヒドロキシメチルフルフラールの重合 ⇒ プリン、醤油、ソース、ウイスキー、つくだ煮などの着色に利用
		パントテン酸		酸アルカリ存在下で加熱すると分解する		栄養価の低下
		ビタミンB$_{12}$		中性では安定、酸やアルカリ中では不安定。植物性食品にはほとんど存在しない		
		ビタミンC		一般に加熱分解しやすいが、サツマイモやジャガイモでは加熱後の残存率が高い		
	サツマイモ・ジャガイモ	ペクチン		軟化するのはペクチンが分解し細胞どうしの接着性が失われるためフェオフィチンが生じる		
	野菜	変色		退色、褐変はクロロフィル内の Mg^{2+} が酸性化で H$^+$ と交換され		ゆでる際に重曹を添加 ⇒ アルカリによりクロロフィルが安定なクロロフィリンに変わる
	エビ・カニ	アスタキサンチン	加熱・酸化	タンパク質と結合したアスタキサンチン（青色）は加熱するとタンパク質が分離し、遊離型のアスタキサンチン（赤色）となる		
	野菜・果実	クロロフィル	加熱・酸性下	退色、褐変		
	一般食品	脂質	加熱乾燥	水分減少による脂肪酸化、自動酸化及び重合 ⇒ 不快臭、泡立ち（かに泡、着色、発錆）		
		劣化		色・香り・ビタミンなど微量成分の変化、香り成分の散逸、吸湿		
褐変・変色	一般食品	褐変	アミノカルボニル反応	リジンの減少、栄養価の低下		
				メラノイジンの生成は褐変・非酵素的反応。加熱褐変と醤油・味噌のような反応における酸性褐変がある	○	香り、味噌・醤油の色、コーヒーやトーストの色
				酸素、金属イオン、高温、時間経過		低温保存、亜硫酸化合物の添加、重金属の遮断、光、酸素の遮断、製品濃度を下げる、還元糖の代わりにショ糖や果糖を使う
				一般に pH3.0 前後で最も遅い。pH 高くなるほど早くなる		
				温度が高いほど反応も速やかに進む		
				鉄、銅イオンは反応を促進する		
				水分活性 0.65〜0.85 の中間水分食品で褐変しやすい		

表A 加工処理と品質劣化 (No.3)

	食品	成分・変化	原因・要因	様相・状態	利用	備考
	一般食品		アミノカルボニル反応	D-リボース＞D-キシロース＞D-ガラクトース＞D-マンノース＞D-グルコース＞還元性二糖		カルボニル基はアルデヒド基とケトン基であり、アルコール基は該当しないため
				糖アルコールはアミノカルボニル反応を起こしにくい		
				ガラクトース、グルコース、リボース、キシロース、グリシン、βアラニン、アルギニン、リジンの存在で褐色多い、ショ糖、果糖では少ない		
	醤油		化学反応	褐変：非酵素的反応⇒メライジンの生成	○	醤油の色の生成
	ゴボウ			褐変：クロロゲン酸		水に浸漬する⇒酸素との接触を防ぐ
	サツマイモ			褐変：ヤラピン、クロロゲン酸		水に浸漬する⇒酸素との接触を防ぐ
	ナス			褐変：シュウ酸カルシウム		水に浸漬する⇒酸素との接触を防ぐ
	レンコン			褐変：タンニン		酢水に浸漬する⇒pHを下げる
	卵		乾燥	遊離糖による褐変、卵黄脂質の酸化		乾燥前にグルコースオキシダーゼ処理⇒グルコースの分解
褐変・変色	紅茶	褐変	酵素的褐変と非酵素的褐変	褐変：カテキン類が酸化重合⇒テアフラビンやテアルビジンの生成	○	色と香味形成
	ジャガイモ		酵素的褐変	褐変：チロシナーゼによりチロシンが酸化され褐変する		水に浸漬する⇒チロシナーゼの溶出
	ビワ、ナシ			褐変：ポリフェノールオキシダーゼ		食塩水に浸漬する⇒酵素作用の抑制
	ゴボウ、ナス			酵素的褐変：原因物質⇒クロロゲン酸		ブランチング、食塩添加、pH低下（酸添加）、アスコルビン酸・システイン・亜硫酸塩などの添加により生成したキノン類を還元する
	ジャガイモ			酵素的褐変：原因物質⇒チロシンやクロロゲン酸		
	ヤマノイモ			酵素的褐変：原因物質⇒カテキンやドーパミン		
	リンゴ、モモ			酵素的褐変：原因物質⇒クロロゲン酸やカテキン		
	果汁		メラニン色素の生成	褐変：ポリフェノールオキシダーゼ		アスコルビン酸や食塩の添加を行う
	食肉		酸化	褐変(褐色)：ミオグロビン⇒オキシミオグロビン⇒メトミオグロビン	○	硝酸塩、亜硝酸塩の添加⇒亜硝酸分解⇒一酸化窒素がミオグロビンと結合し、ニトロソミオグロビンになる⇒加熱すると安定なニトロソミオクロモーゲンが生じる
	ナス		ぬか漬け	褐変：ナスニンの変化	○	ミョウバンや古釘を入れる：アントシアニン色素のナスニンやアルミニウムや鉄が結合し安定なキレート化合物になる
	ジャガイモ		冷蔵	水溶性還元糖（グルコース、フラクトース）が増加し、フレンチポテトやポテトチップ製造時の油揚げ時に褐変する		20〜25℃、1〜2週間保存し、還元糖を減少させる（リコンディショニング、キュアリング）

表A　加工処理と品質劣化 (No.4)

	食　品	成分・変化	原因・要因	様相・状態	利　用	備　考
褐変・変色	マグロなど	褐　変	冷　凍	褐　変：ミオグロビン ⇒ メトミオグロビン		冷凍温度を下げる ⇒ −35℃以下で保存する
	エビ類			黒　変：チロシン酸化 ⇒ メラニンを生じるため		アスコルビン酸などにより酸化防止を行う
	野　菜		加　熱	退色、褐変：クロロフィル内の Mg^{2+} が酸性化で H^+ と交換しフェオフィチンが生じる		ゆでる際に重曹を添加 ⇒ アルカリによりクロロフィルが安定なクロロフィリンに変わる
	小麦粉		かん水処理	アルカリ性のために小麦粉中のフラボノイドが変色し黄化する	○	中華麺
	ニンジン、トマト	変　色	酸　化	退色		抗酸化剤添加により防止する
	カニ、サケ、マグロの缶詰			缶内部の黒色化：加熱によりタンパク質、含硫アミノ酸から生じる硫化水素が反応し鉄と反応 ⇒ 硫化鉄		C・エナメル塗装缶を使用する
	カニ缶詰		保　存	スポット状の青い変色（ブルーミート）：ヘモシアニン中の銅と硫化水素 ⇒ 硫化銅の色		
	食　肉			緑　変：肉中に発生した過酸化水素によってメトミオグロビンが酸化され、コールミオグロビンになるため		
アルカリ処理	一般食品	タンパク質	アルカリ処理	リシノアラニン生成 ⇒ 消化性低下、有効性リシンの減少、腎細胞肥大誘起、アミノ酸のラセミ化と架橋によるリシノアラニンの生成、消化性の低下、栄養価の低下、ランチオニン生成		食品加工においてアルカリの使用は規制されている
	ピータン			卵の中に浸透させると鮮卵、卵黄中のタンパク質がゲル化するため	○	ピータンの製造
	野菜・果実	クロロフィル	アルカリ性	鮮緑色		
		アントシアニン		青紫色		
その他の変化劣化現象	一般食品		酵素反応	各種分解反応、転換反応		ブランチングにより防止する
	固形・粉末食品		カビの生育	腐敗、変質、劣化		脱酸素剤の利用
	食　肉		加　工	保水性、結着性の低下		キュアリング（塩漬け）を行う ゲル生成、筋原繊維タンパクはゾル状態になり加熱凝集しやすくなり、凝固の際水や脂肪を包み込み肉全体としての結着性を増す
	魚介類		乾燥法	乾燥初期に高温にさらすと肉質崩れる（肉むれ）		乾燥法の適正化を行う
	カキ、リンゴ、アンズ		乾燥・貯蔵	急速乾燥すると表面は乾燥しても内部水分が多い状態（うわ乾き）		乾燥法の適正化を行う
	サツマイモ		収穫・輸送時の傷貯蔵	酵素作用、色調変化、虫害、腐敗		イオウ燻蒸、亜硫酸処理などにより酵素作用防止、漂白、殺菌、殺虫を行う
	淡水魚・貝類		チアミナーゼ	軟腐病・黒斑病		32〜35℃、相対湿度 85〜90%、4 日程度貯蔵 ⇒ コルク層を形成して治る
	魚介類（素干し）		乾　燥	ビタミン B_1 活性阻害		加熱失活させる
				うま味成分の IMP ⇒ 分解が進み、うま味に乏しくなる		早めに消費する

表A 加工処理と品質劣化 (No.5)

	食品	成分・変化	原因・要因	様相・状態	利用	備考
	魚介類（煮干し、焼き干し）		乾燥	加熱により酵素が失活し、うま味が残存したまま長期保存が可能		
	一般食品			αデンプン⇒βデンプン（老化）		高温（80℃）以上あるいは低温（0℃以下）で急速脱水し水分量を15%以下にする⇒αデンプンの分子結合ができにくくなる。分子間に水素結合ができにくくなる
	パン			αデンプン⇒βデンプン（老化）		モノグリセリドは老化防止剤として使用される。モノグリセリド脂肪酸エステルは乳化剤に該当する。糖類や乳化剤が添加され、添加物のグリセリン脂肪酸エステルとして使用され、添加物のグリセリン脂肪酸エステルに該当する
	一般食品			加水分解酵素と酸化酵素が大部分⇒風味・外観悪化、テクスチャー変化、栄養価低下		加熱、pH調整、阻害剤添加、低温・凍結保存、脱水、乾燥、低酸素などにより防止する
	一般食品			悪　臭：プロテアーゼ分解⇒酸化・還元反応⇒カルボン酸、アルデヒド、アンモニア、二酸化炭素、硫化水素、メルカプタン、トリメチルアミンなどによる		
その他の劣化現象	包装食品		保存	膨　張：腐敗菌の増殖⇒酵母によるアルコール発酵に伴う二酸化炭素の発生、プロピオン酸菌による二酸化炭素と水素の発生、肉製品ではバチルス属細菌による亜硝酸塩や硝酸塩からの窒素などのガス発生		殺菌の適正化、包装の適正化を行う
	かまぼこ、ウィンナー			ねと：繁殖細菌がショ糖を分解してブドウ糖を重合させデキストランを生成するため		殺菌の適正化、包装の適正化を行う
	缶詰			フラットサワー：微生物増殖によるガス発生（ガス発生は無い）		殺菌条件の適正化を行う
	缶詰			膨　張：微生物増殖による有機酸の生成（ガス発生は無い）		殺菌条件の適正化を行う
	カニ、マグロ、イカの水煮缶詰			ストラバイト（ガラス状結晶）生成：リン酸マグネシウムアンモニウムの結晶		
	タケノコ缶詰			汁液の白濁：チロシンを主成分とした物質の関与が考えられている		
	カニ、サケ、マグロの缶詰			缶内部の黒色化：チロシンなど加熱によりタンパク質、含硫アミノ酸から生じる硫化水素が加熱によりスズや缶の鉄と反応し硫化鉄		C-エナメル塗装缶を使用する
	カニ缶詰			スポット状の青い変色（ブルーミート）：ヘモシアニン中の銅と硫化水素⇒硫化銅の色		
	食　肉			緑　変：肉中に発生した過酸化水素によってメトミオグロビンが酸化され、コールミオグロビン⇒硫化銅になるため		

＊表中の記載法 "A⇒B" は "AからBへの変化"、"Aに⇒B" は "Aに引き続いてBになる" という意味を表している。
＊利用欄の "○" は左欄の記載が実際の食品に利用されていることを示す。

表B 食品成分と品質劣化 (No.1)

成分	食 品	原因・要因・特性	様相・状態	利用	備 考
デンプン	一般食品	保 存	αデンプン ⇒ βデンプン (老化)		高温 (80℃) 以上あるいは低温 (0℃以下) で急速脱水し水分量を15%以下にする ⇒ αデンプンの分子状態が保持され、分子間に水素結合ができにくくなる
	パ ン	保 存	老化 ⇒ 外皮はしなやかになり、内部がぼろぼろになる		グルテン含量の高い小麦粉の使用、砂糖・ショートニング・粉乳などの使用。モノグリセリドは老化防止剤として使用される。糖類や乳化剤が添加される。モノグリセリドは乳化剤に該当する。添加物のグリセリン脂肪酸エステルに該当する
	一般食品	冷 蔵	老 化		脱水、冷凍、糖添加、老化防止剤 (ショ糖脂肪酸エステル、モノグリセリド)
タンパク質	一般食品	変 性	1次構造は壊れないが2～4次構造が壊れる		変性による各種変化は品質劣化を引き起こす原因となる反面、この性質を加工食品に生かすことも多く行われている
		変 性 (化学的要因)	酸、アルカリ、有機溶媒、金属、塩類添加、界面活性剤など		
		変 性 (物理的要因)	加熱、凍結、撹拌、超音波、X線照射、乾燥		
	一般食品	アミノカルボニル反応	リジンの減少		栄養価の低下
		アルカリ処理	リジノアラニン生成 ⇒ 消化性低下、有効性リジンの減少、腎細胞肥大誘起、アミノ酸の利用性低下、栄養価の低下、ランチオニン生成		食品加工においてアルカリの使用は規制されている
	ピータン	泡立ち性	卵の中に浸透することにより卵白、卵黄中のタンパク質がゲル化する	○	ピータンの製造
	スポンジケーキ		撹拌に伴う表面張力の変化 ⇒ 膜が包んで泡を形成	○	
		塩類添加	脱水され凝集沈殿する		
	一般食品	にがり・すましの添加	2価イオン (Mg²⁺, Ca²⁺) によって架橋 ⇒ 凝集	○	豆腐の製造
		撹拌、超音波処理、X線照射	変性が起こる		
	あずき	加 熱	変 性：かまぼこ、ゆで卵、ゼラチン、焼肉、焼き魚	○	各種食品製造に利用
			タンパク質変性	○	変性凝固したタンパク質がデンプンを包み込み、デンプンが糊化しても流出しないようにさらりとした "あん" 特有の食感がでる
	大豆・卵		トリプシンインヒビター、卵白オボムコイドの失活	○	生大豆は必ず加熱後に食べる
	豆 乳		皮膜形成	○	"湯葉" の製造に利用
	一般食品		有効性リジンの減少		栄養価の低下
	食肉・魚肉		グロブリン (アクチン、ミオシン) ⇒ 40～50℃で凝固		各種食品製造に利用
	卵白・卵黄、他	高 圧	変性凝固する。生肉、魚肉すり身、大豆タンパク質も変性凝固する	○	各種食品製造に利用
	カニ類		プロクラーゼ等活性が強い ⇒ 死後、身が溶けてしまう		漁獲後、直ちに煮沸する場合が多い

表B　食品成分と品質劣化 (No.2)

成　分	食　品	原因・要因・特性	様相・状態	利　用	備　考
タンパク質	魚肉・しめさば	酢　酸（酢添加）	魚肉タンパク質が変性凝固し、白くなる		魚肉タンパク質の水素結合が切断されて変性するため（アルカリ添加でも同様）
	一般食品	酸　化	SH-SS 交換反応が起こる		
	パ　ン		物性改良に利用される	○	臭素酸カリウムの添加 ⇒ 発生酸素によるグルテンの SS 結合促進
	魚　肉	食塩、加熱	魚肉アクトミオシンゲル形成（架橋）⇒ 加熱により、水和したタンパク質が変性し、新たな網目構造を形成し強い弾力性が生じる	○	かまぼこの製造などに利用されている
		タンパク質濃度、pH、塩類濃度	凝固温度は大きく変わる		
		糖共存下	褐変（アミノカルボニル反応）、アミノ酸破壊損失		
	一般食品	保　存	悪　臭：プロテアーゼ分解 ⇒ 酸化 ⇒ 還元反応 ⇒ カルボン酸、アルデヒド、アンモニア、二酸化炭素、硫化水素、メルカプタン、トリメチルアミンなどによる		
		ポリフェノール類との反応	不溶化、消化率低下		
	一般食品・豆腐	冷　凍	SS 交換反応 ⇒ 新たな SS 結合の形成 ⇒ 組織の緻密化　タンパク質が氷結晶により圧迫されて濃縮状態になる ⇒ タンパク質濃度の上昇、塩類濃度上昇 ⇒ 変性	○	凍り（高野）豆腐に利用
	魚　肉		タンパク質変性（タラやスケトウダラ ⇒ スポンジ化）		
脂　質	一般食品	加熱乾燥	水分減少による脂肪酸化		
		加熱酸化	自動酸化及び重合により不快臭、泡立ち（かに泡、着色、粘度上昇、発煙など生じる）		
	一般食品	酸　化	生成した過酸化脂質 ⇒ 脂質、タンパク質（アミノ酸）、コレステロール、アスコルビン酸、ビタミンAなどとも反応し、嗜好性や栄養価を低下させる		光や酸素の遮断、酸化を触媒する金属の除去、抗酸化剤の添加
	干　魚		油やけ		抗酸化剤添加
	凍結魚介・食肉類	冷　凍	貯蔵期間中に表面乾燥・脂質酸化油やけ		グレーズ処理を行う
	魚　油	水素添加	魚臭の除去		水素添加処理を行う
ビタミンB₁（チアミン）	一般食品	酸　性	安定で、100℃、30 分加熱に耐えるが中性やアルカリ性（重曹添加など）では分解されやすい		重曹を用いるビスケットでは加熱により分解される
ビタミンB₂（リボフラビン）		光増感	光増感作用をもつ		
ビタミンB₁₂（シアノコバラミン）		加　熱	中性では安定、酸性やアルカリ性では不安定、植物性食品にはほとんど存在しない		

表B　食品成分と品質劣化 (No.3)

成　分	食　品	原因・要因・特性	様相・状態	利　用	備　考
	サツマイモ、ジャガイモ	加　熱	一般に加熱分解しやすいが、サツマイモやジャガイモでは加熱後の残存率が高い		
	キャベツ、ナス、キュウリ、ニンジン、カボチャ	細胞損傷	アスコルビナーゼによりL-アスコルビン酸⇒デヒドロアスコルビン酸		酵素の加熱失活により防止できる
ビタミンC (アスコルビン酸)		酸　化 (光、熱、酸素、酸化酵素 など)	L-アスコルビン酸⇒デヒドロアスコルビン酸⇒2,3-ジケトグロン酸 (ビタミンC活性なし) ⇒低分子化合物		
		特　性	強い還元力を有する	○	抗酸化剤として酸化防止、褐変抑制、肉色の保持に利用
	一般食品	酸　化	還元型ビタミンC (L-アスコルビン酸) は容易に酸化されやすい⇒デヒドロアスコルビン酸⇒アミノ酸と反応してメラノイジンを生成 ⇒非酵素的褐変		
ビタミンA (レチノール)		特　性	熱に安定だが、容易に酸化される。自動酸化防止	○	抗酸化剤としてバター、マーガリン、サラダ油などに利用
ビタミンE (トコフェロール)		酸　化	酸化されやすく、自身が酸化されることにより油脂の酸化を防止する		

＊表中の記載法 "A⇒B" は "AからBへの変化"、"Aに引き続いてBになる" という意味を表している。
＊利用欄の "○" は左欄の記載が実際の食品に利用されていることを示す。

索　引